Série Clínica Médica Ciência e Arte
Editor: ANTONIO CARLOS LOPES

Transtornos do Movimento, Ataxias e Outros Transtornos Motores Neurodegenerativos

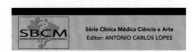

SÉRIE CLÍNICA MÉDICA CIÊNCIA E ARTE

Publicações da Sociedade Brasileira de Clínica Médica (SBCM)

Editor: Antonio Carlos Lopes

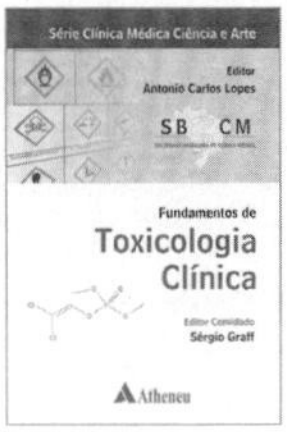

- Fundamentos de Toxicologia Clínica

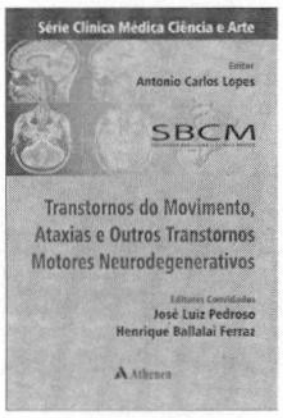

- Transtornos do Movimento, Ataxias e Outros Transtornos Motores Neurodegenerativos

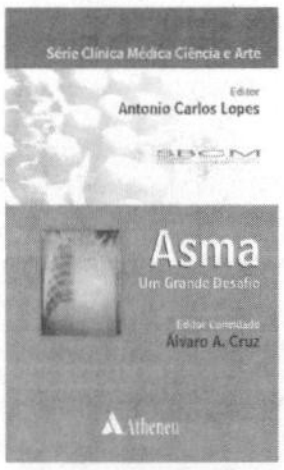

- Asma - Um Grande Desafio

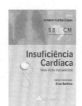

- Insuficiência Cardíaca - Uma Visão Mecanicista

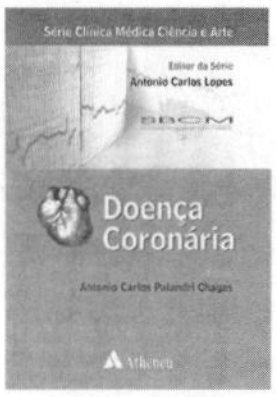

- Doença Coronária

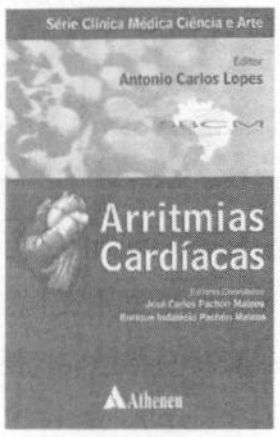

- Arritmias Cardíacas

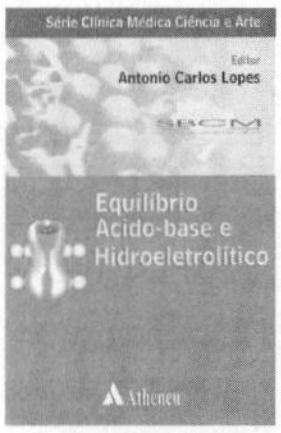

- Equilíbrio Ácido-base e Hidroeletrolítico

SBCM
SOCIEDADE BRASILEIRA DE CLÍNICA MÉDICA
1989

Série Clínica Médica Ciência e Arte
Editor: ANTONIO CARLOS LOPES

Transtornos do Movimento, Ataxias e Outros Transtornos Motores Neurodegenerativos

Editores Convidados
José Luiz Pedroso
Henrique Ballalai Ferraz

Atheneu

EDITORA ATHENEU

São Paulo	—	*Rua Jesuíno Pascoal, 30* *Tel.: (11) 2858-8750* *Fax: (11) 2858-8766* *E-mail: atheneu@atheneu.com.br*
Rio de Janeiro	—	*Rua Bambina, 74* *Tel.: (21) 3094-1295* *Fax.: (21) 3094-1284* *E-mail: atheneu@atheneu.com.br*
Belo Horizonte	—	*Rua Domingos Vieira, 319 – conj. 1.104*

PRODUÇÃO EDITORIAL: Angélica Cunha
PREPARAÇÃO DE TEXTO: Renata Siqueira Campos
CAPA: Paulo Verardo

CIP-BRASIL. CATALOGAÇÃO NA PUBLICAÇÃO
SINDICATO NACIONAL DOS EDITORES DE LIVROS, RJ

P415t
Pedroso, José Luiz
Transtornos do movimento, ataxias e outros transtornos motores neurodegenerativos / José Luiz Pedroso, Henrique Ballalai Ferraz ; coordenação Antonio Carlos Lopes. -- 1. ed. -- Rio de Janeiro : Atheneu, 2017.
il. ; 25 cm. (Clínica médica ciência e arte)

Inclui bibliografia
ISBN: 978-85-388-0780-3

1. Neurologia. I. Ferraz, Henrique Ballalai. II. Lopes, Antonio Carlos. III. Título. IV. Série.

17-40951 CDD: 616.8
CDU: 616.8

07/04/2017 10/04/2017

PEDROSO, JL; FERRAZ, HB. Série Clínica Médica – Ciência e Arte. Volume Transtornos do Movimento, Ataxias e Outros Transtornos Motores Neurodegenerativos.

EDITOR

Antonio Carlos Lopes

Professor Titular de Clínica Médica da Escola Paulista de Medicina da Universidade Federal de São Paulo (EPM-Unifesp). Professor Titular de Medicina de Urgência pela EPM-Unifesp. Ex-Diretor da EPM-Unifesp. Coordenador da Residência de Clínica Médica e Afiliado do Setor de Ensino e Pesquisa do Hospital Militar de Área de São Paulo (HMASP).

EDITORES CONVIDADOS

José Luiz Pedroso

Professor-Afiliado do Departamento de Neurologia e Neurocirurgia da Escola Paulista de Medicina da Universidade Federal de São Paulo (EPM-Unifesp). Vice-Coordenador do Setor de Neurologia Geral e Ataxias da EPM-Unifesp. Responsável pela Interconsulta da Neurologia do Hospital São Paulo – EPM-Unifesp. Supervisor do Programa de Residência Médica de Neurologia do Hospital Israelita Albert Einstein.

Henrique Ballalai Ferraz

Professor-Adjunto Livre-Docente de Neurologia da Escola Paulista de Medicina da Universidade Federal de São Paulo (EPM-Unifesp). Médico do Setor de Transtornos do Movimento da Disciplina de Neurologia da EPM-Unifesp.

AUTORES

Alberto Rolim Muro Martinez

Neurologista e Neurofisiologista Clínico. Médico do Serviço de Doenças Neuromusculares do Hospital de Clínicas (HC) da Faculdade de Medicina da Universidade Estadual de Campinas (Unicamp).

Anamarli Nucci

Professora-Associada do Departamento de Neurologia da Faculdade de Medicina da Universidade Estadual de Campinas (Unicamp). Responsável pelo Ambulatório de Neuromuscular e Serviço de Eletroneuromiografia do Hospital de Clínicas (HC) da Unicamp. Responsável pelo Serviço de Biópsia de Músculo e Nervo do HC-Unicamp.

Beatriz dos Anjos Veiga

Membro Titular da Academia Brasileira de Neurologia (ABN). Mestre em Ciências/Neurologia pela Universidade Federal de São Paulo (Unifesp). Professora da Universidade Nove de Julho (Uninove).

Carlos Roberto Martins Jr

Médico Neurologista pelo Hospital de Clínicas da Faculdade de Medicina da Universidade Estadual de Campinas (HC-Unicamp). Título de Especialista pela Academia Brasileira de Neurologia (ABN). Membro da ABN. Neurofisiologista e Especialista em Neuromuscular/Neurogenética pelo HC-Unicamp. Doutorando em Fisiopatologia Médica (Ataxias Genéticas) pela Unicamp.

Carolina Candeias da Silva

Neurologista com Título pela Academia Brasileira de Neurologia (ABN). Pós-Graduanda do Setor de Transtornos do Movimento da Disciplina de Neurologia da Universidade Federal de São Paulo (Unifesp).

Caroline Zorzenon

Graduação em Medicina pela Faculdade de Medicina de Botucatu da Universidade Estadual Paulista (FMB/Unesp). Residência Médica em Neurologia pela Universidade Federal de São Paulo (Unifesp). Residência Médica em Neurologia com Ênfase em Distúrbios do Movimento pela Unifesp.

Flávio Moura Rezende Filho

Graduação em Medicina pela Universidade Federal de Alagoas (UFAL). Residência em Neurologia pela Universidade Federal de São Paulo (Unifesp). Pós-Graduando do Ambulatório de Neurologia Geral e Ataxias da Unifesp.

Gabriel Bienes

Neurologista. *Fellow* de Distúrbios do Movimento da Universidade Federal de São Paulo (Unifesp).

Henrique Ballalai Ferraz

Professor-Adjunto Livre-Docente de Neurologia da Escola Paulista de Medicina da Universidade Federal de São Paulo (EPM-Unifesp). Médico do Setor de Transtornos do Movimento da Disciplina de Neurologia da EPM-Unifesp.

Ingrid Faber

Neurologista pelo Hospital de Clínicas da Faculdade de Medicina da Universidade Estadual de Campinas (HC-Unicamp). Título de Especialista pela Academia Brasileira de Neurologia (ABN). Neurofisiologista e Especialista em Neuromuscular/Neurogenética pelo HC-Unicamp. Doutoranda em Fisiopatologia Médica (Paraparesias Espásticas Hereditárias) pela Unicamp.

José Luiz Pedroso

Professor-Afiliado do Departamento de Neurologia e Neurocirurgia da Escola Paulista de Medicina da Universidade Federal de São Paulo (EPM-Unifesp). Vice-Coordenador do Setor de Neurologia Geral e Ataxias da EPM-Unifesp. Responsável pela Interconsulta da Neurologia do Hospital São Paulo – EPM-Unifesp. Supervisor do Programa de Residência Médica de Neurologia do Hospital Israelita Albert Einstein.

Lorena Broseghini Barcelos

Neurologista Pós-Graduanda do Setor de Transtornos do Movimento da Disciplina Neurologia da Universidade Federal de São Paulo (Unifesp).

Lucas de Melo Teixeira Branco

Pós-Graduando do Programa de Fisiopatologia Médica da Faculdade de Ciências Médicas da Universidade Estadual de Campinas (FCM-Unicamp).

Marcondes Cavalcante França Jr

Professor-Assistente do Departamento de Neurologia da Faculdade de Medicina da Universidade Estadual de Campinas (Unicamp). Responsável pelos Ambulatórios de Neuromuscular e Neurogenética do Hospital de Clínicas (HC) da Unicamp. Responsável pelo Serviço de Eletroneuromiografia do HC-Unicamp.

Maria Thereza Drumond Gama

Neurologista pelo Hospital dos Servidores do Estado – RJ. Membro Titular da Academia Brasileira de Neurologia. Doutoranda do Setor de Neurologia Geral e Ataxias da Universidade Federal de São Paulo (Unifesp).

Maximiliano Ramos Pinto Carneiro

Neurologista pelo Hospital de Clínicas da Faculdade de Medicina da Universidade Estadual de Campinas (HC-Unicamp). Residência Médica em Neurofisiologia Clínica e Neuromuscular/Neurogenética pelo HC-Unicamp.

Melina Pazian Martins

Neurologista pelo Hospital de Clínicas da Faculdade de Medicina da Universidade Estadual de Campinas (HC-Unicamp). Residência Médica em Neurofisiologia Clínica e Neuromuscular/Neurogenética pelo HC-Unicamp.

Orlando G. Povoas Barsottini

Professor Livre-Docente em Neurologia do Departamento de Neurologia e Neurocirurgia da Universidade Federal de São Paulo (Unifesp). Chefe dos Setores de Neurologia Geral e Ataxias da Disciplina de Neurologia do Departamento de Neurologia e Neurocirurgia da Unifesp. Coordenador Geral do Programa de Residência Médica em Neurologia da Unifesp.

Patrícia Maria de Carvalho Aguiar

Neurologista, Mestre em Neurociência. Doutora em Ciências. Neurologista e Pesquisadora do Hospital Israelita Albert Einstein. Neurologista Colaboradora do Setor de Transtornos do Movimento do Departamento de Neurologia e Neurocirurgia da Universidade Federal de São Paulo (Unifesp). Docente dos Programas de Pós-Graduação em Ciências da Saúde do Hospital Israelita Albert Einstein e de Neurologia/Neurociência da Unifesp.

Pedro Braga Neto

Neurologista pela Universidade Federal de São Paulo (Unifesp). Doutorado e Pós-Doutorado em Neurociência pela Unifesp. Professor-Adjunto do Curso de Medicina da Universidade Estadual do Ceará (UECE).

Roberta Arb Saba

Médica-Assistente Doutora do Setor de Transtornos do Movimento da Disciplina de Neurologia da Escola Paulista de Medicina da Universidade Federal de São Paulo (EPM-Unifesp). Médica--Assistente do Hospital do Servidor Público Estadual de São Paulo.

Rubens Paulo Araújo Salomão

Neurologista. Especialista em Neurologia Geral e Ataxia pela Universidade Federal de São Paulo (Unifesp).

Sonia Maria Cesar de Azevedo Silva

Mestrado e Doutorado em Neurologia pela Universidade Federal de São Paulo (Unifesp). Médica-Assistente do Departamento de Neurologia e Neurocirurgia da Disciplina de Neurologia Clínica da Unifesp. Chefe do Setor de Transtornos do Movimento do Hospital do Servidor Público Estadual de São Paulo. Diretora do Serviço de Neurologia do Hospital do Servidor Público Estadual de São Paulo.

Vanderci Borges

Professora-Doutora Afiliada da Disciplina de Neurologia da Universidade Estadual Paulista (Unesp). Chefe do Setor de Transtornos do Movimento da Disciplina de Neurologia da Escola Paulista de Medicina da Universidade Federal de São Paulo (EPM-Unifesp).

DEDICATÓRIAS

Um grande professor tem pouca história para contar. Sua vida se prolonga em outras vidas.
Esses homens são os pilares das nossas escolas, mais essenciais do que
seus tijolos e vigas, e continuarão a ser revelações em nossas vidas.
À minha mãe, Luiza A. Pedroso, por ter sido minha "Professora".

José Luiz Pedroso

A nossos alunos de graduação, residência médica e pós-graduação, que nos estimulam
a permanecer no árduo, mas gratificante, caminho do ensino médico.

Henrique Ballalai Ferraz

APRESENTAÇÃO DA SÉRIE

"A Medicina é ciência, arte e intuição."

Antonio Carlos Lopes

Medicina não é apenas entender a ação de substâncias no organismo, verificar o funcionamento dos órgãos ou realizar procedimentos cirúrgicos precisos. O médico deve, acima de tudo, estar preparado para construir o próprio conhecimento com o objetivo de bem tratar os pacientes, e não apenas as doenças que os acometem. No escopo romântico desse pensamento que sempre norteou as ações da Sociedade Brasileira de Clínica Médica (SBCM), retomamos agora a produção desta já consagrada *Série Clínica Médica – Ciência e Arte*.

Em busca da democratização do conhecimento, um dos mais importantes pilares da nossa entidade, trazemos nesta coleção a discussão aprofundada de temas de alta relevância para o clínico no exercício da sua profissão que é, essencialmente, uma combinação de ciência, vocação e amor pelo semelhante.

Os editores convidados, especialistas reconhecidos em suas áreas, contaram com a colaboração de médicos e professores que contemplam a experiência clínica, associada ao conhecimento moderno sobre o tema abordado.

Temos a certeza de que a SBCM, por meio desta Série, estará cumprindo mais uma vez com o importante papel de trazer a informação da maneira mais completa possível, traduzida em uma linguagem de agradável leitura.

Antonio Carlos Lopes

PREFÁCIO

"Prefácio é algo que se escreve depois, coloca-se na frente e que ninguém lê."

Anônimo

Antes de entrar propriamente na apreciação do livro *Transtornos do Movimento, Ataxias e Outros Transtornos Motores Neurodegenerativos* – que tem como editores do volume José Luiz Pedroso e Henrique Ballalai Ferraz – acho pertinente fazer algumas considerações sobre o conhecimento.

O século XVIII foi marcado pelo iluminismo (conhecimento por meio da razão embasado na filosofia), o século XIX caracterizou-se pelas ideologias (com o objetivo de conhecer e transformar o mundo) e o século XX, pela ascensão das tecnociências. O casamento da ciência com a tecnologia deu origem a três revoluções que transformaram a face do mundo no século passado: a manipulação do átomo (energia atômica); a manipulação da informação (informática); a manipulação do gene (revolução biológica). Elas tiveram como consequência uma explosão dos conhecimentos de tal magnitude que, no mundo contemporâneo, a massa do conhecimento dobra a cada 80 dias. O século XXI é, portanto, o tempo do conhecimento acelerado. O dado nos fascina e nos amedronta ao mesmo tempo. Os aspectos benéficos desses velozes avanços tecnocientíficos são óbvios; entretanto, o estado permanente de superinformação pode provocar uma cacofonia na cabeça dos receptores, pois quase não há tempo para refletir sobre as informações recebidas e isso pode gerar um pensamento acrítico. O conhecimento na Antiguidade era transmitido pela tradição oral; na Idade Média, pelos monges copistas nos mosteiros; no Renascimento, pela imprensa gutenberguiana; no Mundo Contemporâneo ele é divulgado pela multimídia (mídia impressa, radiodifusão, televisão, telefonia fixa, telefonia móvel, internet). Muitas vezes, os usuários tornam-se "robotizados". As mensagens (informações) só se transformam em conhecimento articulado quando bem classificadas. É preciso considerar, ainda, que a pulverização do conhecimento científico contribui para a falta de integração de seus diversos ramos. Cada homem/mulher de ciência atua no seu próprio nicho e acaba perdendo a perspectiva de um saber holístico, o que determina uma perda do quadro de referências. A fragmentação do saber pode ter como consequência uma babelização* do conhecimento.

Do exposto, conclui-se que lidar com o conhecimento científico exige das fontes e dos usuários um rigor, só proporcionado pela disciplina e sistematização das informações. O conhecimento criativo reclama uma massa crítica, que pode ser proporcionada pelos institutos de pesquisa e pelas universidades. Por sua vez, a divulgação do conhecimento é muito importante pelo efeito esclarecedor e multiplicador que pode ter junto ao público-alvo. A preservação do conhecimento significa a sua consolidação nos bancos da memória (apostilas, revistas, livros, vídeos, arquivos eletrônicos etc.) que podem ser acionados a qualquer momento. Na outra ponta do sistema, a aplicação do conhecimento significa o coroamento de todo o processo. A atomização do conhecimento na área médica tornou o médico inseguro, e penso que a educação médica continuada deve ser um objetivo permanente de todos aqueles que lidam com o ensino médico. Múltiplos e variados são os meios utilizados para tal propósito: aulas, conferências, simpósios, congressos, apostilas, teses, livros, revistas, CD-ROM, vídeos, internet, *e-book*, *tablets*, entre outros. Mas o "velho" texto impresso e organizado sob a forma de livro é ainda um instrumento muito útil para se atingir esse objetivo. Particularmente na neurociência, a reciclagem periódica é impositiva, em razão dos avanços importantes das últimas décadas e de sua abrangência cada vez maior.

Os editores do livro *Transtornos do Movimento, Ataxias e Outros Transtornos Motores Neurodegenerativos* procuraram seguir esses preceitos fundamentais. Contando com a colaboração de uma

---

* *Babelização: neologismo derivado de Torre de Babel.*

plêiade de especialistas brasileiros, com vivência na área de transtornos do movimento, eles organizaram um texto de leitura agradável e pleno de informações teóricas e práticas úteis para o exercício da neurologia do dia a dia.

O texto está estruturado em quatro seções que compõem 19 capítulos. A Seção 1 trata da semiologia dos transtornos do movimento, ataxias e outros transtornos motores. ela é bem elaborada e extremamente didática. Entretanto, eu senti falta de um texto digital, com vídeos em CD, que complementasse o ensino da semiologia dos transtornos do movimento. Diz um ditado chinês que uma imagem vale mais do que mil palavras. Mas isso não desvirtua o texto, que é de excelente qualidade. A Seção 2 trata dos transtornos do movimento e considera temas de impacto na neurologia do dia a dia: os parkinsonismos, as distonias, as coreias, os tremores, os tiques, as mioclonias e os transtornos do movimento pelo uso de drogas e secundários a doenças autoimunes e infecciosas. A Seção 3 trata com muita competência de um tema altamente complexo: as ataxias adquiridas e hereditárias. A Seção 4 fecha o texto abordando outras doenças motoras com envolvimento da via piramidal: esclerose lateral amiotrófica, diagnóstico diferencial das mielopatias degenerativas e paraparesias espásticas hereditárias. Enfim, os autores lidam com patologias complexas de maneira singela, em capítulos densos e bem elaborados.

A presente publicação representa uma contribuição de neurologistas da Universidade Federal de São Paulo (Unifesp) e Universidade Estadual de Campinas (Unicamp) na área dos transtornos do movimento e proporciona àqueles que militam na prática médica valiosos subsídios, particularmente no terreno diagnóstico e terapêutico. Só me resta parabenizar os autores e a Editora Atheneu pela oportunidade da publicação, que vem enriquecer a bibliografia nacional e desejar ao leitor bom proveito.

Wilson Luiz Sanvito
Professor Titular e Livre-Docente de Neurologia da
Faculdade de Ciências Médicas da Santa Casa de São Paulo (FCMSCSP)

INTRODUÇÃO

A despeito da profunda evolução vivida pela neurociência no decorrer das últimas décadas, principalmente no que se refere a exames complementares, a neurologia continua a ser exercida com o conhecimento anatômico e fisiopatológico somados à arte da propedêutica e de examinar os pacientes. O estudo das grandes vias neurológicas e das estruturas anatômicas do cérebro permitiram ao médico elaborar a correlação entre a clínica e a topografia das lesões. Dessa maneira, pôde-se criar a teoria da evolução natural das doenças do sistema nervoso, método largamente difundido e praticado por Charcot no século IXX.

Embora os sintomas neurológicos sejam extremamente amplos, partindo-se desde alterações da sensibilidade, distúrbios autonômicos e até alterações da consciência, as enfermidades que cursam com manifestações motoras são peculiares em vários aspectos. As doenças com repercussão nas vias motoras causam extrema morbidade por serem debilitantes e poderem acometer áreas distintas do sistema nervoso central ou periférico. Além disso, muitas doenças que cursam com problemas motores têm caráter degenerativo. As doenças neurológicas que se caracterizam por problemas motores podem envolver duas principais vias do sistema nervoso central: a via piramidal e a via extrapiramidal. O objetivo deste livro é fazer a descrição detalhada das doenças que envolvem o sistema motor, com acometimento do que já foi chamado no passado de "sistema piramidal" e "extrapiramidal", hoje mais conhecidos como "via motora voluntária" e "circuito dos núcleos da base", respectivamente, permitindo ao clínico a elaboração mais consistente do raciocínio diagnóstico com base na anatomia, fisiopatologia e exame neurológico. Com frequência, o neurologista e o clínico geral se deparam com doenças neurodegenerativas que afetam o sistema motor, cujo diagnóstico acaba se tornando um verdadeiro desafio.

A chamada "via piramidal" é constituída pelos neurônios motores corticais e os tratos constituídos por seus axônios até os neurônios motores da medula espinhal – o trato corticoespinhal que trafega pelas pirâmides bulbares (daí o termo "piramidal") – ou até os neurônios motores do tronco encefálico – o trato corticonuclear (ou corticobulbar, pois se estende apenas até o bulbo). As doenças com acometimento do sistema motor voluntário discutidas neste livro incluem: doença do neurônio motor (incluindo primeiro e segundo neurônios), as mielopatias e as paraparesias espásticas adquiridas ou hereditárias. Os capítulos iniciais de cada seção serão direcionados para descrição da semiologia, e os capítulos subsequentes darão ênfase para cada doença específica.

O circuito dos núcleos da base (antes chamado de "sistema extrapiramidais") conecta-se com outras estruturas corticais situadas na área motora voluntária (giro pré-central), área pré-motora e área motora suplementar, e em estruturas subcorticais, tais como o cerebelo, o tálamo e alguns núcleos do tronco encefálico. As doenças com acometimento desse circuito aqui discutidas incluem os transtornos do movimento e as ataxias cerebelares. Na seção sobre os transtornos do movimento, serão discutidas as seguintes síndromes: parkinsonismo, tremor, distonia, coreias, tiques e mioclonias. A seção de ataxias abordará as formas adquiridas e hereditárias. Da mesma maneira, os capítulos iniciais de cada seção serão direcionados para descrição da semiologia e os subsequentes para cada doença específica.

A elaboração de um livro direcionado para as doenças que afetam o sistema motor, de maneira didática e com a subdivisão por doenças (semiologia, exames complementares e correlação anátomo-clínica) permitirá ao neurologista e ao clínico geral uma abordagem diagnóstica direcionada e mais adequada na prática clínica.

José Luiz Pedroso

Henrique Ballalai Ferraz

SUMÁRIO

SEÇÃO 4 – OUTRAS DOENÇAS MOTORAS COM ENVOLVIMENTO DA VIA PIRAMIDAL

SEÇÃO 1

Semiologia e Classificação dos Transtornos do Movimento

Henrique Ballalai Ferraz
Vanderci Borges
Sonia Maria Cesar de Azevedo Silva

INTRODUÇÃO

Do ponto de vista semiológico, os transtornos do movimento dividem-se em duas grandes síndromes: hipocinéticas e hipercinéticas. Nas síndromes hipocinéticas, o paciente apresenta uma redução de movimentos, ao passo que nas hipercinéticas há um excesso de movimentos involuntários. O Quadro 1.1 mostra os exemplos de cada uma das síndromes.

Quadro 1.1 - Grandes síndromes associadas a transtornos do movimento

Síndrome hipocinética	Parkinsonismo
Síndromes hipercinéticas	Tremor Coreia Atetose Balismo Distonia Mioclonia Tique Discinesia Estereotipia Contrações musculares

Fonte: elaborado pelos autores.

O grupo de manifestações, hoje conhecido como "transtornos do movimento", foi chamado no passado de "doenças extrapiramidais". O sistema motor voluntário é constituído de neurônios da área cortical motora (no giro pré-central), que projetam seus axônios em direção à medula oblonga e medula espinhal, passando pelo centro semioval, cápsula interna, porção anterior do tronco encefálico e porção lateral da medula espinhal. Na altura da medula oblonga o chamado "trato corticoespinhal" projeta-se em sua porção anterior em uma estrutura triangular, conhecida como pirâmide. Daí o termo "trato piramidal" ou "sistema motor voluntário piramidal". Os anatomistas e fisiologistas do século XIX e começo do século XX, ao estudar as vias motoras, encontraram um circuito paralelo ao trato piramidal, constituído de inúmeras projeções. Foram identificadas áreas corticais e subcorticais pertencentes a esse circuito. As principais projeções desse sistema neural trafegam pelo córtex cerebral com conexões com o corpo estriado (putâmen e núcleo caudado), globo pálido, núcleo subtalâmico e tálamo. Essas estruturas e projeções conectam-se também com a substância negra mesencefálica. Como são estruturas vinculadas a sistemas motores e não têm uma conexão direta com o chamado "sistema motor voluntário piramidal", denominou-se "sistema extrapiramidal". Por essa razão, todas as anormalidades vinculadas à lesão ou a um mau funcionamento dessas vias foram chamadas, no passado, de "síndromes extrapiramidais".

O chamado "circuito dos núcleos da base", onde se localizam as principais estruturas associadas a esse sistema motor paralelo, tem um funcionamento complexo e a compreensão exata de todas as conexões ainda não está completamente desvendada. A Figura 1.1 mostra, de maneira resumida e esquemática, as principais conexões dos núcleos da base.

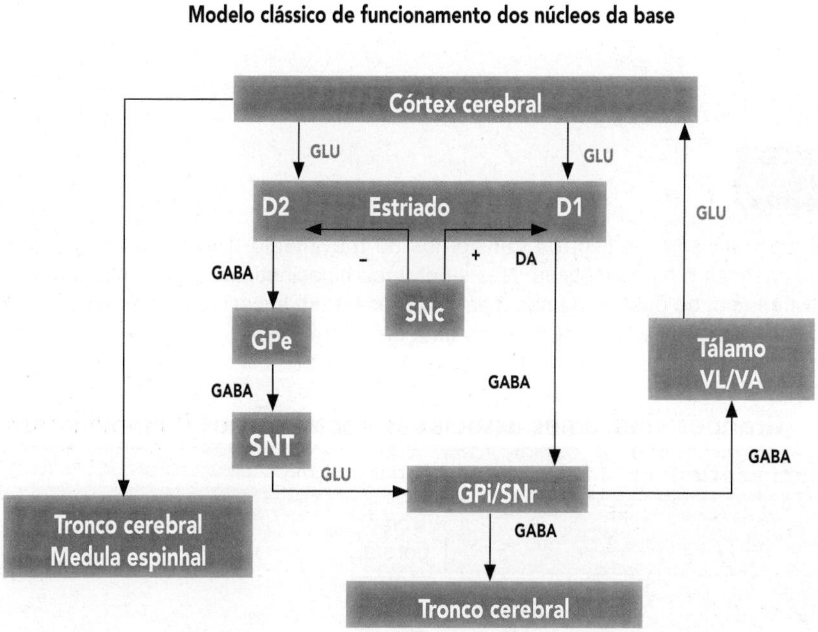

Figura 1.1 - Principais conexões dos núcleos da base.

GPe: globo pálido externo; GPi: globo pálido interno; NST: núcleo subtalâmico; SNc: *pars compacta* da substância negra; SNr: *pars reticulata* da substância negra; VL/VA: núcleo ventral lateral e ventral anterior do tálamo.

Fonte: adaptada de Machado e Haertel, 2014.[1]

Os principais neurotransmissores envolvidos no circuito dos núcleos da base são o glutamato (GLU), que é excitatório; o ácido gama-aminobutírico (GABA), inibitório; e a dopamina (DA), que tanto pode ser excitatória (quando atua nos receptores do tipo D1) como inibitória (quando atua nos receptores D2). Há outros neurotransmissores atuando no circuito, como acetilcolina, dinorfina e substância P, mas, por razões didáticas, o capítulo abordará os três primeiros.

Resumidamente, em condições normais e de preservação do funcionamento dos núcleos da base, a ativação neuronal do movimento inicia-se no córtex motor e pré-motor, que trafega em direção caudal por dois circuitos paralelos: o primeiro em direção ao tronco cerebral ou medula espinhal, que é a via corticoespinhal ou via motora voluntária, e o segundo em direção ao corpo estriado (putâmen e núcleo caudado), que trafega pelo circuito dos núcleos da base. No final desse circuito o estímulo volta para o córtex (área motora suplementar) para modular o movimento. No final da via corticoespinhal haverá a conexão com o neurônio motor inferior, que se projeta em direção ao músculo e efetiva o movimento.

A projeção excitatória exercida pelo córtex no corpo estriado é modulada pelo estímulo oriundo da substância negra *pars compacta* do mesencéfalo por meio de liberação de DA. Os receptores estriatais da DA, localizados no neurônio espinhoso médio, podem tanto excitar mais (D1) quanto inibir (D2) o núcleo. Os axônios do neurônio espinhoso médio do corpo estriado estão ligados à chamada "via direta" quando ativados pelo D1, ao passo que os axônios inibidos pelo D2 vão se ligar à via indireta. Na via direta a projeção estriatal direciona-se diretamente para o globo pálido interno (GPi) e *pars reticulata* da substância negra (SNr) e daí para a porção ventral lateral do tálamo e depois de volta para o córtex. Na via indireta a projeção é para o globo pálido externo (GPe), que, por sua vez, projeta-se para o núcleo subtalâmico e daí para o GPi/SNr, tálamo e córtex.

Disfunções em alguns pontos do circuito citado geram movimentos anormais, sejam hipo ou hipercinéticos. Para uma revisão do funcionamento dos núcleos da base recomendamos o texto de Machado e Haertel[1] e as revisões de Obeso et al.[2] e Wishmann et al.[3]

PARKINSONISMO

O parkinsonismo ou síndrome parkinsoniana é composto de quatro sinais cardinais: tremor de repouso, rigidez muscular, acinesia e alteração de equilíbrio e postura. A presença de dois dos quatro sinais é suficiente para se estabelecer o diagnóstico clínico de parkinsonismo. É necessário que se diga que parkinsonismo é uma síndrome e que várias situações podem levar a esse conjunto de sinais e sintomas.[4]

O tremor de repouso pode acometer os quatro membros e o segmento cefálico, incluindo a língua e as pregas vocais. Tem uma frequência que varia de 3,5 a 6 ciclos por segundo e costuma se manifestar com maior amplitude quando o paciente está sob estresse físico ou emocional e especialmente quando o membro afetado está apoiado (não necessitando manter a postura). O tremor do parkinsonismo tende a diminuir ou mesmo a desaparecer por alguns instantes quando o indivíduo inicia uma ação. O tremor frequentemente contamina a maior parte dos movimentos executados por uma extremidade acometida.

A rigidez muscular do parkinsonismo é observada em toda a extensão da movimentação de uma articulação acometida. Por exemplo, ao manipular o cotovelo de um braço rígido, nota-se a resistência tanto à flexão quanto à extensão. Além disso, se a velocidade de manipulação da articulação aumentar, não haverá mudança no grau de rigidez. Esses dois aspectos da rigidez opõem-se à resistência à manipulação de um membro espástico, no qual a musculatura antigravitacional predomina sobre a antagonista (maior resistência para estender os cotovelos e para fletir os joelhos) e no qual quanto mais rápida for a movimentação da articulação, maior será a resistência muscular.

A acinesia é constituída de bradicinesia (lentidão na execução dos movimentos repetidos) e hipocinesia (redução da amplitude dos movimentos). Na realidade, os termos podem ser usados indistintamente e significam a mesma coisa. O bradicinético tem dificuldade para iniciar movimentos de um modo geral, que diminuem de amplitude e a velocidade de execução torna-se mais lenta. A execução de movimentos repetitivos é um bom teste para verificar a acinesia. À medida que os movimentos vão se sucedendo, a acinesia fica mais evidente, ocorrendo interrupções completas em determinados momentos. Para melhor aflorar a acinesia nos membros superiores, pede-se para o indivíduo tocar sucessivamente o polegar contra o indicador, fazer preensões palmares ou ainda executar pronação e supinação repetitiva das mãos. Nos membros inferiores, pede-se para bater o calcanhar contra o chão. Todas são manobras úteis para fazer aflorar a acinesia.

No parkinsonismo, o indivíduo tende a ficar encurvado para frente e, quando desestabilizado, tende a cair se não for amparado. Testa-se o equilíbrio pedindo para que o indivíduo permaneça na posição ereta, com os pés próximos entre si e os olhos fechados. Avisa-se que ele ou ela será desestabilizado bruscamente, e é solicitado para que não deixe o corpo sair do lugar. Nos casos de envolvimento mais sutil, o indivíduo troca dois ou três passos para impedir a queda. A perda da capacidade de se reequilibrar com subsequente queda se não amparado pelo examinador indica um comprometimento mais grave.

Do ponto de vista fisiopatológico, parkinsonismo é resultado de uma deficiência dopaminérgica estriatal. Vários são os motivos para que isso ocorra, desde degeneração dos neurônios dopaminérgicos nigroestriatais, lesão isquêmica de terminais sinápticos dopaminérgicos a bloqueio farmacológico de receptores da dopamina.

TREMOR

O tremor, embora faça parte do conjunto de sinais e sintomas do parkinsonismo, que é um transtorno predominantemente hipocinético, é considerado uma hipercinesia rítmica. O caráter rítmico do tremor faz com que ele se diferencie de todos os demais movimentos involuntários. Alguns transtornos do movimento podem assumir um caráter oscilatório que lembra o tremor, mas a ritmicidade não está presente todo o tempo. Pode ocorrer deslocamento de qualquer dos segmentos corporais, entre eles, os membros, o tronco, a cabeça, a língua, o palato e as pregas vocais. Deve ser observado com os membros relaxados (tremor de repouso), com a manutenção da postura e durante a ação (tremor cinético) – normalmente feito com o teste de levar o indicador em direção à ponta do nariz ou de posicionar um dedo indicador contra o outro. Um modo de sensibilizar essa prova é fazer a chamada “prova índex-índex” e pedir para que o examinado tente tocar a ponta do dedo do examinador que se move aleatoriamente à sua frente. O tremor que ocorre no final do movimento, próximo ao alvo a ser atingido, é chamado “tremor intencional”. O tremor pode ser classificado de acordo com a frequência de deslocamento do segmento atingido (lento de 1 a 4 ciclos por segundo, médio de 4,5 a 8 ciclos por segundo e rápido acima de 8 ciclos por segundo) ou com a amplitude do deslocamento (amplo, médio e fino). Essa prova pode ser realizada nos membros inferiores, mas a imprecisão dos movimentos das pernas dificulta um pouco mais a interpretação dos resultados.[5]

O tremor cervical, na maioria das vezes, costuma ser postural e tende a desaparecer quando a cabeça se acomoda sobre uma almofada ou travesseiro. Na língua pode aparecer ao repouso ou à postura estirada para fora da cavidade oral. Na musculatura palatina pode aparecer em repouso ou quando se solicita emissão de sons, ao passo que nas pregas vocais observa-se o caráter trêmulo na emissão de uma vogal prolongada.

A amplitude do tremor pode ser classificada subjetivamente em fina, média e grosseira. O tremor fino é, na maioria das vezes, associado à frequência rápida, ao passo que o tremor grosseiro, a uma frequência lenta, adquirindo nas mãos o caráter de um bater de asas.

O tremor parkinsoniano clássico é de repouso e tem frequência lenta ou média e a amplitude, em geral, é média.

O tremor cerebelar caracteristicamente é de amplitude média para grosseira, de frequência lenta ou média e de aparecimento especialmente intencional.

Um tipo particular e muito incapacitante é o chamado "tremor de Holmes". Nessa condição, o tremor manifesta-se o tempo todo, seja em repouso, postura, ação ou intenção. O tremor de Holmes, geralmente, é secundário a lesões nas vias que se projetam do cerebelo em direção ao tálamo.

Há indivíduos que podem manifestar o tremor apenas quando assumem algum tipo particular de postura com as mãos. Por exemplo, ao segurar uma caneta ou lápis, ao tocar um instrumento musical ou ao posicionar a mão de uma maneira peculiar. Esse tipo de tremor é chamado "tremor tarefa-específico" e não é tão comum quanto as outras formas.

O tremor pode ser originado do mau funcionamento de diferentes partes do sistema nervoso, como disfunção cerebelar, lesão de tronco encefálico ou mau funcionamento nos núcleos da base.

COREIA, ATETOSE E BALISMO

A coreia é uma síndrome que se manifesta, além dos movimentos involuntários, com hipotonia muscular. Estes três movimentos involuntários anormais (coreia, atetose e balismo) são classificados em conjuntos porque são variações de um mesmo espectro. Coreia vem do grego *choreus*, que significa dança. Os movimentos coreicos são rápidos, distais, aleatórios, imprevisíveis e nos casos mais graves ocorrem mesmo quando o indivíduo se encontra em repouso. Nos casos mais leves os movimentos aparecem durante a execução de movimentos, como que "contaminando" os movimentos voluntários. É frequente que o indivíduo com coreia tente disfarçar os movimentos involuntários colocando as mãos no bolso, sentando em cima das mãos ou entrecruzando as pernas quando se senta. Uma característica da coreia é a chamada "impersistência motora", que pode ser observada ao pedir para que o indivíduo mantenha duas ou mais posturas. Por exemplo, pede-se para que estenda os braços adiante, mantenha os olhos fechados e a língua sacada para fora da boca. É praticamente impossível para o indivíduo com coreia manter os movimentos simultaneamente. Há também uma inquietude marcante observada no comportamento.[6]

A coreia não raramente vem acompanhada de estereotipias, ou seja, de movimentos padronizados e com um propósito aparente. Podem ser observados movimentos de limpar a garganta, tossir, fungar, coçar o nariz, piscamento etc.

A atetose, na maioria das vezes, acompanha os movimentos coreicos e caracteriza-se por movimentos sinuosos, mais lentos e que acometem as porções mais distais dos membros. Nos dedos das mãos e dos pés assume o caráter "tentacular" ou "serpentiforme". A chamada "síndrome atetoide" é um termo cunhado para designar o paciente com coreoatetose e distonia associados a anóxia ou traumatismo perinatal. Também é conhecida como "paralisia cerebral distônica".

O balismo ocorre quando a coreia afeta segmentos proximais das pernas e dos braços, provocando movimentos rápidos, com deslocamentos bruscos e amplos. Os movimentos assemelham-se a um "arremesso", quando nos braços, ou a um "chute", quando nas pernas. Mais comumente o balismo se manifesta unilateralmente e, nesse caso, é denominado hemibalismo.

A fisiopatologia da coreia e do balismo pode ser explicada por uma disfunção da projeção do globo pálido externo e do núcleo subtalâmico na via indireta do circuito dos núcleos da base.

DISTONIA

A distonia caracteriza-se por contrações musculares involuntárias, gerando movimentos de torção, movimentos repetitivos ou posturas anormais. Os movimentos de torção ou contorção são observados nas articulações das extremidades e do tronco. Os movimentos repetitivos não necessitam acometer apenas as extremidades e o tronco, mas podem acometer, por exemplo, a musculatura facial. A velocidade da contração muscular na distonia varia de paciente para paciente. Há contrações distônicas tão rápidas que lembram as sacudidas musculares da epilepsia mioclônica ou tão lentas que ocasionam posturas fixas.

Os movimentos distônicos caracterizam-se por apresentarem uma preponderância de direção do movimento e certa previsibilidade de ocorrência. Os movimentos involuntários podem ser temporariamente inibidos com manobras sensoriais. Por exemplo, uma distonia provocando rotação da cabeça para um dos lados às vezes é completamente inibida se o paciente simplesmente toca a face com um dedo. Esse fenômeno é conhecido como "truque sensorial".

A distonia, da mesma maneira que os tremores, pode se manifestar apenas durante a ação ou em algumas tarefas específicas, como escrever com caneta, tocar um instrumento musical etc. É muito frequente a associação de tremor aos movimentos distônicos.

A distonia pode ser caracterizada como focal, quando um único segmento corporal é acometido; segmentar, quando dois segmentos corporais contíguos são afetados; multifocal, quando dois ou mais segmentos não contíguos; unilateral, quando afeta um dimídio corporal; ou generalizada, quando afeta no mínimo os dois membros inferiores e qualquer outra parte do corpo.[7]

Os movimentos distônicos são decorrentes do mau funcionamento dos núcleos da base, especialmente da liberação dopaminérgica no corpo estriado. Há casos em que a distonia é resultado de lesões talâmicas, estriatais e do tronco encefálico.

MIOCLONIA

Mioclonia é caracterizada por abalos involuntários de um músculo ou grupo muscular, levando ao deslocamento súbito de um segmento corporal. Os abalos mioclônicos são abruptos e, na maioria das vezes, têm grande amplitude. Muitas vezes a mioclonia é confundida como uma reação a um choque elétrico ou a um susto. A mioclonia pode ser considerada como "positiva" quando há uma contração muscular ou "negativa" quando há um relaxamento muscular. Pode confundir-se com o tremor, especialmente se os abalos atingem a musculatura agonista e antagonista. O que ajuda na diferenciação de uma e outra condição é a presença de ritmo no tremor.

As mioclonias podem ser generalizadas, com "sacudidas" musculares afetando o tronco e a raiz dos membros. Podem também ser segmentares ou focais quando acometem porções limitadas dos segmentos corporais. Um tipo peculiar de mioclonia focal é o espasmo hemifacial, acometendo indivíduos com anormalidades no núcleo nervo facial ou mesmo em sua emergência do tronco encefálico.

É um termo inespecífico, pois a natureza da etiologia do movimento é muito variável, podendo ser decorrente de disfunções corticais ou mesmo de problemas originados na medula espinhal. São descritas mioclonias associadas a descargas epilépticas corticais, de disfunção nos núcleos da base e de alterações medulares ou do tronco cerebral.

TIQUES E ESTEREOTIPIAS

Tiques são movimentos semivoluntários, súbitos e rápidos, que podem acometer qualquer parte do corpo. São chamados de semivoluntários porque ocorrem de modo natural e espontâneo, mas podem ser suprimidos pela vontade. Assemelham-se a movimentos estereotipados e propositais como piscar, elevar a asa do nariz, sacudir o ombro ou a cabeça. Quando o indivíduo suprime voluntariamente o tique há, após algum tempo, uma sensação desagradável e incômoda, que é aliviada quando o movimento é realizado novamente. Pioram quando o indivíduo está sob estresse ou ansioso e diminuem quando relaxado ou distraído. Os tiques podem ser simples, quando os movimentos são de alguns poucos músculos, ou complexos, quando envolvem uma sucessão de grupos musculares. Podem acometer o aparelho fonatório e produzir ruídos como fungar, pigarrear, tossir ou emitir grunhidos.[8]

As estereotipias são movimentos parecidos com os tiques, podendo ou não ter caráter semivoluntário, indo além de um ato motor, mas abrangendo uma alteração do comportamento propriamente dito. Os movimentos estereotipados, como os tiques, tendem a repetir a mesma sequência de movimentos e podem fazer parte de um repertório de movimentos considerados normais de um determinado indivíduo. Estão incluídos nas estereotipias os chamados maneirismos e os rituais. Maneirismos são movimentos sequenciais peculiares a uma determinada pessoa, não sendo necessariamente anormais ou bizarros. É o que consideramos o "jeito" de o indivíduo executar determinados atos motores. O ritual é a sequência de movimentos que precede determinado ato, pensamento ou comportamento. O ritual pode fazer parte do transtorno obsessivo-compulsivo. Podemos citar como exemplo de ritual o esfregar de mãos que alguns indivíduos fazem ao anteceder o início de uma refeição, ou um estalar de dedos ao sentir um desconforto ou dor, entre outros.

Nas estereotipias às vezes é muito difícil estabelecer o limite entre o que é normal e o que é patológico. Movimentos estereotipados são observados no vai e vem de cabeça dos cegos, no esfregar de mãos das meninas com síndrome de Rett, nos movimentos labiais e linguais de usuários crônicos de neurolépticos, nos movimentos de tronco dos autistas, entre outras situações. Os esquizofrênicos podem ter movimentos e comportamentos estereotipados ao longo de todo o tempo de manifestação da doença. Pode-se considerar também como uma estereotipia o movimentar de pernas manifestado pelo paciente com a síndrome das pernas inquietas. Nessa síndrome, um desconforto nos membros inferiores é total ou parcialmente aliviado com a movimentação, como caminhar, marchar no lugar, ou simplesmente massagear as pernas.

Os tiques e estereotipias não têm uma fisiopatologia totalmente esclarecida, mas é provável que haja o envolvimento de núcleos da base e estruturas do sistema límbico.

DISCINESIA

Discinesias são movimentos que podem se assemelhar à coreia ou à distonia, mas que se diferenciam destas pelo caráter estereotipado do movimento. Nesses casos, os movimentos se sucedem mais ou menos com o mesmo padrão por todo o tempo. Por exemplo, o paciente pode manifestar a discinesia com movimentos de pronação e supinação da mão de maneira contínua. Pode acometer a musculatura da face, produzindo careteamento associado a movimentos sucessivos de passar a língua pelos lábios, além dos de protrusão e retração. As discinesias, na maioria das vezes, são produzidas por exposição crônica a alguns tipos de medicamentos.

CONTRAÇÕES MUSCULARES

De modo geral, as contrações não costumam ser classificadas com os transtornos do movimento, pois tendem a ser decorrentes de fenômenos periféricos, da musculatura esquelética ou da medula espinhal. Em geral, são acompanhadas de dor no músculo afetado. No entanto, como o principal diagnóstico diferencial é com os transtornos do movimento tradicionais, como as distonias e os tremores, optou-se por caracterizá-las neste capítulo.

As mioquimias são contrações musculares localizadas e que frequentemente são de difícil visualização, dada a pouca amplitude do movimento gerado. Às vezes assemelham-se ao movimento sinuoso de um verme. Do ponto de vista eletromiográfico, observa-se uma atividade muscular contínua em alguns músculos afetados. Um exemplo de mioquimia é a manifestação de contração muscular na síndrome de Isaacs. Há mioquimias benignas, geralmente associadas à fadiga muscular.

A síndrome da pessoa rígida manifesta-se como uma contração muscular contínua, intensa e dolorosa, afetando a musculatura paravertebral e, por vezes, a raiz dos membros. É um fenômeno associado à alteração autoimune de interneurônios espinhais.[9]

REFERÊNCIAS

1. Machado A, Haertel LM. Neuroanatomia funcional. 3. ed. São Paulo: Atheneu; 2014. p.235-40.
2. Obeso JA, Marin C, Rodriguez-Oroz C, Blesa J, Benitez-Temiño B, Mena-Segovia J et al. The basal ganglia in Parkinson's disease: current concepts and unexplained observations. Ann Neurol. 2008;64(Suppl 2):S30-S46.
3. Wichmann T, DeLong MR, Guridi J, Obeso JA. Milestones in research on the pathophysiology of Parkinson's disease. Mov Disord. 2011;26:1032-41.
4. Fahn S, Jankovic J. Principle and practice of movement disorders. Philadelphia: Churchill-Livingstone; 2007.
5. Hess CW, Pulmann SL. Tremor: clinical phenomenology and assessment techniques. Tremor Other Hiperkinet Mov. 2012;2 pii:tre-02-65-365-1.
6. Abdo WF, van de Warrenburg BP, Burn DJ, Quinn NP, Bloem BR. The clinical approach to movement disorders. Nat Rev Neurol. 2010;6:29-37.
7. Albanese A, Bhatia K, Bressman SB, Delong MR, Fahn S, Fung VS et al. Phenomenology and classification of dystonia: a consensus update. Mov Disord. 2013;28:863-73.
8. Yael D, Vinner E, Bar-Gad I. Pathophysiology of tic disorders. Mov Disord. 2015 Aug;30:1171-8.
9. Balint B, Bhatia KP. Stiff person syndrome and other immune-mediated movement disorders – new insights. Curr Opin Neurol. 2016;29:496-506.

Semiologia dos Sinais Cerebelares

Rubens Paulo Araújo Salomão
Flávio Moura Rezende Filho
José Luiz Pedroso
Orlando G. Povoas Barsottini

INTRODUÇÃO

O cerebelo é responsável pela coordenação motora, equilíbrio, postura e tônus muscular, controlando a velocidade, o alcance e a direção dos movimentos. Tem a função de modulador e equilibra as forças contráteis dos músculos, organizando ações motoras complexas através de conexões com o tronco encefálico, medula espinhal e regiões corticais e subcorticais do cérebro. Vias aferentes ao cerebelo que provêm do sistema somatossensitivo e dos órgãos vestibulares permitem alterações contínuas de cada parte do corpo, essenciais para o planejamento de movimentos suaves e dirigidos com precisão. Esse aparato auxilia o córtex motor a elaborar movimentos sequenciais com antecedência e corrige possíveis desvios por intermédio do *feedback* sensorial periférico. Além disso, a função cerebelar engloba elementos não motores, que incluem a tomada de decisões, as emoções e a linguagem.[1-3]

ANATOMIA DO CEREBELO

O cerebelo está localizado na fossa posterior do crânio, e é separado do córtex cerebral por uma extensão da dura-máter, chamada "tentório do cerebelo". Tomando sua face posterior, o cerebelo (Figura 2.1) pode ser dividido em três zonas: vermiana ou mediana, paravermiana ou intermediária, e lateral ou hemisférica. Essa divisão é funcional e leva em consideração as conexões e os núcleos contidos em cada região citada, de modo que não há limites anatômicos claros entre elas. A região vermal inclui a parte posterior e anterior do córtex do verme, o núcleo fastigial e as projeções eferentes e aferentes associadas, que estão relacionadas com postura, locomoção, posição a cabeça em relação ao corpo e controle dos movimentos oculares extrínsecos. Lesões comprometendo essa área anatômica produzem transtornos do equilíbrio estático, disfunção na marcha, titubeação do tronco, abasia e alteração de motricidade ocular extrínseca. A região intermediária se refere ao córtex cerebelar adjacente ao verme e núcleos interpósitos, envolvidos no controle da velocidade, força e ritmo da contração e relaxamento muscular. Danos nessa região levam a vacilação do tronco, tremor de ação, oscilações das extremidades estendidas e ataxia às manobras de coordenação apendicular, além de disartria. A região lateral é constituída pelos hemisférios laterais e núcleos denteados. O comprometimento da região lateral resulta em tremor terminal (de intenção) durante os movimentos voluntários das extremidades, incoordenação temporal das contrações musculares e atraso no início ou término do movimento.[1,2]

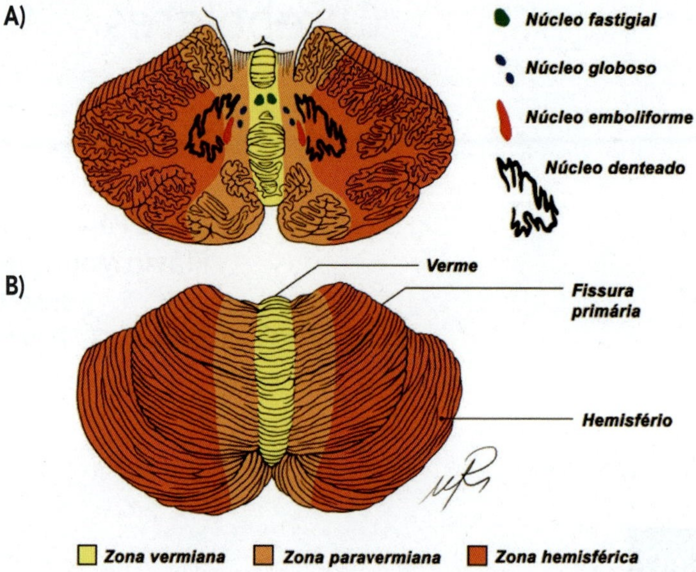

Figura 2.1 – Zonas do cerebelo. A) Desenho de uma secção coronal, sendo possível observar os núcleos do cerebelo. B) Aspecto do cerebelo visto a partir de sua face dorsal. Não existem marcos anatômicos para delimitar as zonas, pois trata-se de uma divisão funcional.

Fonte: acervo do autor Flávio Moura Rezende Filho.

Se analisarmos uma seção sagital do cerebelo na linha média (Figura 2.2), é possível identificar três componentes principais: os lobos anterior, posterior e floculonodular. O lobo anterior participa do controle dos movimentos axiais, tônus muscular, postura e marcha. Por sua vez, o lobo posterior tem como papel planejar e iniciar os movimentos, e acumula ainda funções cerebelares não motoras. Finalmente, o lobo floculonodular se dedica à manutenção do equilíbrio e garante que os movimentos oculares extrínsecos se desenvolvam de maneira harmoniosa.[1,2]

O cerebelo está ligado ao tronco encefálico por três pedúnculos cerebelares (Figura 2.3). Todas as fibras aferentes e eferentes chegam e saem do cerebelo através dessas estruturas. O pedúnculo cerebelar inferior conecta o cerebelo ao bulbo e contém fibras eferentes e aferentes, dentre as quais se destaca o trato espinocerebelar dorsal, com origem no núcleo dorsal de Clarke (T1-L2) e que leva informações propioceptivas e extereoceptivas, principalmente do tronco e do membro inferior. Outras fibras aferentes desse pedúnculo são as que originam as vias cuneocerebelar, olivocerebelar, vestibulocerebelar, reticulocerebelar, arqueadocerebelar e os tratos trigeminocerebelares. Os tratos eferentes contidos no pedúnculo cerebelar inferior são as extensões cerebelovestibular e cerebeloreticular. O pedúnculo cerebelar médio liga o cerebelo à ponte e é composto por fibras predominantemente aferentes do trato pontocerebelar, que transmitem impulsos do córtex cerebral às zonas intermediária e lateral do cerebelo. O terceiro pedúnculo, o cerebelar superior, acopla o cerebelo ao mesencéfalo e constitui-se principalmente de fibras eferentes: o trato denteado-talâmico, que transmite estímulos para o núcleo rubro contralateral; o trato denteado-rubro, que leva estímulos para o núcleo ventrolateral contralateral do tálamo; e o feixe uncinado de Russel, que conduz estímulos para os núcleos vestibulares e para a formação reticular. Vias aferentes também integram o pedúnculo superior, e carreiam informações proprioceptivas e exteroceptivas de níveis abaixo da medula espinal torácica média (trato espinocerebelar ventral), bem como estímulos auditivos e visuais (trato tectocerebelar) e *input* proprioceptivo para o mesencéfalo (trigeminocerebelar).[1-4]

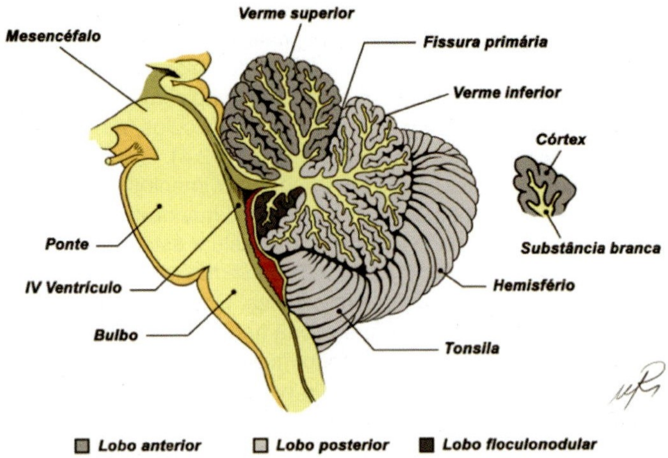

Figura 2.2 - Secção sagital do tronco cerebral e cerebelo. É possível notar a fissura primária, que serve de marco anatômico para dividir o cerebelo em lobos anterior e posterior, e as relações anatômicas com o tronco cerebral.

Fonte: acervo do autor Flávio Moura Rezende Filho.

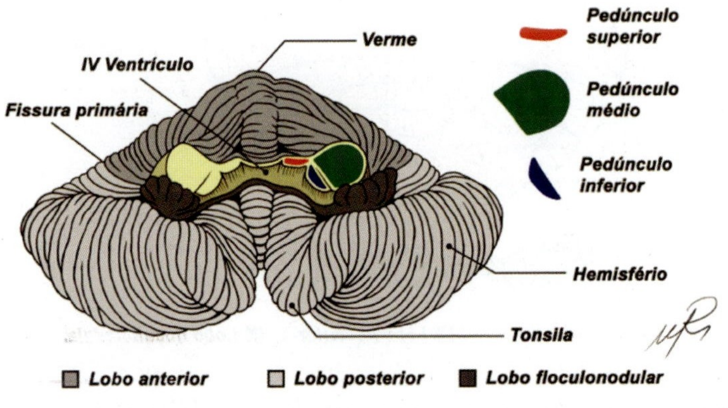

Figura 2.3 - Cerebelo visto a partir de sua face ventral. É possível observar as relações anatômicas dos pedúnculos cerebelares.

Fonte: acervo do autor Flávio Moura Rezende Filho.

O córtex cerebelar é constituído por três camadas celulares, nomeadas da mais externa para a mais profunda: camada molecular, que contém as árvores dendríticas das células de Purkinje, camada de células de Purkinje e os axônios das células granulares, a camada de células de Purkinje contendo os corpos celulares desses neurônios, e a camada granular, adjacente à substância branca cerebelar e composta dos corpos celulares das células granulares e de seus pequenos dendritos. O córtex cerebelar contém cinco classes de neurônios: as células de Purkinje, granulares, em cesto, estreladas e de Golgi. As células de Purkinje são as únicas a enviar axônios para outras regiões do encéfalo, ou seja, esse tipo celular forma as vias eferentes cerebelares. Enquanto as células de Purkinje têm função inibitória, as granulares geram impulsos excitatórios. Os outros neurônios presentes no córtex cerebelar são interneurônios inibitórios.[1-4]

Do ponto de vista funcional, o cerebelo divide-se em espinocerebelo, cerebrocerebelo e vestibulocerebelo. O espinocerebelo recebe aferências sensoriais somáticas e é constituído por verme, zona paravermiana, núcleo fastigial e núcleo interposto (formado pelos núcleos emboliforme e globoso). No espinocerebelo, a musculatura axial encontra-se somatotopicamente no verme, e a musculatura apendicular, nos hemisférios. O cerebelo contém vários homúnculos, e o que está situado no verme encontra-se invertido em relação à posição corporal (Figura 2.4). A zona paravermiana e o núcleo interposto atuam sobre reflexos segmentares e corrigem movimentos de oscilação indesejados, associados a tremor de ação, e que podem ser detectados nas manobras de coordenação apendicular. O verme e o núcleo fastigial auxiliam na manutenção da postura estática e na coordenação muscular necessária para andar, sentar e ficar em pé. Disfunção do verme e do núcleo fastigial pode ser detectada durante a avaliação da marcha e da postura estática. O cerebrocerebelo recebe aferências indiretamente do córtex cerebral e é composto pela zona hemisférica e pelo núcleo denteado. Exerce papel importante no planejamento motor, envolvendo músculos mais distais das extremidades, e não motor. Anormalidades da função do cerebrocerebelo podem ser identificadas ao testar a diadococinesia, e estão relacionadas com tremores de intenção. O vestibulocerebelo corresponde ao lobo floculonodular, que recebe aferências do labirinto vestibular e de núcleos vestibulares, cuja função é garantir que a movimentação ocular extrínseca e cefálica ocorra de maneira harmônica.[1-4]

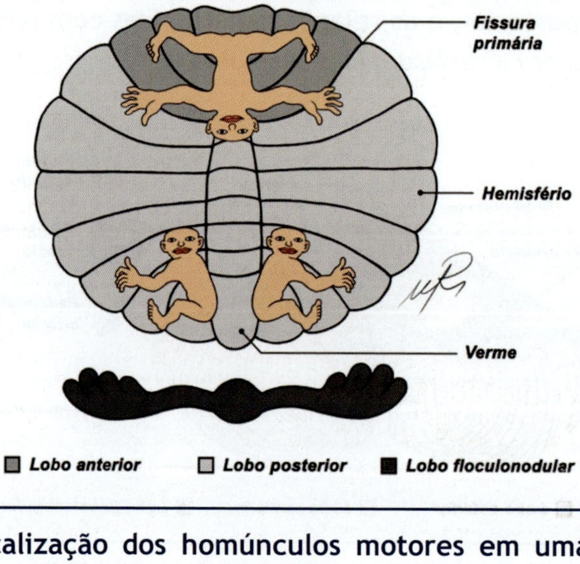

Figura 2.4 - Localização dos homúnculos motores em uma representação esquemática do cerebelo. Investigações recentes têm demonstrado que existem múltiplos homúnculos no cerebelo.

Fonte: acervo do autor Flávio Moura Rezende Filho.

A ataxia cerebelar é caracterizada por movimentos desordenados, imprecisos e desajeitados, não justificáveis por alterações de força muscular ou sensibilidade. Pode estar presente em um membro ou dimídio, manifestar-se nos movimentos oculares ou na fala, e em casos mais graves compromete globalmente o indivíduo. As seguintes manifestações clínicas podem ocorrer em um paciente atáxico: anormalidades da postura e da marcha, dismetria, incoordenação agonista-antagonista, dissinergia, hipotonia, disartria cerebelar, tremor, tontura e vertigem, disfunção oculomotora e manifestações não motoras.

Anormalidades da postura

Caracterizam-se pela incapacidade de permanecer em pé (astasia) e, eventualmente, até mesmo de se sentar. Nas lesões de menor gravidade, o paciente consegue permanecer em pé com a base de sustentação alargada (distasia), mas pode ter dificuldade de manter os pés juntos ou assumir a posição em tandem (um pé logo à frente do outro). Uma dificuldade muito discreta pode se tornar clara ao solicitar que o indivíduo se sustente em um pé só. Ao pedir que o paciente com lesão cerebelar aproxime os pés, algumas vezes será possível perceber oscilações dos tendões dos músculos dos pés (dança dos tendões).[3-7]

Anormalidades da marcha

O paciente com doença cerebelar deambula com a base de sustentação alargada, e seu trajeto costuma ser irregular ou em "zigue-zague", o que deu origem ao termo "marcha ebriosa". De fato, os efeitos tóxicos do álcool produzem graus variados de ataxia, com predileção pela musculatura axial. O paciente atáxico tem insegurança para levantar e prefere se apoiar nos amparos disponíveis (uma cadeira, uma mesa ou um acompanhante). Existe dificuldade em parar abruptamente durante a caminhada. A deambulação às vezes requer o apoio intermitente de uma parede, mas pode ser impossível sem uma bengala, um andador ou uma pessoa ao lado. Em casos graves o paciente é incapaz de andar, mesmo com a ajuda de duas pessoas. As alterações de marcha são evidenciadas facilmente na marcha em tandem (em linha reta, colocando de forma consecutiva o hálux logo à frente do calcanhar). Outra maneira de avaliar a marcha é solicitar que o indivíduo ande sucessivamente para frente e para trás – se a lesão for cerebelar, envolvendo o verme, haverá tendência à queda para frente ou para trás.[3-6]

Dismetria

Definida por falhas na distância, velocidade e direção da atividade motora. Ocorre hipermetria quando o movimento ultrapassa o alvo planejado e hipometria quando o paciente não o alcança. Força e velocidade são desproporcionais às necessárias para atingir o alvo, e o paciente faz o movimento de maneira irregular e espasmódica. A presença da dismetria é pesquisada nos membros superiores solicitando ao paciente que, de olhos fechados, estenda os braços no plano horizontal. Em lesões cerebelares unilaterais o membro superior ipsilateral à lesão desvia para fora, em abdução; se a lesão for bilateral, os dois braços tendem à abdução. Nas lesões vestibulares, ambos os membros desviam na mesma direção. Na prova de Bárany, o paciente fecha os olhos e deve levantar cada membro superior, alternadamente, até um mesmo alvo. Na doença cerebelar, a extremidade ipsilateral à lesão desvia para fora, ao passo que, nas afecções vestibulares, os dois membros desviam na mesma direção. Outra maneira de detectar dismetria é realizar as provas índex-nariz, índex-índex, em que são avaliados os membros superiores e calcanhar-joelho. Todas as provas citadas poderão ser feitas com os olhos abertos ou fechados. Na prova calcanhar-joelho, pede-se para o paciente deitar em decúbito dorsal e estender uma das pernas com a intenção de tocar o calcanhar no joelho contralateral e escorregá-lo por sobre a tíbia em direção à ponta do pé. A prova índex-nariz consiste em pedir ao paciente que estenda os membros superiores e leve a ponta do dedo indicador de cada lado à ponta do próprio nariz, com movimentos alternados do braço direito e do esquerdo. Na prova índex-índex, o paciente deve tocar a ponta do dedo indicador do médico com seu próprio dedo indicador – o médico modifica rapidamente a posição de seu dedo a cada vez que o paciente o alcança, movendo-o pelo menos 30 centímetros em relação à posição original. Para obter maior sensibilidade, o dedo do examinador deve estar a 90% do alcance máximo do paciente. Obtém-se uma variação das manobras ao pedir que o paciente encoste o dedo indicador na ponta do próprio nariz e então o encoste no dedo do examinador, alternadamente. As anormalidades procuradas são a decomposição de movimentos (pequenas interrupções e sobressaltos, sugerindo que vários movimentos sucessivos foram agregados), tremor de ação, dismetria e discrometria (brusquidão ou atraso na contração muscular).[3-7]

Incoordenação agonista-antagonista

Uma perda da sequência normal, trifásica, de contração muscular (agonista-antagonista--agonista) resulta em uma diminuição na capacidade de realizar movimentos sucessivos ou de interromper uma ação e reiniciá-la logo em seguida.

A coordenação agonista-antagonista é aferida com base na capacidade de realizar movimentos alternados e opostos de maneira rápida e sucessiva, denominada diadococinesia. O paciente deve alternar entre pronação e supinação do antebraço rapidamente. Alternativamente, solicita-se ao indivíduo que bata o dorso e em seguida a palma das mãos contra as coxas. As duas mãos devem estar envolvidas na tarefa, para permitir a comparação entre os dois lados. Falhar nesses testes indica disdiadococinesia, que está associada a lesões do cerebrocerebelo. A prova do rechaço consiste em pedir ao paciente que flexione o antebraço contra a resistência do examinador. Quando a resistência é bruscamente removida, uma pessoa normal deve ser capaz de interromper a contração dos flexores do antebraço e evitar que o punho se choque contra seu próprio tronco ou cabeça (o que se chama de rechaço). Na doença cerebelar, a habilidade de acionar rapidamente os antagonistas extensores do antebraço é perdida (perda do rechaço) e o punho atingirá o paciente, a não ser que o examinador o impeça (é útil durante esse teste ter uma das mãos livres e colocá-la entre o paciente e seu punho).[3-7]

Dissinergia

Consiste em uma atividade motora não harmoniosa, uma ação descoordenada entre músculos envolvidos. Pela falta de integração de seus componentes, são prejudicados o tempo e a sequência necessários à realização do movimento desejado. Como resultado, a movimentação torna-se errática, desajeitada, decomposta. A presença de dissinergia pode ser determinada com base na manobra de Babinski, pedindo-se para o paciente em posição de decúbito dorsal levantar-se do leito, sem auxílio das mãos. Se houver disfunção cerebelar, o indivíduo testado levantará os membros inferiores ao mesmo tempo que o tronco, mostrando-se incapaz de realizar a tarefa.[3-7]

Hipotonia

Decorre de lesões envolvendo o lobo anterior e acompanha mais frequentemente as lesões cerebelares agudas, embora ocorra algumas vezes em lesões crônicas. Caracteriza-se por diminuição do tônus muscular, em particular na porção proximal dos membros superiores. Os reflexos tendinosos profundos passam a ter aspecto dito pendular, pois a extremidade livre (p. ex., a perna ao testar o reflexo patelar) se projeta para frente e para trás várias vezes após a percussão do tendão, como o pêndulo de um relógio. Esse fenômeno pode ser explicado por uma redução na resposta ao estiramento das fibras aferentes do fuso muscular.[3-7]

Disartria cerebelar

Pode ser notada durante a avaliação da fala, como um distúrbio na articulação, no ritmo e na prosódia. Os déficits articulatórios distribuem-se irregularmente ao longo de uma frase e instala-se um ritmo de fala lento e, por vezes, hesitante. A voz é arrastada ou explosiva, pela dissinergia dos músculos da fonação. A mímica facial pode se alterar e o paciente pode parecer estar fazendo "caretas" para conseguir se expressar verbalmente. Essas alterações caracterizam a fala escandida ou cerebelar.[3-7]

Tremor

Mais comum nas lesões envolvendo os núcleos denteado e emboliforme, que interrompem as conexões com o núcleo rubro e com o tálamo. Trata-se de um tremor cinético (intencional), que não ocorre em repouso e se acentua ao fim do movimento. Pode haver um componente estático (postural) que ocorre quando o paciente mantém um segmento corporal em uma mesma posição por alguns segundos. Outro tipo de tremor visto na doença cerebelar é a titubeação, que afeta a musculatura cervical e a do tronco. O paciente com titubeação tipicamente apresenta movimentos espasmódicos, para frente e para trás, da cabeça e do tronco, seja em repouso, seja ao tentar se levantar de uma cadeira ou maca. Esse é um achado dos quadros cerebelares graves, visto na fase tardia das ataxias degenerativas. O tremor de Holmes, cuja característica é estar presente também no repouso, pode ocorrer em algumas lesões que afetam o cerebelo e, simultaneamente, o núcleo rubro ou suas conexões.[3-7]

Tontura e vertigem

Vertigem ou tontura de origem otoneurológica é definida pela sensação de que objetos estão girando em torno do paciente ou de que o paciente está girando em torno de objetos. A vertigem pode ser secundária a lesão periférica (labirinto e nervo vestibular) ou central (tronco cerebral e cerebelo). A presença de ataxia, paralisia de nervos cranianos, anormalidades da movimentação ocular, fraqueza, alterações sensitivas ou outros indícios de comprometimento do cerebelo ou tronco cerebral distingue a vertigem central da periférica, em que as manifestações vertiginosas estão isoladas ou se associam com plenitude auricular, zumbido ou hipoacusia. A duração dos sintomas caracteristicamente é de horas a dias (eventualmente semanas) nas lesões periféricas, sendo as entidades implicadas mais comuns a vertigem posicional paroxística benigna, a síndrome Menière e a neurite vestibular. Por outro lado, os déficits resultantes de danos ao cerebelo e suas conexões persistem por meses e não é incomum que se tornem crônicos. Lesões de pacientes com vertigem cerebelar estão comumente localizadas na região dorsal de verme.[3-7]

Disfunção oculomotora

O cerebelo está envolvido em todos os tipos de movimentos oculares. As principais regiões dedicadas a essa função são o verme e os núcleos fastigiais, úvula e nódulo, e o flóculo e paraflóculo. O comprometimento do verme e dos núcleos fastigiais causa sácades hipométricas e movimentos de perseguição (*smooth pursuit*) e reflexo optocinético lentos. A lesão que acomete a úvula e o nódulo produz movimentos de perseguição lentos e nistagmo posicional (evocado pelo olhar, mais frequentemente horizontal). Danos ao flóculo e ao paraflóculo se manifestam por prejuízo nos movimentos de perseguição, que se decompõem em várias sácades de aspecto espasmódico, em contraponto ao movimento suave e contínuo visto em indivíduos normais. As anormalidades do reflexo oculovestibular também são características do acometimento do flóculo e do paraflóculo, e podem ser detectadas na prova oculocefálica. Nessa manobra, o paciente deve fixar o olhar no rosto do examinador, que com as duas mãos provoca rotação da cabeça do paciente para a direita e depois para a esquerda. O indivíduo normal consegue manter o olhar fixo no rosto do examinador, mas aqueles com lesões do cerebelo ou do aparelho vestibular precisam de uma sácade adicional para fazê-lo. É importante destacar que, no contexto de uma vertigem aguda, uma resposta anormal na manobra oculocefálica sugere fortemente uma lesão vestibular periférica, como neurite vestibular, ao passo que uma resposta normal pode indicar um infarto cerebelar. A disfunção do reflexo oculocefálico é mais comum nas doenças crônicas. Outros fenômenos oculares encontrados em lesões cerebelares incluem nistagmo, espasmo de onda quadrática (*square-wave jerk*), *flutter* ocular, opsoclônus e paresia do olhar conjugado. Nistagmo é uma oscilação rápida e repetitiva na posição dos olhos, composta por um movimento mais veloz em uma direção e outro movimento, mais lento, na direção oposta. O nistagmo acompanha a disfunção do cerebelo ou do órgão vestibular. Um órgão vestibular saudável normalmente impulsiona os olhos para o lado oposto – se houver perda de função, os olhos tendem a desviar de maneira tônica para o lado da doença vestibular. Uma sácade corretiva é usada para tentar compensar o desvio, mas seu efeito é fugaz, e o resultado é um padrão de movimento lento na direção da lesão, e um movimento rápido na direção contrária, que sugere nistagmo de origem periférica ou vestibular. Por convenção, a direção do nistagmo é definida com base na direção da fase rápida. Esse tipo de nistagmo é mais intenso quando os olhos estão mais distantes do órgão vestibular afetado (p. ex., em uma lesão do órgão vestibular direito, o nistagmo será máximo na mirada extrema para a esquerda) e menos intenso ou inexistente quando os olhos estão mais próximos do lado afetado, como descrito pela lei de Alexander. O nistagmo de origem cerebelar na maioria das vezes não obedece a essa lei; sua direção acompanha a direção do olhar e pode se inverter quando os olhos retornam à posição primária. Além disso, o nistagmo cerebelar pode ser vertical e não é suprimido pela fixação do olhar, o que não ocorre quando sua origem é periférica. O espasmo de onda quadrática se caracteriza por um movimento sacádico involuntário que ocorre durante a fixação do olhar ou durante os movimentos de perseguição (nesse caso, na direção contrária do movimento voluntário). A sácade intrusiva é rapidamente seguida de uma sácade corretiva na direção oposta, que recoloca os olhos na posição apropriada. Esse achado é particularmente comum na ataxia de Friedreich e na paralisia supranuclear progressiva. O *flutter* ocular caracteriza-se por múltiplas sácades horizontais intrusivas, enquanto o opsoclônus é marcado por sácades intrusivas verticais e horizontais. *Flutter* e opsoclônus estão associados a degeneração cerebelar autoimune ou paraneoplásica. A paresia do olhar conjugado se manifesta quando o paciente tenta sustentar o olhar em uma direção – fica evidente uma tendência de os olhos retornarem lentamente à posição primária.[8]

Manifestações não motoras

O cerebelo mantém nosso desempenho equilibrado em todos os domínios motores e não motores, agindo como modulador por meio de interconexões estreitas com estruturas supratentoriais. Os transtornos cerebelares não motores são relacionados com lesão de lobo posterior e de núcleos fastigial e interposto. Entre os sinais não motores de lesão cerebelar está a síndrome cerebelar afetiva-cognitiva, caracterizada por disfunções executivas (perturbações no planeamento, fluência verbal, raciocínio abstrato e memória de trabalho), déficits visuoespaciais e alterações de personalidade que incluem embotamento afetivo, desinibição e comportamentos inadequados. O cerebelo tem um papel importante no sono. Distúrbios do sono relacionados com doença cerebelar englobam sonolência excessiva diurna, síndrome das pernas inquietas, apneia obstrutiva, apneia central e transtorno comportamental do sono REM. O cerebelo tem um papel essencial na modulação da personalidade, humor e intelecto. Esses aspectos da atividade cerebelar estão localizados principalmente no verme e núcleos fastigiais, o chamado cerebelo límbico. O cerebelo contém ainda núcleos que complementam a atuação do hipotálamo na modulação das respostas autonômicas. A atrofia cerebelar tem sido relatada em diversos estudos envolvendo pacientes portadores de doenças psiquiátricas como depressão, transtorno bipolar e esquizofrenia.[9,10]

CLASSIFICAÇÃO DA SÍNDROME ATÁXICA

A síndrome atáxica pode ser subclassificada de acordo com as manifestações clínicas associadas. Essa classificação indica as estruturas anatômicas envolvidas:[6,7] ataxia cerebelar, ataxia sensitiva, ataxia vestibular, ataxia frontal e ataxia mista.

Ataxia cerebelar

Resultante de lesões do cerebelo (já vista anteriormente).

Ataxia sensitiva

Decorrente de doenças que afetam as fibras sensitivas grossas e mielinizadas, responsáveis pela propriocepção, ou as estruturas a que dão origem, incluindo os gânglios dorsais ou cordões posteriores da medula espinhal. Para diferenciá-la da ataxia cerebelar, pode-se solicitar que o paciente feche os olhos após assumir posição ereta com os pés juntos (prova de Romberg). Nas lesões cerebelares o equilíbrio não costuma ser imediatamente prejudicado pela privação dos estímulos visuais, mas, na ataxia sensitiva, o ato de fechar os olhos desencadeia uma marcada piora no equilíbrio estático, que faz com que o paciente afaste os pés, aumentando a base, abra os olhos ou até vá ao chão. O tempo decorrido, ou latência, entre o momento em que o indivíduo fecha os olhos e o instante em que ele ajusta a distância entre os pés, abre os olhos ou ameaça cair, é importante: na ataxia sensitiva não há latência ou esta é de poucos segundos, e na ataxia cerebelar não há piora do equilíbrio ou a latência é de muitos segundos. A prova de Romberg é considerada positiva quando o paciente sente piora do desequilíbrio (e abre os olhos, afasta os pés ou cai) imediatamente ou poucos segundos após fechar os olhos. Portanto, uma prova de Romberg positiva geralmente é um achado característico da ataxia sensitiva, ausente na doença cerebelar. O comprometimento da propriocepção faz com que o paciente tenha dificuldade de determinar a posição dos próprios pés. Para compensar, os indivíduos acometidos podem atingir fortemente o chão com o calcanhar durante a marcha, porque o impacto gera um estímulo sensitivo mais intenso, que tem uma chance maior de ser percebido pelas vias proprioceptivas disfuncionais, e produz ainda informações de natureza auditiva. Esse tipo de marcha é dito talonante, termo relacionado com o tálus, osso que junto com o calcâneo forma o retropé, usado para atingir o solo. Na ataxia sensitiva os reflexos tendinosos profundos estão na maioria das vezes ausentes ou muito diminuídos.

Ataxia vestibular

Secundária ao comprometimento do VIII nervo craniano, em qualquer ponto de seu trajeto, desde o ouvido interno até o tronco cerebral. Pode ser diferenciada dos demais tipos de ataxia durante o exame de equilíbrio estático, ao solicitar que o paciente feche os olhos após assumir posição ereta com os pés juntos. Há uma tendência de queda sempre para o mesmo lado, o do órgão vestibular doente. Na verdade, o paciente tende a cair na mesma direção para onde a orelha do lado afetado está apontando (p. ex., um paciente com lesão do lado direito tende a cair para trás quando vira a cabeça para a direita, e cair para frente quando vira a cabeça para a esquerda). A marcha do paciente tem base alargada, com tendência de desvio para o lado lesado. Ao solicitar que o paciente ande para frente e para trás em linha reta, nota-se, nos casos de lesão vestibular, que o trajeto que ele segue forma a figura de uma estrela de várias pontas (estrela de Babinski). Quando o paciente simula uma marcha de olhos fechados e sem sair do lugar, há uma tendência de desvio para o lado vestibular lesado, que pode ficar mais evidente quando os braços são mantidos em extensão a 90 graus. A coordenação motora e os movimentos apendiculares estão preservados na ataxia vestibular, mas tipicamente ocorre nistagmo, em que predomina o componente horizontal.

Ataxia frontal

Pode ser vista em pacientes com tumores dos lobos frontais, e decorre de lesão do córtex frontal. Ocorre incoordenação motora, que mimetiza a ataxia cerebelar. A musculatura axial é mais afetada que a apendicular. Retropulsão ou lateropulsão ocorrem com mais frequência nesse tipo de ataxia e se associam com dismetria contralateral à lesão e predominante em membros inferiores. A marcha ocorre em pequenos passos, e os pés elevam-se pouco do solo. Os reflexos tendinosos profundos estão exaltados, em particular no membro inferior, e pode haver desinibição e hipobulia ou abulia.

Ataxia mista

Produzida por associações dos diversos tipos de ataxia. Como exemplo, na ataxia de Friedreich ocorre frequentemente a combinação de ataxia cerebelar e ataxia sensitiva, secundárias a dano nas vias espinocerebelares e nos cordões posteriores da medula espinhal, respectivamente.[6,7]

Por existir decussação dupla, a lesão cerebelar hemisférica afeta o hemicorpo ipsilateral. As vias cerebelares podem ser lesadas ao nível da medula, o que produz sinais piramidais associados à síndrome atáxica. A lesão de colunas anteriores da medula espinal também pode resultar em ataxia, decorrente do comprometimento das vias espinocerebelares vestibuloespinhais e reticuloespinhais. Na doença talâmica pode ocorrer síndrome cerebelar contralateral, consequente ao envolvimento das fibras da via cerebelo-rubro-tálamo-cortical. As lesões do bulbo podem se manifestar com alterações do equilíbrio, secundárias à destruição do pedúnculo cerebelar inferior, como frequentemente ocorre na síndrome de Wallenberg (hemissíndrome cerebelar, hipoestesia térmica e dolorosa na hemiface ipsilateral e hemicorpo contralateral, paresia dos músculos da faringe e laringe e síndrome de Horner ipsilaterais à lesão). Na ponte, a síndrome cerebelar está relacionada com o envolvimento do pedúnculo cerebelar médio, frequentemente encontrada na síndrome de Marie-Foix (hemiataxia ipsilateral e hemiparesia e hemi-hipoestesia térmica e dolorosa contralaterais). No mesencéfalo a ataxia cerebelar deve-se à lesão do pedúnculo cerebelar superior e do núcleo rubro, comumente vista na síndrome de Claude (lesão do III nervo craniano do lado da lesão e hemissíndrome cerebelar do lado oposto).[1,7]

Com o intuito de obter correlações com o diagnóstico topográfico, os transtornos cerebelares podem ser divididos em síndromes:[1,6,7] síndrome do verme rostral, síndrome do verme caudal, síndrome hemisférica cerebelar e síndrome pancerebelar.

Síndrome do verme rostral (lobo anterior)

Geralmente secundária aos efeitos tóxicos do consumo de bebidas alcoólicas ao longo de vários anos. É vista atrofia no verme anterior e superior, em particular nas porções mais superficiais, com pouca repercussão nos lobos posterior e floculonodular. A perda das células de Purkinje e dendritos é marcante, e os pacientes tipicamente apresentam ataxia axial. Dificuldade de marcha pode ser o único achado, o que pode levantar suspeitas de um distúrbio funcional.

Síndrome do verme caudal (floculonodular ou posterior)

Comum nos processos mórbidos que afetam o lobo floculonodular, particularmente em crianças com meduloblastoma. Os pacientes costumam apresentar dificuldade importante na marcha em tandem, mas a marcha regular é pouco alterada. A musculatura axial é intensamente comprometida, mas a coordenação apendicular e o tônus são normais. Pode ocorrer nistagmo espontâneo e posturas de rotação na cabeça.

Síndrome hemisférica cerebelar (lobo posterior e, variavelmente, lobo anterior)

Apresenta etiologia vascular, neoplásica, infecciosa ou desmielinizante. Os pacientes apresentam alteração dos movimentos apendiculares ipsilesionais, especialmente na habilidade motora fina. Instala-se alteração na fala e na movimentação dos dedos das mãos. É possível notar dismetria, decomposição dos movimentos, tremor e disdiadococinesia.

Síndrome pancerebelar

A junção de todas as outras síndromes. A ataxia manifesta-se na musculatura axial e apendicular, e estão presentes anormalidades da fala e da movimentação ocular extrínseca. As possibilidades etiológicas são diversas, e incluem doenças autoimunes, desordens paraneoplásicas, neurodegeneração, infecções, distúrbios metabólicos e intoxicações exógenas.

REFERÊNCIAS

1. Brazis PW, Masdeu JC, Billier J. Localization in clinical neurology. 6. ed. Philadelphia: Lippincott Williams & Wilkins; 2013.
2. Martin JH. Neuroanatomia – texto e atlas. 4. ed. Porto Alegre: AMGH; 2014.
3. Javalkar V, Khan M, Davis D. Clinical manifestations of cerebellar disease. Neurol Clin. 2014;32:871-9.
4. Roostaei T, Nazeri A, Sahraian MA, Minagar A. The human cerebellum. A review of physiologic neuroanatomy. Neurol Clin. 2014;32(4):859-69.
5. Snell RS. Clinical neuroanatomy. 7. ed. Philadelphia: Lippincott Williams & Wilkins; 2010.
6. Campbell WW. DeJong's The neurologic examination. 6. ed. Philadelphia: Lippincott Williams & Wilkins; 2013.
7. Tolosa APM, Canelas HM. Propedêutica neurológica, temas essenciais. 2. ed. São Paulo: Sarvier; 1975.
8. Beh SC, Frohman TC, Frohman EM. Neuro-ophthalmic manifestations of cerebellar disease. Neurol Clin. 2014;32:1009-80.
9. DelRosso LM, Hoque R. The cerebellum and sleep. Neurol Clin. 2014;32:893-900.
10. Shakiba A. The role of the cerebellum in neurobiology of psychiatric disorders. Neurol Clin. 2014;32:1105-15.

CAPÍTULO 3

Semiologia dos Transtornos Motores com Envolvimento da Via Piramidal

Carlos Roberto Martins Jr
Ingrid Faber
Alberto Rolim Muro Martinez
Anamarli Nucci
Marcondes Cavalcante França Jr

INTRODUÇÃO

O exame do sistema motor compreende a avaliação do trofismo (volume e contorno dos músculos), do tônus muscular (estado de contração basal), movimentos voluntários e a determinação da força. Os exames da marcha, reflexos, coordenação e movimentos anormais estão estreitamente ligados ao exame do sistema motor e devem ser interpretados em conjunto. Tanto o sistema nervoso central (SNC) quanto o sistema nervoso periférico (SNP) participam da execução dos movimentos voluntários.[1,2]

ORGANIZAÇÃO DAS VIAS MOTORAS

A via motora direta é constituída pelo trato corticoespinhal (axônios do primeiro neurônio motor) e pelos motoneurônios alfa, cujos corpos celulares se localizam no corno anterior da medula (segundo neurônio motor). O termo trato piramidal é frequentemente empregado como sinônimo do trato corticoespinhal lateral (TCEL), o que configura uma imprecisão, uma vez que outras vias, como o trato rubroespinhal, também compõem o trato piramidal. Aproximadamente metade dos axônios que compõem o trato corticoespinhal (TCE) se origina do córtex motor primário (giro pré-central), enquanto a outra metade se origina de regiões corticais diversas dos lobos frontal e parietal.

Os axônios do TCE deixam essas regiões corticais, constituindo, em parte, a substância branca profunda ou coroa radiada. Ao nível dos núcleos da base, esse trato se compacta passando pela perna posterior da cápsula interna. O TCE continua pelos pedúnculos cerebrais, no mesencéfalo, até a base da ponte e a seguir no bulbo, onde ocorre a decussação de cerca de 85% de suas fibras. As fibras cruzadas constituem o TCEL, enquanto as demais, não cruzadas, constituem o trato corticoespinhal anterior (TCEA). O TCEL continua pelo funículo lateral da medula até fazer sinapse com o segundo neurônio motor, os quais se organizam em subnúcleos com somatotopia definida, e os mais laterais inervam as porções mais distais dos membros.[3]

Essa via é a principal responsável pela execução de movimentos apendiculares, sendo essencial na execução de movimentos que demandam velocidade e destreza. O TCEA termina majoritariamente em interneurônios que se projetam bilateralmente na medula espinhal, controlando movimentos axiais e multissegmentares. Lesões unilaterais do TCEA, em geral, não produzem déficit perceptível, ao passo que lesões unilaterais do TCEL geram incapacidade significativa.[3,4]

O segundo neurônio motor emerge da raiz ventral da medula espinhal e percorre um nervo espinhal misto ou um nervo motor puro, até fazer sinapse com um número variável de fibras motoras. Conceitos importantes para a semiologia são o do miótomo, ou seja, o conjunto de músculos inervados por uma raiz ventral, e o de uma unidade motora, que é constituída pelo neurônio motor alfa na medula espinhal (ou nos núcleos motores dos nervos cranianos) e as fibras musculares por ele inervadas.[1,5]

TROFISMO MUSCULAR

O trofismo é analisado pela inspeção, palpação, percussão e, por vezes, medida dos músculos, determinando, assim, seu volume, contornos e excitabilidade. Deve-se examinar o paciente idealmente despido e, de maneira sistemática, observar os contornos musculares em direção rostrocaudal, com os membros homólogos na mesma posição, buscando identificar assimetrias e desproporções. Nessa etapa do exame neurológico, é útil atentar para deformidades esqueléticas que frequentemente acompanham disfunções do sistema motor, como escápula alada, hiperlordose ou outras posturas anormais da coluna vertebral e retrações fibrotendíneas. A percussão muscular direta, em condições fisiológicas, desencadeia contração muscular discreta, focal, abaixo do ponto de percussão (resposta idiomuscular).

Alterações tróficas

A palpação visa determinar o volume e a consistência dos músculos. Um músculo normal tem consistência semielástica. Em casos de substituição fibroadiposa, o músculo adquire consistência mais firme, ao passo que músculos apenas atrofiados têm consistência amolecida. A atrofia pode resultar de transtornos tanto do neurônio motor inferior quanto dos músculos. No primeiro caso, a atrofia e a fraqueza são proporcionais. Nas doenças musculares e neuropatias desmielinizantes, os músculos aparentam estar pouco ou nada atrofiados e se revelam fracos. Por último, em casos de atrofia por desuso (secundária à imobilidade, como em casos de transtornos articulares), a atrofia é mais significativa que a fraqueza.

A pseudo-hipertrofia refere-se ao aumento aparente do volume muscular que, na verdade, deve-se a excesso de deposição de gordura ou tecido conjuntivo. Essa alteração, presente mais frequentemente nas panturrilhas, é típica da distrofia muscular de Duchenne. Hipertrofia muscular verdadeira pode ocorrer tanto em situação fisiológica (p. ex., atletas), quanto em doenças que ocasionam contração muscular excessiva, como as miotonias congênitas, em que os pacientes podem apresentar fenótipo hercúleo, denominação que se refere à hipertrofia muscular generalizada.[5,6]

A resposta idiomuscular pode, em condições de hiperexcitabilidade, revelar sinais como fasciculações, miotonia, *rippling*, entre outros. Fasciculações são contrações involuntárias de uma unidade motora, podendo ser percebidas pelo paciente (referido como “tremor” ou “pulinhos na carne”) ou visualizadas pelo examinador, constituindo um sinal importante de disfunção neuronal. Em regra, a fasciculação é insuficiente para gerar movimento articular, exceto quando ocorre em músculos faciais ou intrínsecos da mão.

A não geração de movimento articular permite diferenciar fasciculação de tremor, pois o último gera movimento articular rítmico.[7,8] A miotonia expressa o relaxamento lento do músculo. Pela clínica, distinguem-se dois tipos de miotonia:

1. A miotonia de ação, desencadeada pela contração, que pode ser observada em mãos e músculo orbicular dos olhos. A fala pode sugerir miotonia da língua por alteração da dicção.
2. A miotonia de percussão, usando o martelo de reflexos, pode ser identificada na língua e nos músculos intrínsecos das mãos.

Para revelar a miotonia de ação, peça ao paciente que faça o gesto de preensão forçada e logo depois abrir a mão. Veremos a lenta abertura dos dedos, em geral auxiliada pelos extensores de dedos e punhos. Para pesquisar a miotonia de ação da língua, interponha dois abaixadores de língua, um entre a arcada inferior e a língua propriamente, a qual deve estar ligeiramente protrusa; o outro, sobre a língua que vai receber a percussão. O músculo genioglosso, imediatamente abaixo do ponto de percussão, pelo relaxamento mais lento que o normal, mostrará uma área de depressão focal e visível na língua. Nas mãos, percuta a eminência tenar ou hipotenar, como para desencadear resposta idiomuscular, o que resulta em relaxamento lento dos músculos abdutor curto/oponente do polegar ou abdutor do dedo mínimo, respectivamente (ocorre leve oponência do primeiro dedo).[7,9]

TÔNUS MUSCULAR

O tônus é definido pelo grau de resistência muscular à movimentação passiva e expressa dois importantes componentes funcionais, um neural e outro muscular. Impulsos descendentes provenientes dos centros motores modulam a atividade do neurônio motor gama na medula e este, por sua vez, modula o tônus muscular. O componente muscular depende das condições viscoelásticas do efetor. A distribuição das alterações do trofismo e tônus são fundamentais para a elaboração de uma hipótese clínica adequada. Lesões do TCEL, cerebelo, núcleos da base, SNP e dos próprios músculos podem afetar o tônus.

Técnica de exame

O exame tem início com a observação da postura do paciente e obrigatoriamente pela movimentação passiva de suas articulações. Com o paciente relaxado, o examinador movimenta cada uma das articulações por toda a amplitude do movimento, primeiro de maneira lenta e, em seguida, de maneira rápida. Devem-se realizar em cada articulação todos os movimentos que lhe são possíveis, como flexão, extensão, adução, abdução e rotações. Em decúbito dorsal, pode-se realizar a manobra de rolar passivo dos membros inferiores, atentando-se para os movimentos laterolaterais dos pés, que se mostram com maior amplitude em casos de hipotonia.[6,10]

O teste de pêndulo de Wartenberg consiste em empurrar as pernas pendentes do paciente rapidamente para trás. Em condições fisiológicas, essa manobra desencadeia oscilações das pernas, que diminuem progressivamente em amplitude e velocidade até a parada gradual do movimento. Em casos de espasticidade, nos quais há aumento do tônus por disfunção do TCEL, os movimentos tornam-se bruscos e irregulares. Na hipotonia, a amplitude da resposta e sua duração são aumentadas.[8,9]

Alterações tonígenas

A hipotonia sobrevém tanto em lesões da unidade motora quanto em distúrbios sensitivos, cerebelares ou até em alguns casos de disfunção dos núcleos da base, como na coreia aguda.

Na hipotonia, ocorre aumento da amplitude do movimento e diminuição da resistência à movimentação, podendo ser generalizada, em um hemicorpo ou segmentar. No caso de lesões focais do SNP, a hipotonia respeita o sítio de lesão. Nas radiculopatias, por exemplo, a hipotonia estará restrita ao miótomo correspondente.

A hipertonia pode ser do tipo plástico ou elástico. A hipertonia plástica decorre de disfunção dos núcleos da base, sendo o aumento do tônus verificado ao longo de toda extensão do movimento, não variando a depender de sua velocidade ou direção. O predomínio tonígeno dá-se principalmente em músculos flexores, induzido à postura clássica parkinsoniana ou hemiparkinsoniana. Em casos de tremor sobreposto à rigidez plástica, o membro mobilizado pode ceder em uma série de pequenas etapas, imitando o movimento de uma roda denteada (de Negro), possivelmente uma evidência indireta de tremor. Esse sinal é mais facilmente identificado quando o movimento passivo é feito de maneira lenta.[5,9]

A hipertonia elástica, também chamada de espasticidade, ocorre em pacientes com lesão do primeiro neurônio motor no TCEL e quase sempre é acompanhada de um aumento patológico da intensidade dos reflexos profundos. Nesse caso, a hipertonia é mais evidente no início do movimento, tornando-se ainda mais intensa quando ele é executado de maneira rápida. O sinal do canivete refere-se à grande dificuldade de mobilizar um membro espástico no início do movimento, seguido por relativa facilidade conforme o segmento corporal avaliado se aproxima de sua máxima amplitude. A espasticidade envolve de maneira diferente os grupos musculares, sendo, portanto, eletiva: nos membros superiores resulta em hipertonia dos flexores dos dedos e oponente do polegar (segundo ao quinto dedos fletidos sobre o polegar fletido e aduzido – figa), flexores e pronadores do punho, flexores do cotovelo; e nos membros inferiores os adutores do quadril, extensor do joelho, flexores e inversor do tornozelo.

Como resultado ocorrem posturas características, como é o caso da atitude de decorticação ou atitude de Wernicke-Mann.[5,10] Em resumo, as afecções piramidais proporcionam hipertonia elástica, eletiva (predomínio em flexores e pronadores nos membros superiores e extensores e inversores nos membros inferiores) e as lesões de núcleos da base (parkinsonismo) determinam hipertonia plástica e global.

MANOBRAS DEFICITÁRIAS (PROVAS PARÉTICAS)

As manobras deficitárias são especialmente úteis quando há suspeita clínica de lesão do SNC, especialmente do sistema piramidal (composto predominantemente pelo TCE). Consistem na adoção de uma postura e em sua manutenção por dois minutos. Tais manobras podem evidenciar déficit motor sutil, que, embora não seja capaz de reduzir a força muscular, afeta a velocidade e a destreza dos movimentos, em especial dos segmentos distais. Déficits motores verdadeiros e graves são mostrados pela incapacidade de adotar a postura indicada.[11,12]

Membros superiores

Manobra dos braços estendidos (ou Mingazzini dos membros superiores)

O paciente deve manter os braços estendidos horizontalmente à frente do corpo, mãos e olhos abertos, dedos abduzidos, preferencialmente sentado ou em pé. Essa prova foi descrita originalmente por Mingazzini com as mãos pronadas; atualmente é realizada com as mãos supinadas, pois torna a manobra mais sensível e específica, uma vez que o aumento do tônus pronador, que ocorre na disfunção piramidal sutil, é assim evidenciado.[4] Em caso de paresia mais significativa, o membro afetado desenvolve uma mudança lenta e gradual de posição na seguinte ordem: adução dos dedos, pronação da mão, queda do punho, flexão do cotovelo e queda do braço. Quando a prova é realizada com os olhos fechados, avalia-se não apenas a motricidade, mas também a propriocepção, acrescentando dificuldades na interpretação dos resultados, pois desvios posturais podem ocorrer exclusivamente por disfunção proprioceptiva. Por isso a preferência por executar a prova com os olhos abertos.[6,10]

É importante observar que pacientes com distúrbios articulares acometendo ombros ou cotovelos podem apresentar dificuldade para realizar o teste. Em caso de disfunção cerebelar, podem ocorrer desvios graduais da posição de prova durante a manobra dos braços estendidos, sendo o mais característico a abdução dos braços. Em lesões de lobo parietal, tipicamente ocorre desvio do membro superior contralateral para cima. Durante a prova também se pode observar a ocorrência de movimentos involuntários, como tremores ou minipolimioclônus.

A abdução involuntária dos dedos indica disfunção do TCEL. Esse sinal ocorre mais precocemente no quinto dedo. Uma das possíveis explicações para tal consiste na menor representação cortical desse dedo em relação aos demais.[13,14] Esse sinal só tem valor localizatório quando unilateral, lembrando a possibilidade de falso positivo em alguns casos de lesão do nervo ulnar. Os braços estendidos para o alto constituem uma variação da manobra dos braços estendidos utilizada pelas escolas nórdicas. Historicamente, essa variante é atribuída à Joseph Grasset, embora sua origem não tenha sido comprovada.[15]

Manobra de Raimiste

Essa manobra é executada em decúbito dorsal ou sentado,[10] com os braços ao longo do corpo e cotovelo fletido a 90°, posição neutra do punho (semipronada) e dedos maximamente abduzidos, como se as palmas das mãos estivessem em espelho. A prova é mais sensível quando realizada com o paciente em decúbito dorsal horizontal. Em caso de paresia, ocorre adução dos dedos, seguida de flexão do punho e posterior queda do braço. Conforme observado por Bordas, durante essa manobra o polegar primeiro aduz e flete, resultando na "mão escavada parética". É útil, portanto, durante a execução da manobra de Raimiste, dedicar especial atenção ao polegar.[11,16]

Manobra de percussão do polegar com o índice de M. Fisher

É solicitado ao paciente que percuta o mais rapidamente possível a face palmar do polegar, utilizando, para isso, a ponta ou a polpa do índice. Em caso de déficit motor sutil, o movimento encontra-se lentificado.[6] Deve-se ter em mente que os movimentos da mão dominante podem apresentar maiores velocidade e destreza. Em caso de parkinsonismo, os movimentos não são apenas lentos, mas também ocorre redução progressiva da amplitude, configurando bradicinesia. Na ataxia cerebelar, o movimento apresenta amplitude normal, porém, com evidente dismetria, a velocidade pode ou não estar alterada. Em extremos de idade, os movimentos podem ser lentos e imprecisos, o que não deve conferir valor patológico, exceto em casos de assimetria evidente.[17,18]

Manobras de rolamento

A execução de movimentos que requerem grande precisão e velocidade sensibiliza a identificação de lesões do TCE. Nesse teste, validado por Sawyer em 1993 (ensinado por Monrad-Krohn), solicita-se ao paciente que cerre os punhos e mantenha os antebraços à frente do corpo, dispostos horizontalmente, de modo que a parte distal dos braços se sobreponha. O paciente deve então realizar movimentos circulares dos antebraços, ora no sentido horário, ora no sentido anti-horário, e vice-versa. Em caso de lesão unilateral, o lado envolvido não se move com a mesma amplitude e velocidade que o contralateral.[19] Uma variante dessa manobra consiste no rolamento dos dedos índices um sobre o outro.[17,18,20]

Membros inferiores

Manobra de Mingazzini

O paciente permanece em decúbito dorsal, flexão do quadril sobre o tronco e flexão do joelho e tornozelo, todos a 90°. Nas plegias, há incapacidade de adotar a posição de prova; nas paresias, ocorrem oscilações e queda gradual do membro afetado, em geral, do distal para o proximal.[18,21]

Manobra de Barré

O examinador flexiona os joelhos do paciente, que deve estar em decúbito ventral. A manobra de Barré exige mais da musculatura flexora da coxa, o que a torna especialmente sensível, tendo em vista que a disfunção piramidal afeta predominantemente o compartimento posterior da coxa.[9,10]

Prova da queda do membro inferior em abdução

Essa manobra, descrita por Sanvito em 1972, é de grande utilidade, por poder ser realizada quando há alteração do nível de consciência, inclusive em pacientes comatosos. Com o sujeito em decúbito dorsal, o examinador flete suas coxas e pernas mantendo a região plantar apoiada sobre o leito e segurando o dorso dos pés do paciente. Em caso de déficit, quando o examinador solta as pernas do paciente, ocorre abdução da coxa, seguida por extensão da perna. A queda gradual e simétrica dos membros inferiores é esperada em pacientes incapazes de cooperar. Em caso de paresia, o membro afetado apresenta queda mais rápida e abdução mais significativa que o contralateral. Essa manobra também é útil para detectar assimetrias em casos de paraparesia de intensidade grave[11,21] e em pacientes torporosos ou comatosos.

MANOBRAS DE OPOSIÇÃO DE FORÇA

É imprescindível executar manobras de oposição de força quando se suspeita de lesão do SNP. Tais manobras se prestam a avaliar a ação predominante de um grupo muscular ou de um músculo específico. Quando se avalia o movimento de uma articulação, esta deve estar fixada, evitando-se a movimentação de articulações mais proximais ou outros movimentos da mesma articulação, que não o movimento que está sendo avaliado. Por exemplo, quando se avalia a força do bíceps, o cotovelo deve estar apoiado pelo examinador e a mão deve ser mantida completamente supinada. Caso contrário, um paciente com fraqueza do bíceps pode fazer a semipronação do punho e o bíceps aparenta ter força normal quando, na realidade, a fraqueza estará sendo compensada.[22,23]

Podem interferir na avaliação da força muscular transtornos que alterem a capacidade de cooperação por parte do paciente, como alteração do nível de consciência, deficiência intelectual ou transtornos de humor. Na presença de doença sistêmica grave, a avaliação pode ser prejudicada tanto por caquexia muscular quanto por uma redução da capacidade cardiopulmonar. Nesses cenários, a avaliação do tônus e trofismo muscular, além do exame de reflexos e da sensibilidade, contribuem muito para determinar se há acometimento associado do SNP.

Os músculos são mais fortes quando maximamente encurtados. Por isso, para testar um músculo de força moderada de maneira mais acurada, inicia-se a avaliação com o músculo maximamente encurtado. Para testar um músculo muito forte, é útil colocá-lo em situação de desvantagem mecânica, mantendo-o maximamente alongado. Essa regra pode ser empregada quando o paciente e o examinador apresentam composição corporal distinta, sendo esperado que apresentem força desigual em situação fisiológica.[4] A escala de força mais utilizada é a do Medical Research Council (MRC) (Tabela 3.1).

Tabela 3.1 - Escala de graduação de força do Medical Research Council (MRC)

0	Ausência de força ou contração
1	Contração muscular visível ou palpável sem movimento articular
2	Movimenta a articulação com redução do vetor gravitacional (movimento no plano horizontal)
3	Vence apenas a gravidade
4-	Vence pequena resistência do examinador
4+	Vence maior resistência, mas não é força normal
5	Força normal

Fonte: Biller et al., 2011.[1]

Pescoço

O movimento de flexão do pescoço pode ser testado com o paciente sentado ou em decúbito dorsal. Em decúbito dorsal, orienta-se o paciente a encostar o queixo no tórax e, em seguida, o examinador aplica pressão sobre a testa do paciente. Com o paciente sentado, deve-se tomar o cuidado de reforçar a estabilização do tórax, colocando a mão sobre a coluna dorsal. Os esternocleidomastóideos (XI craniano, C1-C3: nervo espinhal acessório) de ambos os lados executam esse movimento.

A extensão do pescoço é efetuada pelo trapézio em sua porção superior (C3, C4: nervo espinhal acessório), esplênios e extensores da coluna. Com o paciente sentado ou em decúbito ventral, o examinador aplica força sobre a proeminência occipital opondo-se ao paciente.[3,10] A rotação é executada pelo esternocleidomastóideo contralateral e pelo esplênio e trapézio ipsilaterais. Evitar inclinações da cabeça durante essa manobra.

A cabeça pode se manter em posição de flexão (*dropped head*), em virtude das mais variadas doenças neurológicas. Em doenças neuromusculares pode ser sinal nas miopatias inflamatórias, distrofia miotônica, miastenia grave e esclerose lateral amiotrófica, em razão da fraqueza dos extensores. Na doença de Parkinson, a rigidez plástica favorece essa postura. A distonia cervical acarreta a adoção de posturas anormais variadas, associadas a movimentos de caráter torcional. Quando provoca a flexão do pescoço, a distonia é chamada anterocolo e, além de movimento involuntário associado, é frequentemente acompanhada de dor e limitação da movimentação passiva. Entretanto, a força dos extensores do pescoço está preservada, o que é fundamental para diferenciar essa anormalidade postural de causa neuromuscular. Doença degenerativa da coluna é causa de cifose cervical, que pode ser confundida com cabeça caída.[8,24]

Coluna

Os paravertebrais constituem um grupo muscular que se dispõe imediatamente sobre e ligeiramente lateral à coluna vertebral, sendo inervados pelas divisões posteriores dos nervos espinhais.

Como grupo, possuem ação sinérgica durante a execução dos movimentos de extensão, flexão e rotação da coluna. Os principais extensores da espinha são os iliocostais, longuíssimo do dorso e espinhais. Esses músculos mantêm a lordose lombar fisiológica e, além da extensão, contribuem para os movimentos de rotação e flexão lateral da coluna.[24] A avaliação dos músculos paravertebrais constitui-se em um grande desafio. Muitos músculos atuam simultaneamente e de maneira multissegmentar para possibilitar os movimentos da coluna vertebral.

O primeiro passo na avaliação consiste em inspecionar a postura, atentando para desvios, acentuação ou achatamento de curvaturas fisiológicas. A extensão da coluna é executada pelos músculos paravertebrais extensores da espinha. Extensores do quadril (glúteos), quadrado lombar, grande dorsal e trapézio são importantes agonistas na execução desse movimento. O paciente com função preservada, colocado em decúbito ventral com os braços fletidos e apoiados sobre o dorso, deve ser capaz de estender a coluna de modo que o apêndice xifoide não toque a maca. Em pacientes com fraqueza moderada, esse movimento pode ser executado apenas com os antebraços apoiados sobre a maca. Quando existe fraqueza dos extensores do quadril, a maneira correta de avaliar os extensores da coluna é estabilizando o quadril. Isso é feito aplicando-se força sobre o quadril bilateralmente. A ação dos flexores da coluna é sinérgica à dos músculos abdominais e é avaliada em decúbito ventral.[15,25]

O termo "camptocormia" trata de uma flexão espinhal anormal (pelo menos 45° de cifose lombar) que aparece em ortostase, agrava-se durante a marcha e é aliviada com decúbito. Entre suas principais causas encontram-se as miopatias axiais (miopatia axial idiopática de início tardio, miopatias inflamatórias, miopatias metabólicas, distrofias), em que a alteração se deve à fraqueza extensora dos paravertebrais. Já na doença de Parkinson, a camptocormia deve-se à distonia axial, envolvendo predominantemente os músculos abdominais. Não se deve confundir a camptocormia com cifose torácica, a qual se constitui em anormalidade óssea que frequentemente acomete a coluna com significativo processo degenerativo.[3,26]

Abdome

Os músculos retos abdominais são os principais responsáveis pela flexão do tronco, especialmente nos 20° iniciais do movimento. Para avaliá-los, o paciente tenta, em decúbito dorsal, sentar-se enquanto o examinador opõe força sobre a porção superior do tronco. É útil observar a contração muscular, a presença de diástase dos retos abdominais e a movimentação da cicatriz umbilical. Quando os músculos abdominais se contraem igualmente, não há movimentação do umbigo. Já na paresia dos músculos do andar inferior ocorre deslocamento da cicatriz umbilical em sentido cefálico. Esse é o sinal de Beevor, encontrado nas mielopatias torácicas T10.

Em pacientes com miopatias, a ocorrência do sinal de Beevor é sugestiva de distrofia fáscio-escápulo-umeral.[2,25] A diástase, ou separação entre os retos abdominais de cada lado, pode ser vista ou mais facilmente palpada quando o paciente realiza contração desse grupo muscular. A diástase ocorre em doenças em que a fraqueza acomete preferencialmente esses músculos, como na síndrome de Pompe. Entretanto, esse achado é muito frequente na população, sendo encontrado em casos de aumento da pressão abdominal, como em puérperas.[3,15]

Tórax

O diafragma (C3-C5: nervo frênico) é o principal responsável pela respiração em condições fisiológicas. Sua contração aumenta a extensão longitudinal da caixa torácica, enquanto seu relaxamento a diminui. A fraqueza diafragmática é difícil de ser avaliada apenas pela clínica. Pode ser suspeitada na presença de respiração paradoxal, quando ocorre retração abdominal na inspiração. Como o diafragma se contrai durante atos expulsivos (tossir, defecar e vomitar), sua paresia leva à dificuldade de realização desses atos e a avaliação da tosse voluntária pode ser útil.[2]

Ombro e escápula

O movimento de elevar o ombro contra a resistência avalia a função predominante do trapézio em sua porção superior (C3, C4: nervo espinhal acessório). Ao solicitar que o paciente empurre uma parede com os braços estendidos, é possível ver e palpar a porção inferior do trapézio. O serrátil anterior (C5-C8: torácico longo) é responsável por fixar a escápula à caixa torácica durante esse movimento. Fraqueza de ambos os músculos pode se manifestar como proeminência exagerada da escápula (escápula alada). Quando a deformidade é devida à fraqueza do trapézio, esta se torna mais evidente quando se inclina o tronco para frente e abduz os braços (postura em mergulho do cisne). No caso de fraqueza do serrátil anterior, a escápula torna-se mais proeminente durante a elevação do braço à frente. Abaixar os braços estendidos lentamente constitui uma técnica para identificar sinais sutis de escápula alada. Quando a fraqueza é grave, a escápula está deslocada mesmo em repouso, o que resulta em rotação interna dos braços (dorso da mão em plano frontal).[9,16]

A avaliação dos romboides (C5: nervo escapular dorsal) é útil na diferenciação entre radiculopatia C5 e plexopatia braquial superior. Esse músculo está afetado apenas no primeiro caso, pois o nervo escapular dorsal é pré-plexual, emergindo da raiz C5. Com o paciente mantendo os braços ao longo do corpo e os cotovelos fletidos, os romboides podem ser vistos e palpados quando o paciente aduz o braço contra resistência.[2,22]

A abdução do ombro é um movimento complexo. Nos primeiros 15° de abdução predomina a ação do músculo supraespinhoso (C5, C6: nervo supraescapular). Entre 15° e 90° de abdução, o deltoide (C5, C6: nervo axilar) é o principal efetor. Acima de 90° o trapézio superior (C2-C4: nervo espinhal acessório) é quem predomina na ação. O examinador solicita ao paciente que abduza os ombros e aplica pressão sobre o braço dele. A avaliação bilateral simultânea ajuda a identificar assimetrias e mantém o paciente mais equilibrado durante o teste, que é feito com ele sentado.

Para testar a adução do ombro, solicita-se que o paciente estenda os braços à frente em posição neutra e o examinador tenta afastá-los. O peitoral maior (C5-T1: nervos peitoral medial e peitoral lateral) e o latíssimo do dorso (C6-C8: nervo toracodorsal) são os principais efetores desse movimento. A rotação externa do ombro é função principal do músculo infraespinhoso (C5-C6: nervo supraescapular), enquanto a rotação interna é executada pelo subescapular (C5-C6: nervo subescapular). A porção anterior do deltoide executa a flexão do ombro enquanto sua porção posterior executa a extensão.[2,22]

Movimentos do cotovelo

Na avaliação da flexão do cotovelo, o paciente permanece com os braços à frente em posição semifletida. Com uma mão, o examinador segura o cotovelo do paciente para estabilizar a articulação, enquanto com a mão contralateral aplica pressão sobre o antebraço na tentativa de estendê-lo. Quando a mão se encontra supinada, o principal efetor do movimento é o músculo bíceps braquial (C5, C6: nervo musculocutâneo), mas, se a mão estiver em posição neutra, o músculo braquiorradial (C6: nervo radial) torna-se o principal responsável pela ação. A extensão do cotovelo é executada pelo músculo tríceps braquial (C6-C8: nervo radial). Outros movimentos do cotovelo são: supinação, executada pelo músculo supinador longo (C6, C7: nervo interósseo posterior, ramo do radial); pronação, executada predominantemente pelo pronador redondo quando o braço está fletido (C6, C7: nervo mediano) e pelo pronador quadrado (C6, C7: nervo interósseo anterior, ramo do mediano) quando o braço está estendido.[2,22]

Movimentos do punho

A flexão do punho é avaliada com a mão supinada e fechada, o antebraço deve estar estabilizado. O examinador pede ao paciente que faça flexão com desvio ulnar e faz pressão sobre a região hipotenar, avaliando o flexor ulnar do carpo (C7-T1: nervo ulnar). Para avaliar o flexor radial do carpo (C6, C7: nervo mediano), o examinador faz pressão para estender o punho em direção radial. Com a mão pronada, avalia-se a extensão do punho aplicando força sobre a região dorsal e ulnar do carpo, avaliando o músculo extensor ulnar do carpo (C7-C8: nervo radial). Para avaliar o músculo extensor radial do carpo (C5-C7: nervo radial), a pressão é feita nas regiões dorsal e radial.[22,23]

Mãos e dedos (2º ao 5º)

Na avaliação dos músculos extrínsecos (os que se originam do antebraço) e intrínsecos (os que têm origem na própria mão), a estabilização da articulação que está sendo avaliada se reveste de especial importância, uma vez que se trata de movimentos delicados. O músculo flexor profundo dos dedos (C8-T1: nervo mediano – ramo interósseo anterior, e nervo ulnar) flexiona as articulações interfalangeanas distais. O examinador mantém as falanges proximais e médias estendidas, estabilizando-as, enquanto aplica pressão sobre a polpa das falanges distais para estendê-las.

O músculo flexor superficial dos dedos (C7-T1: nervo mediano) flete as articulações interfalangeanas proximais. O paciente flete as articulações interfalangeanas proximais enquanto o examinador mantém as falanges proximais fixadas, opondo força sobre as falanges médias. A flexão dos dedos sobre as articulações metacarpofalangeanas é função desempenhada pelos músculos lumbricais (C8-T1: 1º-3º dedos/nervo mediano; 4º e 5º dedos/nervo ulnar) e interósseos (C8, T1: nervo ulnar). Esses mesmos músculos são responsáveis pela extensão das articulações interfalangeanas.

O extensor comum dos dedos (C7-C8: nervo radial) é o principal extensor das articulações metacarpofalangeanas. Na avaliação, o antebraço deve estar pronado com punho estabilizado pelo examinador. O paciente deve estender as articulações metacarpofalangeanas contra a resistência do examinador. O 2º e 5º dedos possuem adicionalmente músculos específicos para sua extensão. Por essa razão, é possível estendê-los separadamente, ao passo que é difícil estender o 3º ou o 4º dedo isoladamente.

A adução dos dedos é executada pelos interósseos palmares e a abdução é função dos interósseos dorsais. No caso da adução, o paciente tenta unir os dedos contra a resistência e, na abdução, o paciente tenta afastá-los contra resistência. O apoio palmar durante a avaliação desses músculos é fundamental; caso contrário, uma paresia de músculos extensores, como a provocada por lesão do nervo radial, pode simular fraqueza desses músculos. Vale ressaltar que os músculos intrínsecos da mão são pequenos e é necessário prática e experiência para interpretar adequadamente sua força normal.[22,23]

Movimentos do polegar

Os músculos que movimentam o polegar dividem-se em dois grandes grupos. Aqueles denominados "curtos" situam-se sobre a eminência tenar, enquanto os músculos denominados "longos" situam-se no antebraço. A flexão da falange distal é executada pelo músculo flexor longo do polegar (C8-T1: nervo interósseo anterior ramo do nervo mediano). O examinador opõe força sobre a face palmar da falange distal na tentativa de estendê-la, enquanto estabiliza a base do polegar. O músculo flexor curto do polegar (C8-T1: nervos mediano e ulnar) flexiona a articulação metacarpofalangeana.

O músculo extensor longo do polegar (C7-C8: nervo radial) estende a falange distal em direção ao plano posterior. Para o paciente executar o movimento, o examinador estabiliza o punho em posição neutra e pressiona o leito ungueal. O músculo extensor curto do polegar (C7-C8: nervo radial), por sua vez, estende a articulação metacarpofalangeana. Para avaliá-lo, pressiona-se a falange proximal. A abdução é realizada pelos músculos abdutor curto (afasta o polegar perpendicularmente ao plano palmar) e abdutor longo (move o polegar no plano palmar). Na compressão do mediano em seu trajeto ao longo do punho (síndrome do canal do carpo), a atrofia do músculo abdutor curto é notada precocemente, em razão de sua localização superficial (atrofia em golpe de cureta).

O músculo adutor do polegar (C8-T1: nervo ulnar) é avaliado solicitando que o paciente segure um papel entre o polegar e a face radial do indicador. Em caso de paresia, o paciente flexiona a falange distal do polegar na tentativa de segurar o papel (sinal de Froment). O músculo oponente do polegar (C8-T1: nervo mediano) faz flexão, adução e rotação medial do polegar e pode ser avaliado com pressão na porção anterior da articulação metacarpofalangeana enquanto o paciente tenta tocar a base do dedo mínimo.[22,23]

Movimentos do quadril

O músculo iliopsoas é o principal flexor do quadril. Sua porção psoas recebe inervação direta das raízes L2-L4 enquanto o nervo femoral, composto pelas mesmas raízes, inerva a porção ilíaca. É avaliado com o paciente em decúbito ventral ou sentado, com o joelho fletido. O paciente flete o quadril sobre o tronco, enquanto a mão do examinador pressiona a região anterior da coxa visando estender a articulação. Os músculos glúteos (L5-S2; nervo glúteo superior e nervo glúteo inferior) são extensores e abdutores do quadril. O paciente em decúbito ventral tenta elevar o joelho flexionado contra a resistência do examinador (oposta sobre a face dorsal da coxa), de modo que a coxa não toque a maca. A região lombar deve ser estabilizada.[22]

A abdução do quadril é produto da ação conjunta dos músculos tensor da fáscia lata, glúteos médio e mínimo (todos inervados por L4-S1: nervo glúteo superior). Sua avaliação requer estabilização da pelve por parte do examinador, enquanto o paciente, em decúbito lateral, abduz o quadril. Quando esses músculos estão fracos ocorre aumento patológico da báscula de quadril ao andar, configurando a chamada marcha anserina.[9,15] A adução do quadril é realizada por vários músculos: pectíneo, grácil, adutores (maior, longo, curto) e sartório (L2-L4: nervos obturador e femoral). São avaliados preferencialmente em decúbito dorsal ou lateral, idealmente com joelhos estendidos. O examinador tenta afastar as pernas enquanto o paciente tenta mantê-las unidas.[2,25]

Movimentos do joelho

A flexão do joelho é executada pelos músculos bíceps femoral, semitendinoso e semimembranoso, localizados na região posterior da coxa e denominados em conjunto de "músculos do jarrete" (L5-S2: nervo ciático, divisão tibial). O paciente em decúbito ventral flete a coxa entre 50° e 90° e então o examinador oferece resistência.

A extensão do joelho é função dos músculos que compõem o quadríceps femoral (L2-L4: nervo femoral). Com o paciente em decúbito dorsal, o examinador passa seu braço sob a perna a ser avaliada repousando a mão sobre a outra perna. Com a mão contralateral, o examinador opõe força sobre a tíbia distal. Com o paciente sentado, o examinador interpõe a mão entre a cadeira e a coxa do paciente, distalmente, fazendo pressão na porção distal da tíbia, com a outra mão.[2,22]

Movimentos do tornozelo

A flexão plantar é realizada pelos músculos gastrocnêmio e sóleo, chamados conjuntamente de "tríceps sural" (L5-S2: nervo tibial). Para avaliá-los, o examinador oferece resistência sobre o terço distal da região plantar, enquanto o paciente pressiona sua mão. Como se trata de um grupo muscular muito forte, solicitar que o paciente ande na ponta dos pés constitui um método sensível de avaliação. O músculo tibial anterior (L4-L5: nervo fibular) é o principal efetor da dorsiflexão do pé. O examinador estabiliza o joelho e pressiona a região dorsal do pé com o paciente, fazendo a dorsiflexão. O músculo pode ser facilmente visualizado em posição imediatamente lateral à crista da tíbia. Outra maneira de testar o músculo tibial anterior é solicitar que o paciente caminhe sobre os calcanhares.

A inversão do tornozelo (L5-S1: nervo tibial) é executada pelo músculo tibial posterior. Para realizar esse movimento, o paciente tenta fazer a inversão contra a resistência do examinador, que deve estabilizar a perna. Em pacientes com pé caído, a avaliação desse músculo é fundamental. Seu comprometimento aponta para radiculopatia L5 ou lesão do nervo tibial como causa provável. Já nos casos de pé caído por neuropatia do fibular, a inversão do pé está poupada.

Os músculos flexor longo dos artelhos e flexor longo do hálux (L5-S2: nervo tibial), localizados no compartimento posterior da perna, também auxiliam na inversão e flexão do tornozelo, além de flexionarem as falanges distais. A eversão do pé é promovida pelos músculos fibular longo, fibular curto e fibular terceiro, todos inervados pelo nervo fibular oriundo das raízes L4-S1. O paciente tenta elevar a borda externa do pé contra a resistência do avaliador.[2,22]

Movimentos do pé e artelhos

O músculo extensor longo do hálux (L5-S1: nervo fibular) é testado com estabilização do pé (mão do examinador na região posterior do tornozelo), enquanto o paciente faz a dorsiflexão do hálux contra a pressão do examinador sobre a face dorsal do artelho. O músculo extensor curto dos dedos (L5-S1: nervo fibular) é facilmente palpado na região dorsolateral do pé. O examinador deve estabilizar o pé e aplicar pressão sobre o dorso dos artelhos, enquanto o paciente estende os dedos. Esse é o músculo distal mais facilmente palpável, manobra especialmente útil na detecção precoce das polineuropatias.

Os demais músculos intrínsecos do pé são inervados pelos dois ramos terminais do nervo tibial: (1) nervo plantar medial; (2) nervo plantar lateral. Na prática, os flexores curto e longo dos artelhos podem ser testados conjuntamente, flexionando os artelhos contra a resistência. O examinador estabiliza o pé à frente do tornozelo. O músculo abdutor do hálux é testado com estabilização do pé na região calcânea fazendo-se pressão sobre a porção medial da falange proximal do hálux.[2,22]

PALPAÇÃO DE NERVOS

A palpação de nervos constitui parte fundamental do exame neurológico, especialmente nos pacientes com suspeita de neuropatias periféricas. A pesquisa é feita por meio de palpação gentil do nervo em sentido transversal a seu trajeto. Podemos palpar os nervos em suas porções mais superficiais: ulnar na fossa cubital, mediano medialmente e acima da inserção do bíceps, fibular posteriormente à cabeça da fíbula e tibial na fossa poplítea. Em condições normais, essas estruturas são roliças, tenras e palpáveis apenas em pequenas porções de seu trajeto. Quando anormal, o nervo apresenta aspecto cilindroide, consistência e espessura aumentadas, além de se tornar palpável em maior extensão.

Não raro está presente o sinal de Tinel. Além da palpação dos maiores troncos nervosos, os ramos cutâneos são de particular interesse, sendo acessíveis: nervo supraorbitário (região superomedial da órbita); nervo grande auricular (desde sua saída posterior ao músculo esternocleidomastóideo e em direção à orelha, facilitada pela rotação cervical contralateral); ramo superficial do radial (na tabaqueira anatômica sobre o tendão do extensor longo do polegar); ramo cutâneo dorsal do ulnar (região inferodorsal à apófise estiloide da ulna); nervo sural (atrás e ligeiramente inferior ao maléolo lateral) e nervo fibular superficial (no dorso do pé).

A hipertrofia neural ocorre na desmielinização/remielinização crônicas (aspecto histopatológico em bulbo de cebola), conferindo, particularmente aos ramos cutâneos palpáveis, a sugestão de uma das neuropatias desmielinizantes crônicas. Os troncos nervosos podem estar aumentados de maneira isolada em casos de neuropatias compressivas.[7]

PADRÕES DE FRAQUEZA

O exame detalhado do sistema motor tem como objetivo fundamental a identificação de um padrão de fraqueza. Ele é fundamental na elaboração de uma hipótese diagnóstica topográfica e possivelmente etiológica. A fraqueza pode ser generalizada ou mais ou menos focal. O acometimento completo do TCEL acima da decussação das pirâmides acarreta hemiparesia ou hemiplegia contralateral. A hemiparesia/plegia é incompleta quando poupa um segmento do hemicorpo. Aquela em que todo o dimídio é afetado, incluindo face, é completa. O déficit pode ser ainda desproporcionado, acometendo mais intensamente um segmento em relação aos outros (p. ex., predomínio braquiofacial). O acometimento do TCEL também pode provocar monoparesia, como, por exemplo, no acidente vascular cerebral que acomete a artéria cerebral anterior, com monoplegia/paresia do membro inferior contralateral.[1,2]

O comprometimento do TCEL abaixo da decussação das pirâmides se manifesta por fraqueza ipsilateral à lesão. As lesões medulares podem ser bilaterais, causando tetraplegia/paresia ou paraplegia/paresia (dependendo do nível da lesão) ou unilaterais, causando hemiplegia/paresia incompleta ou ainda plegia/paresia monomélica. A lesão do neurônio motor superior na via piramidal se expressa preferencialmente nos músculos distais. O aumento do tônus e a exaltação dos reflexos de estiramento muscular são características das lesões do TCEL. A exceção constitui a fase aguda da lesão, que pode se manifestar por hipotonia e abolição de reflexos (em geral até 4 semanas).[2,5]

A lesão do segundo neurônio pode gerar padrões de fraqueza muito diversos. A região acometida apresenta hipo ou arreflexia com atrofia precoce. É importante examinar múltiplos músculos dos segmentos corporais, pois o padrão de fraqueza identificado pode respeitar o território de uma raiz, plexo (completo ou incompleto) ou nervo periférico (mono, multi ou polineuropatia). O exame da sensibilidade contribuirá significativamente para o diagnóstico topográfico.

Nas polineuropatias a lesão é dependente do comprimento axonal com a característica de simetria, afetando inicialmente apenas os membros inferiores. Quando os sinais e sintomas evoluem ao nível dos joelhos, as mãos também apresentarão anormalidades. As polineuropatias podem acometer fibras motoras e sensitivas associadamente ou pode haver predomínio ou exclusividade de uma delas. Com relação ao calibre das fibras sensitivas afetadas, a neuropatia pode ser preferencial ou exclusiva de fibras finas ou grossas.[2,3]

Nas doenças de junção neuromuscular, os exames de oposição de força e reflexos podem ser normais. A fatigabilidade, característica da disfunção pós-sináptica que ocorre na miastenia grave, pode ser evidenciada após sustentação de um segmento corporal por 2 a 4 minutos. Ptose e diplopia podem se revelar após 1 minuto de mirada para cima.[3] As miopatias se manifestam mais frequentemente por fraqueza simétrica e de predomínio proximal. Atrofia é mais tardia que nas lesões nervosas. Outros padrões de fraqueza podem ocorrer, como o acometimento de músculos bulbares ou da face, que representam importantes pistas diagnósticas.[27] A Tabela 3.2 resume os principais padrões de fraqueza observados na prática clínica.

Tabela 3.2 - Principais achados de acordo com os sítios de lesão

	Distribuição da fraqueza	Disfunção sensitiva	Reflexos de estiramento muscular	Sinais e sintomas associados
Músculo	Proximal > distal (regra)	Ausente	Normais em estágios iniciais	Mioglobinúria, miotonia, hipertrofia/atrofia, escoliose

(Continua)

(Continuação)

	Distribuição da fraqueza	Disfunção sensitiva	Reflexos de estiramento muscular	Sinais e sintomas associados
Junção neuromuscular pós-sináptica	Face, bulbar, membros proximais	Ausente	Normais	Diplopia, ptose flutuante, fatigabilidade
Junção neuromuscular pré-sináptica	Membros inferiores, bulbar	Ausente	Diminuídos	Melhora com exercício, disautonomia
Mononeuropatia	Fraqueza e atrofia precoces troncular	Sim, respeita território neural	Abolidos no arco reflexo específico	Neuralgia, alodinia
Mononeuropatia múltipla	Multifocal, assimétrica	Sim, respeita território neural	Reduzidos de modo multifocal	Dor intensa pode preceder fraqueza e atrofia
Polineuropatia axonal	Simétrica, predomínio distal	Simétrica em bota e luva	Abolidos ou reduzidos; distal > proximal	Dor em queimação distal e de predomínio noturno
Polineuropatia desmielinizante	Relativamente simétrica	Simétrica, leve distal ou ausente	Globalmente abolidos	Nervos palpáveis em casos crônicos
Polineuropatia de fibras finas	Simétrica, predomínio distal	Restrita à dor e temperatura	Normais	Dor em queimação ou choque, alodinia
Neuronopatia sensitiva (ganglionopatia)	Multifocal	Multifocal	Abolidos de modo multifocal	Ataxia sensitiva, pseudoatetose
Neuronopatia motora (corno anterior)	Segmentar medular	Ausente	Abolidos	Hiper-reflexia e sinal de Babinski se afecção associada do TCEL
Radiculopatia	Em miótomo	Leve	Diminuído/abolido no miótomo	Dor radicular
Cauda equina	Paraparesia assimétrica	Em sela	Diminuídos ou normais	Dor radicular
Cone medular	Paraparesia relativamente simétrica	Em sela	Exaltados	Disfunção esfincteriana

(Continua)

(Continuação)

	Distribuição da fraqueza	Disfunção sensitiva	Reflexos de estiramento muscular	Sinais e sintomas associados
Medula espinhal torácica	Paraparesia/ plegia	Acentuada, com nível sensitivo	Exaltados	Disfunção esfincteriana. Reflexos abolidos na fase aguda
Medula espinhal cervical	Tetraparesia/ plegia	Acentuada, com nível sensitivo	Exaltados	Disfunção esfincteriana. Reflexos abolidos na fase aguda
Tronco cerebral	Hemiparesia/ plegia cruzada	Variável	Exaltados	Disfunção de nervos cranianos
Cápsula interna	Hemiparesia contralateral proporcionada	Ausente	Exaltados	
Artéria cerebral anterior	Paresia/ plegia do mi contralateral	Diminuída no membro afetado	Exaltados no membro afetado	
Artéria cerebral média	Hemiparesia contralateral fasciobraquial > mi	Fasciobraquial > mi	Exaltados em dimídio afetado	Afasia (hemisfério dominante)/ negligência (hemisfério não dominante)

mi = membro(s) inferior(es).
Fonte: Biller et al., 2011.[1]

PRINCIPAIS PADRÕES DE MARCHA NAS AFECÇÕES DO SISTEMA MOTOR

Marcha anserina ou miopática

Essa marcha é típica das miopatias envolvendo a musculatura proximal do quadril, caracterizada por uma oscilação exagerada do quadril, base ampla e rotação acentuada da pelve. Em casos mais graves, verifica-se hiperlordose por fraqueza dos flexores do quadril e ombros posteriorizados, lembrando a marcha da gestante. Quando há fraqueza importante dos abdutores do quadril, como o glúteo médio, ocorre queda anormal da pelve do lado do membro em oscilação, chamada "sinal de Trendelenburg". Esses pacientes têm grande dificuldade de subir escadas e, quando conseguem, apoiam-se em demasia no corrimão.[2]

É importante lembrar que algumas miopatias com retração tendínea envolvendo o aquileu podem apresentar uma variante de marcha caracterizada por apoio na porção anterior dos pés (*tip toe gait*).

Marcha helicópode ou hemiparética

Em casos de hemiparesia por lesões do primeiro neurônio motor, geralmente causadas por acidentes vasculares encefálicos, o paciente assume a postura de Wernicke-Mann, com flexão e pronação do membro superior e extensão e inversão do membro inferior. Ao caminhar, o indivíduo arrasta a parte anterior e lateral do pé, descrevendo um arco no solo (helicópode), e o calçado fica gasto nessa região.[1,2]

Marcha em tesoura (paraparética)

Indivíduos com paraparesia espástica adquirida ou genética, bem como crianças com diparesia congênita (síndrome de Little), apresentam esse padrão de marcha que se caracteriza por espasticidade importante dos adutores das coxas, provocando adução exagerada dos membros inferiores, de modo que os joelhos podem se cruzar a cada passo. Além disso, o paciente caminha arrastando os pés no solo, com base estreita e passos curtos (como se estivessem grudados no chão). Por vezes, o paciente pode apresentar inversão exagerada dos pés e encurtamento do tendão aquileu, o que provoca pés equinos com marcha na ponta dos pés, principalmente crianças[1,2] (marcha digitígrada).[1]

Marcha escarvante

Pacientes com fraqueza dos dorsiflexores do pé e dos artelhos apresentam pé caído, geralmente proporcionado por radiculopatia L5 ou lesão do nervo fibular profundo. Ao caminhar, tais indivíduos levantam acentuadamente a coxa e estendem a perna, arremessando o pé para frente, a fim de que os artelhos não arrastem no solo. Ao pisar, ocorre um som característico pela batida inicial dos artelhos e depois do calcanhar no solo.

Tais pacientes são incapazes de andar apoiados sobre os calcanhares. Deve-se tomar cuidado, pois nem todo paciente com marcha escarvante tem radiculopatia L5 ou lesão de nervo fibular. Alguns pacientes com miopatias distais ou miopatias de longa data apresentam retração de tendão aquileu, o que gera flexão plantar mantida dos pés.[1,2] Ademais, as polineuropatias sensitivo-motoras de grau acentuado, em particular a síndrome de Charcot-Marie-Tooth, podem, pela fraqueza distal, causar marcha escarvante.

Marchas paréticas (lesões de nervos específicos)

Na paralisia dos músculos gastrocnêmio e sóleo (lesão de nervo tibial ou radiculopatia S1), o paciente é incapaz de andar apoiado sobre os artelhos pelo déficit de flexão plantar existente. Na lesão do nervo femoral ocorre fraqueza do músculo quadríceps, o que determina déficit na extensão da perna, e o paciente geralmente caminha com apoio sobre o joelho ipsilateral, a fim de impedir que ele se desloque para frente.[1]

Marcha parkinsoniana

As síndromes parkinsonianas caracterizam-se por rigidez e bradicinesia e a marcha é um dos grandes aliados no diagnóstico desses pacientes. O paciente assume uma postura encurvada, com a cabeça e o pescoço anteriorizados e os joelhos flexionados. Os membros superiores apresentam leve flexão nos cotovelos e redução da oscilação. O paciente caminha com passos curtos (*petit pas*) lentamente e com os pés arrastando. A virada oferece grande dificuldade de execução e o paciente vira o corpo "em bloco".

Tais pacientes podem apresentar hesitação ao iniciar a marcha, com dificuldade de dar o primeiro passo, muitas vezes traduzido por uma patinação sem sair do lugar. Por vezes, apresentam uma aceleração da marcha, com passos curtos e tendência a inclinar-se cada vez mais para frente, como se estivessem perseguindo seu centro de gravidade, denominada "festinação". Em fases mais avançadas, os pacientes podem apresentar o fenômeno de *freezing*, com interrupção súbita da marcha e incapacidade temporária e involuntária de movimento. Tais indivíduos apresentam os reflexos posturais diminuídos, com grande tendência à queda.[1,2]

REFERÊNCIAS

1. Biller J, Gruener G, Brazis P. De Myer's the neurological examination: a programmed text. 6. ed. New York: McGraw-Hill; 2011.
2. Campbell WW. De Jong: o exame neurológico. 6. ed. Rio de Janeiro: Guanabara Koogan; 2007. p.249-339; 418-26.
3. Amato AA, Russell JA. Neuromuscular disorders. New York: McGraw-Hill; 2008.
4. Babinski J. De la pronation de la main dans l'hémiplégie organique. Revue Neurologique. 1907;15:755.
5. Blumefeld H. Neuroanatomy through clinical cases. 2. ed. Sunderland: Sinauer Associates; 2010.
6. Davidoff RA. The pyramidal tract. Neurology. 1990;40:332-9.
7. Fredrikson S, Ekbom K. Armar-uppåt-sträck bättre än Grassets test. Läkartidningen. 2006;103:1046.
8. Julião OF. O exame neurológico do adulto. In: Tolosa APM, Canelas HM. Propedêutica neurológica. 2. ed. São Paulo: Sarvier; 1971. p.365-412.
9. Monrad-Krohn GH. The clinical examination of the nervous system. 8. ed. Great Britan: P.B. Hoeber; 1947.
10. Bordas LB. Neurología fundamental. 2. ed. Barcelona: Ediciones Toray; 1968.
11. Maranhão-Filho P, Silva MM da. O exame neurológico. In: Neto JPB, Takayanagui OM. Tratado de neurologia da Academia Brasileira de Neurologia. Rio de Janeiro: Elsevier; 2013. p.21-63.
12. Weaver DF. A clinical examination technique for mild upper motor neuron paresis of the arm. Neurology. 2000;54:531-2.
13. Engel AG. Armstrong CF. Miology: basic and clinical. 2. ed. New York: McGraw-Hill; 1994.
14. Alter M. The Quinti digiti sign of mild hemiparesis. Neurology. 1973;23:503-5.
15. Katirji B, Kaminski HJ, Ruff RL. Neuromuscular disorders in clinical practice. 2. ed. New York: Springer; 2014.
16. Mayo Foundation of Medical Education. Clinical examinations in neurology. 6. ed. St. Louis: Mosby Year Book; 1991. p.150-239.
17. Anderson NE, Mason DF, Fink JN, Bergin PS, Charleston AJ, Gamble GD. Detection of focal cerebral hemisphere lesions using the neurological examination. J Neurol Neurosurg Psychiatry. 2005;76:545-9.
18. Maranhão-Filho PA, Maranhão ET. A evolução do exame neurológico e alguns sinais descritos a partir do século XX. Semiologia neurológica. Rev Bras Neurol. 2007;43:5-11.

19. Sawyer RN, Hanna JP, Ruff RL, Leigh RJ. Asymmetry of forearm rolling as a sign of unilateral cerebral dysfunction. Neurology. 1993;43:1596-8.
20. Yamamoto T. Forearm-rolling test. Neurology. 1995;45:2299.
21. Sanvito W. Propedêutica neurológica básica. 2. ed. Rio de Janeiro: Atheneu; 2010.
22. Kendall FP, McCreary EK, Provance PG. Muscles: testing and function. 4. ed. Baltimore: Williams and Wilkins; 1993.
23. O´Brien M. Aids to the examination of the peripheral nervous system. 5. ed. China: Elsevier; 2010.
24. Witting N, Andersen LK, Vissing J. Axial myopathy: an overlooked feature of muscle diseases. Brain. 2016;139:13-22.
25. Kendall FP, McCreary EK, Provance PG. Muscles: testing and function. 4. ed. Baltimore: Williams and Wilkins; 1993.
26. Lenoir T, Guedj N, Boulu P, Guigui P, Benoist M. Camptocormia: the bent spine syndrome, an update. Eur Spine J. 2010;19:1229-37.
27. Engel AG. Armstrong CF. Miology: basic and clinical. 2. ed. New York: McGraw-Hill; 1994.

SEÇÃO 2

Transtornos do Movimento

CAPÍTULO 4

Doença de Parkinson

Henrique Ballalai Ferraz
Roberta Arb Saba

INTRODUÇÃO

A doença de Parkinson (DP) é decorrente de um processo degenerativo que afeta diversas partes do sistema nervoso central (SNC). É, depois da doença de Alzheimer, a condição neurodegenerativa mais frequente e estima-se que afete 320 mil indivíduos no Brasil. É relativamente benigna nos primeiros anos de manifestação, mas pode se tornar incapacitante com a evolução. Afeta predominantemente indivíduos adultos, especialmente aqueles com mais de 65 anos de idade. Embora seja mais comum nessa faixa de idade, há casos que se iniciam mais cedo. Antes dos 20 anos é chamado "parkinsonismo juvenil" e entre os 20 e 40 anos, "parkinsonismo de início precoce". Quanto mais precocemente a doença se inicia, maior a chance de ser decorrente de uma das mutações genéticas conhecidas. As formas juvenil e de início precoce não passam de 20% do total de pacientes.

Classicamente é reconhecida como uma doença essencialmente motora, com quatro sinais cardinais: acinesia ou bradicinesia, tremor de repouso, rigidez muscular e alterações de postura e equilíbrio. Mais recentemente, entretanto, outras manifestações não motoras têm sido reconhecidas como parte integrante do quadro clínico da doença e que inclusive podem surgir anos antes dos sintomas motores. O diagnóstico de certeza é dado pela combinação do quadro clínico característico com perda neuronal na *pars compacta* da substância negra do mesencéfalo e do achado de corpúsculos de Lewy nos neurônios remanescentes do mesencéfalo e de outras regiões do encéfalo.

EPIDEMIOLOGIA

Os estudos de prevalência da DP têm encontrado números mais ou menos homogêneos em diversas regiões do planeta. Estima-se a prevalência em 160 casos a cada 100 mil habitantes, considerando-se a população de um modo geral.[1] Se nos restringirmos à população mais idosa (mais de 70 anos), esse número aumenta, podendo chegar a 550 casos a cada 100 mil habitantes. Um estudo feito no Brasil por pesquisadores da Universidade Federal de Minas Gerais (UFMG) estimou a prevalência de DP em 3,3% da população com mais de 64 anos de idade.[2]

Há indícios de que algumas populações específicas podem ter um risco aumentado para manifestar a condição. É o caso de indivíduos que tenham vivido uma parte dos primeiros anos de vida em ambiente rural e tenham sido expostos a pesticidas.[3] A exposição a resíduos industriais, particularmente ao manganês, também tem sido suspeita de aumentar o risco para manifestar a doença.

PATOLOGIA

A marca anatomopatológica da DP é a degeneração neuronal atingindo a região do tronco cerebral. No mesencéfalo, a região da camada ventral da *pars compacta* da substância negra é a mais acometida. Há perda neuronal em outros núcleos e vias do encéfalo, como o núcleo dorsal do vago, *locus ceruleus* e vias olfativas. Nos neurônios remanescentes, onde houve o processo degenerativo, é frequente o encontro de agregados proteicos corados pela eosina, denominados "corpúsculos de Lewy" (Figura 4.1). Nem sempre se encontra uma correlação clara entre a perda neuronal e a presença dos corpúsculos de Lewy, mas suspeita-se que a presença do corpúsculo seja um prenúncio de que o neurônio está sob risco de degeneração. Um estudo anatomopatológico *post mortem* evidenciou a possibilidade de que os corpúsculos de Lewy tenham uma progressão rostral, iniciando-se na região das vias olfatórias e medula oblonga, progredindo em direção ao restante do tronco encefálico, diencéfalo e córtex cerebral. O corpúsculo de Lewy tem um conteúdo predominante de agregados da proteína alfa-sinucleína e possivelmente está relacionado com o processo etiopatogênico da doença. Há outras doenças do espectro dos transtornos do movimento que também podem apresentar agregados de alfa-sinucleína, como a demência por corpúsculos de Lewy e a atrofia de múltiplos sistemas e, por essa razão, são chamadas de "sinucleinopatias".

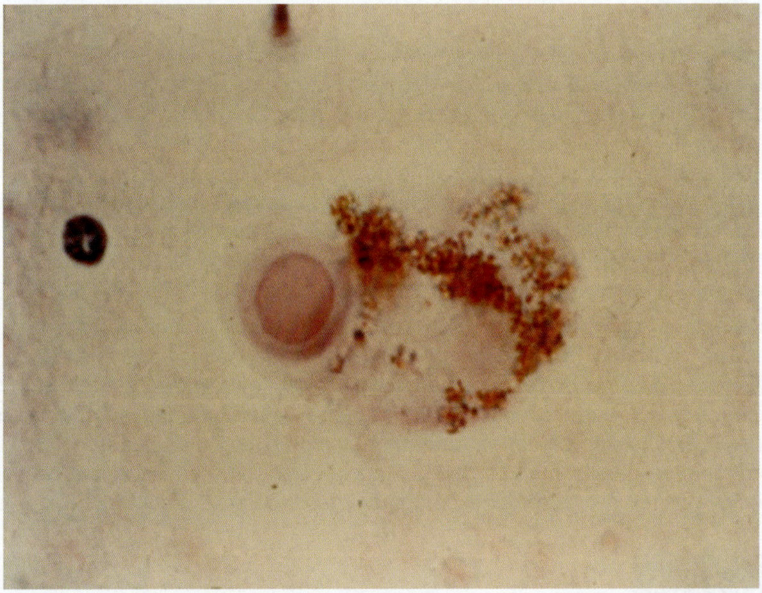

Figura 4.1. Corpúsculo de Lewy em neurônio da substância negra.
Fonte: imagem gentilmente cedida pelo Prof. Dr. João Norberto Stavale do Departamento de Patologia da Unifesp/EPM.

GENÉTICA

A DP tem sido considerada, desde o século XIX, uma doença esporádica que apenas eventualmente teria uma tendência a apresentar outros casos na mesma família. Estudos com amostras grandes de pacientes feitas nos anos 1980 revelaram que casos com uma tendência familiar perfaziam menos de 20% do total.[4] É inegável, entretanto, que há famílias com uma clara história de parkinsonismo com transmissão ora dominante, ora recessiva. Em 1997 foi descrita a primeira mutação de gene associada a uma transmissão autossômica dominante da doença de Parkinson.[5] Esse gene codifica a proteína alfa-sinucleína e abriu novos horizontes para o entendimento da etiopatogenia da doença. Depois da descrição da primeira mutação, várias outras foram descritas afetando outras proteínas além da alfa-sinucleína. Atualmente, seis mutações com um padrão de herança mendeliana podem ser claramente associadas ao quadro clínico de DP: alfa-sinucleína, parkina, LRRK2, PINK1, DJ-1 e VPS35.[6] Por outro lado, algumas mutações, como a da parkina, a despeito do quadro clínico compatível com DP, estudos *post mortem* não revelaram a presença dos corpúsculos de Lewy como seria esperado.

Formas monogênicas estão presentes em, no máximo, 15% dos casos de DP. Há, por outro lado, estudos pesquisando o risco genético de desenvolvimento da DP, como é o caso dos *Genoma-Wide Association Studies* (GWAS). Neles, várias mutações e trocas de nucleotídeos em alguns locais dos cromossomas (*single-nucleotide polymorphisms* – SNPs) têm ampliado a possibilidade do papel da genética como fator de risco e não necessariamente como causadora da doença. Podemos citar a mutação do gene da glucocerebrosidase como uma das que, em heterozigose, pode aumentar o risco de DP na idade adulta.[7]

ETIOPATOGENIA

Apesar de todo o avanço da genética e dos estudos epidemiológicos, nenhum fator causal pôde ser claramente demonstrado como o causador da doença. Em 1983 foi descrito o quadro de parkinsonismo induzido pela metil-fenil-tetra-hidropiridina (MPTP), um subproduto da fabricação clandestina de uma heroína sintética.[8] A grande semelhança com o quadro motor da DP e a demonstração cabal de destruição da *pars compacta* da substância negra dos indivíduos que faleceram depois da exposição a esse produto fez com que se levantasse a possibilidade de a DP ser uma enfermidade secundária a uma exposição ambiental. Diversas substâncias com estrutura molecular semelhante e que estão presentes na natureza foram pesquisadas, mas nenhuma delas pôde ser claramente associada a aumento no risco de desenvolvimento de DP. Evidências de que exposição a ambiente rural nos primeiros anos de vida aumenta o risco da doença fez com que se procurassem contaminantes na água e no solo no meio rural. Nada foi encontrado, exceto que exposição a pesticidas pode aumentar o risco futuro, embora não tenha sido possível apontar nenhum defensivo agrícola em particular.[3] Trabalhadores em usina de fundição de aço e outros ambientes industriais também parecem ter um risco aumentado. Nesses casos, a suspeita recai sobre o metal manganês que, em casos de exposição intensa, pode levar a um quadro motor semelhante à DP.[9]

O MPTP e o manganês acarretam disfunção do funcionamento da cadeia respiratória mitocondrial. Em pacientes com DP já foi demonstrado que alteração no funcionamento do processo oxidativo das mitocôndrias pode gerar radicais livres e iniciar o processo degenerativo celular.[10] Por outro lado, o comprometimento da dobradura de proteínas como a alfa-sinucleína pode gerar agregados proteicos e desencadear o processo degenerativo. Normalmente, as proteínas geradas pelo processo metabólico celular são degradadas pelo sistema proteossoma-ubiquitina da célula. O mau funcionamento desse processo pode gerar agregados proteicos anormais. O papel da autofagia também tem sido discutido como possivelmente implicado na degeneração celular. Os lisossomos são organelas que têm um papel decisivo na "limpeza" celular, ou seja, no processo de autofagia para degradar organelas e resíduos que podem afetar o metabolismo celular. É importante salientar que a glucocerebrosidase, cuja mutação pode se associar a um risco aumentado da doença, é uma enzima lisossomal.[11]

O mais provável é que fatores ambientais e genéticos atuem de maneira combinada na maior parte dos casos de DP.

MANIFESTAÇÕES CLÍNICAS

As manifestações motoras clássicas da DP são consideradas os sinais cardinais: tremor de repouso, rigidez muscular, acinesia ou bradicinesia e alterações da postura e da marcha. Entretanto, algum tempo antes o paciente pode iniciar as chamadas manifestações não motoras da doença. Os principais sintomas prodrômicos da DP são constipação intestinal, depressão, perda do olfato e alterações do sono, como transtorno comportamental do sono REM (sono com movimentos oculares rápidos) e sonolência excessiva diurna. Esses sintomas podem anteceder em até 10 anos os sintomas motores e, quando presentes, podem ser considerados como fatores de risco para o desenvolvimento da doença.[12]

O início dos sintomas motores varia de indivíduo para indivíduo, mas, em geral, caracterizam-se por sintomas unilaterais. O quadro pode se iniciar com tremor de repouso unilateral e intermitente, muitas vezes notado apenas por indivíduos que convivem com o paciente no dia a dia. O tremor pode estar presente apenas quando o paciente está distraído ou com a atenção desviada para tarefas de leitura ou de assistir à televisão. A agilidade de movimentos pode estar afetada e ser notada por uma maior dificuldade para realizar tarefas manuais, escrever ou vestir-se. À medida que o tempo vai passando, as manifestações vão ficando mais evidentes e começa a haver um impacto significativo no desempenho das atividades habituais. O paciente passa a ter dificuldade para se levantar da cama e de cadeira, a marcha vai assumindo um aspecto característico, com as passadas mais curtas e os calcanhares se arrastando pelo chão. A letra manuscrita fica evidentemente reduzida (micrografia), a voz diminui de volume (hipofonia) e a articulação de palavras fica comprometida (disartria). É comum familiares afirmarem que o paciente está mais calado, com menos disposição para falar e com um comportamento mais passivo.

Nas fases mais avançadas, especialmente depois de 5 anos de desenvolvimento dos sintomas, começa a haver alterações significativas na postura e no equilíbrio. O indivíduo assume uma postura fletida para frente, o equilíbrio fica comprometido, com uma nítida tendência a desequilibrar-se ao deparar com pequenos obstáculos.

O exame físico revela que o tremor tende a afetar os membros (mais frequentemente os superiores que os inferiores). O tremor surge quando o indivíduo está mais relaxado e distraído e tende a desaparecer temporariamente quando solicitado a realizar alguma ação. O reaparecimento do tremor depois de algum tempo da ação ser iniciada é denominado "tremor reemergente" e é característico da DP.

A rigidez muscular caracteriza-se por uma resistência à manipulação das articulações que pode ser acompanhada do "sinal da roda denteada". Neste caso, a resistência da manipulação é cedida intermitentemente à medida que se estende ou se flexiona a articulação.

A acinesia se manifesta com lentidão na execução de movimentos repetitivos (bradicinesia) e por uma redução na amplitude dos movimentos (hipocinesia). Na prática, os termos acinesia, bradicinesia e hipocinesia são usados com o mesmo significado. A acinesia pode ser observada já na anamnese, quando se pode observar um menor repertório motor automático, uma redução no gestual e na expressão facial (hipomimia). O examinador pode pedir para que o paciente execute movimentos repetitivos como preensão do punho, toque do indicador contra o polegar ou realizar pronação e supinação das mãos. Nos pés, pede-se para que toque o calcanhar sucessivamente no solo.

As alterações de postura e equilíbrio são facilmente observadas com o paciente em pé. Examina-se a capacidade de o paciente reequilibrar-se ao colocá-lo em pé com os olhos fechados e avisando-o que será desestabilizado por trás. O indivíduo com comprometimento tenderá a dar três ou mais passos para trás ou cair se não for amparado. A postura tende a ser fletida para frente e a marcha característica é feita com passadas curtas e com perda da harmonia dos movimentos ao fazer a virada. A "marcha festinante" ou festinação é típica do parkinsonismo e manifesta-se com passadas curtas e aceleradas para evitar a queda para frente. A festinação pode se alternar com as passadas lentas e arrastadas.

O *freezing* ou bloqueio motor é um sinal clínico de fase mais tardia da doença e manifesta-se com súbita dificuldade para sair do lugar quando em pé. O paciente refere que tem a sensação de que os pés ficam colados no solo. Esses episódios são mais frequentes no início da marcha ou quando o indivíduo tem de passar por lugares estreitos ou durante a mudança de direção da marcha.

Os sintomas não motores que porventura estavam presentes na fase prodrômica frequentemente permanecem com o desenvolvimento das manifestações motoras da doença, podendo se agravar com o passar dos anos, principalmente a constipação e a depressão. Com o quadro motor já bem definido, podem ocorrer outros sintomas, como disfunção autonômica (disfunção erétil, hipotensão ortostática, retenção urinária, seborreia e sudorese excessiva), sintomas comportamentais (ansiedade, ilusões visuais, alucinações visuais benignas), dor difusa afetando a região dorsolombar e membros, fadiga e apatia.

A demência pode afetar mais da metade dos pacientes com mais de 10 anos de evolução da doença. Geralmente é acompanhada de sintomas comportamentais como alucinações visuais e delírios, especialmente se o paciente tiver alterações clínicas sistêmicas como infecções, desidratação ou exposição a drogas com ação no sistema nervoso central. O quadro demencial inicialmente se manifesta com alterações na função executiva, atenção e fluência verbal. Com o passar do tempo pode afetar a linguagem e a memória.[13]

DIAGNÓSTICO DA DOENÇA DE PARKINSON

O diagnóstico da DP é eminentemente clínico, feito a partir do surgimento dos sintomas motores. Devemos levar em consideração os critérios do Banco de Cérebros da Sociedade de Parkinson do Reino Unido (UK Brain Bank) e, mais recentemente, os critérios da Movement Disorders Society.[14,15]

Um estudo feito no Banco de Cérebros de Londres no começo dos anos 1990 demonstrou que, na autópsia de 100 indivíduos falecidos com o diagnóstico de DP, 24 deles apresentavam outras doenças.[14] A partir da revisão do prontuário desses pacientes, estabeleceram-se critérios clínicos que pudessem ser aplicados para aumentar a acurácia do diagnóstico *in vivo*. Os critérios estabelecidos foram os mostrados no Quadro 4.1.

Quadro 4.1 - Critérios do Banco de Cérebros do Reino Unido

Primeira etapa: diagnóstico da síndrome parkinsoniana
Bradicinesia associada a tremor de repouso, rigidez muscular ou alteração dos reflexos posturais
Segunda etapa: critérios de exclusão
Presença de sinais clínicos de formas de parkinsonismo secundário ou parkinsonismo-*plus*
Terceira etapa: critérios de sustentação do diagnóstico (presença de três ou mais)
• Início unilateral e curso assimétrico • O lado inicialmente afetado é o mais comprometido em toda a evolução • Presença de tremor de repouso • Progressão dos sintomas • Resposta excelente à levodopa • Resposta à levodopa durando cinco ou mais anos • Discinesia induzida pela levodopa • Evolução clínica de 10 ou mais anos

Fonte: Hughes et al., 1993.[14]

Nos últimos anos, com a incorporação de novos conhecimentos clínicos, especialmente do reconhecimento dos sintomas não motores e do desenvolvimento de algumas técnicas de neuroimagem funcional, a acurácia pôde ser ampliada e novos critérios diagnósticos foram desenhados.[15] Os novos critérios estão resumidos no Quadro 4.2. Os Quadros 4.3 e 4.4 mostram os critérios de suporte e exclusão e as bandeiras vermelhas no diagnóstico.

Quadro 4.2 - Novos critérios da Movement Disorders Society (MDS) para o diagnóstico da doença de Parkinson idiopática

Diagnóstico do parkinsonismo
Bradicinesia associada a tremor de repouso, rigidez ou alteração de postura e equilíbrio
Diagnóstico clinicamente definido
Presença de parkinsonismo combinado à ausência de critérios de exclusão absolutos, nenhuma bandeira vermelha e pelo menos dois critérios de suporte
Diagnóstico clinicamente provável
Presença de parkinsonismo combinado à ausência de critérios de exclusão absolutos; caso haja uma bandeira vermelha, deve haver pelo menos um critério de suporte. Se houver duas bandeiras vermelhas, deve haver pelo menos dois critérios de suporte. Não é possível ter mais que duas bandeiras vermelhas

Fonte: Postuma et al., 2015.[15]

Quadro 4.3 - Critérios de suporte e de exclusão da Movement Disorders Society (MDS) para o diagnóstico de doença de Parkinson

Critérios de suporte
• Clara e indubitável resposta motora à levodopa • Presença de discinesia induzida pela levodopa • Presença de tremor de repouso em pelo menos um dos membros • Perda de olfato ou sinais de desnervação cardíaca ao exame de cintilografia cardíaca com MIBG
Critérios de exclusão
• Sinais cerebelares • Paralisia do olhar conjugado vertical para baixo • Diagnóstico de demência frontotemporal ou de afasia primária progressiva concomitante à DP nos primeiros cinco anos • Sinais parkinsonianos restritos aos membros inferiores nos primeiros três anos • Exposição a drogas bloqueadoras ou depletoras dopaminérgicas antecedendo o início dos sintomas • Ausência de reposta a doses elevadas de levodopa • Indubitável presença de sinais de comprometimento de funções corticais superiores (agrafestesia, apraxia ideomotora, afasia) • Normalidade no exame de cintilografia cerebral com marcadores de transportadores de dopamina • Documentação de uma condição que não a DP que poderia explicar a presença dos sintomas motores do paciente

Fonte: Postuma et al., 2015.[15]

Quadro 4.4 - Bandeiras vermelhas segundo a Movement Disorders Society (MDS) para o diagnóstico de doença de Parkinson

- Rápida progressão dos sintomas, levando o paciente à cadeira de rodas com cinco anos ou menos do início
- Não progressão dos sintomas com cinco anos de evolução
- Comprometimento bulbar precoce (disfagia, disartria ou disfonia)
- Disfunção respiratória (estridor laríngeo ou suspiros)
- Disfunção autonômica grave nos primeiros cinco anos de doença
- Quedas frequentes nos primeiros três anos de doença
- Distonia cervical (anterocolo) ou contraturas dos membros nos primeiros 10 anos de doença
- Ausência de sinais não motores (hiposmia, transtornos do sono, disautonomia, sintomas psiquiátricos) a despeito de cinco anos ou mais de evolução da doença
- Sinais piramidais de déficit ou liberação não explicados por outra condição
- Sinais parkinsonianos simétricos desde o início dos sintomas

Fonte: Postuma et al., 2015.[15]

Não há necessidade de realizar exames de neuroimagem (tomografia computadorizada ou ressonância magnética do crânio) para se fazer o diagnóstico, mas afastar alterações vasculares (múltiplos infartos dos núcleos da base e do centro semioval) ou hidrocefalia de pressão normal é recomendado quando esses dois diagnósticos não podem ser completamente excluídos em uma avaliação inicial.

O exame de cintilografia cerebral com transportador da dopamina (TRODAT) só é útil se o médico não conseguir afastar, em uma avaliação inicial, a possibilidade de tratar-se de quadro secundário à exposição de drogas bloqueadoras dopaminérgicas, tremor essencial ou quadro clínico de origem psicogênica.

Diagnóstico diferencial

A forma de instalação da doença (rápida ou insidiosa), assim como o padrão de comprometimento dos sintomas em uma metade do corpo (simétricos ou assimétricos), auxilia na identificação dos casos de parkinsonismo secundário ou de parkinsonismo *plus* (atípico). Ainda na fase inicial, sinais como alterações da motricidade ocular, alucinações, disautonomia e sinais piramidais podem surgir e contribuem para o diagnóstico diferencial de parkinsonismo. Outro aspecto importante é avaliar a resposta à levodopa, uma vez que os pacientes com DP geralmente apresentam boa resposta à medicação.

O parkinsonismo medicamentoso, cujas principais drogas estão listadas no Quadro 4.5, costuma ter uma instalação relativamente rápida e habitualmente ocorre com manifestações motoras simétricas e intensas logo no início. O parkinsonismo por lesões estruturais costuma estar associado a um evento marcante, como um trauma craniano ou um acidente vascular encefálico (AVE). Casos de múltiplas isquemias são mais difíceis de serem suspeitados, pois podem ter uma instalação gradual simulando o parkinsonismo idiopático; entretanto, o acometimento exclusivo ou predominante dos membros inferiores (parkinsonismo da metade inferior) é típico dessa condição. A hidrocefalia de pressão normal pode se manifestar com alteração de postura, equilíbrio e marcha, muitas vezes indistinguíveis do parkinsonismo.

O principal diagnóstico diferencial da DP são as síndromes parkinsonianas atípicas, um grupo de doenças neurodegenerativas que cursam com parkinsonismo associado a outras manifestações neurológicas, com uma evolução mais rápida e mais grave. Fazem parte desse grupo paralisia supranuclear progressiva, atrofia de múltiplos sistemas, demência com corpos de Lewy e degeneração corticobasal, entre outros.

Quadro 4.5 - Medicamentos que podem causar parkinsonismo secundário

- Neurolépticos
- Bloqueadores do canal de cálcio (cinarizina e flunarizina)
- Alfametildopa, amiodarona
- Anlodipina
- Reserpina
- 5-fluorouracil, vincristina, ciclosporina, adriamicina
- Ácido valproico
- Antidepressivos, lítio
- Meperidina
- Cloroquina
- Anfotericina B
- Tetrabenazina

Fonte: elaborado pelos autores.

TRATAMENTO DOS SINTOMAS MOTORES

O tratamento para DP pode ser medicamentoso e não medicamentoso. O principal objetivo é manter o paciente o mais independente e ativo possível, minimizando o prejuízo funcional que a doença pode causar.

O tratamento não medicamentoso engloba a fisioterapia, a fonoaudiologia, que auxilia no tratamento das alterações fonoarticulatórias e da disfagia, o acompanhamento psicológico e a avaliação nutricional.

A estratégia do tratamento medicamentoso é individualizada e deve levar em conta os fatores a seguir. Na fase inicial do diagnóstico devem ser considerados a idade do paciente, a cognição, as atividades profissionais e da vida diária, os sintomas dominantes e o impacto desses sintomas sobre o dia a dia do paciente. Deve-se sempre iniciar o tratamento com as menores doses possíveis de medicação, reajustando-as, conforme a progressão da doença. As drogas que podem ser utilizadas são rasagilina e selegilina (inibidores da monoaminoxidase B – MAO-B), amantadina (antagonista do receptor NMDA), biperideno e triexifenidila (anticolinérgicos), pramipexol e rotigotina (agonistas dopaminérgicos) e a levodopa.[16]

Rasagilina/selegilina

Inibidores irreversíveis da MAO-B, responsável pela degradação da dopamina no neurônio pré-sináptico, consequentemente aumentando a disponibilidade de dopamina. A selegilina tem meia-vida longa e é metabolizada em metanfetamina e anfetamina, o que pode ocasionar maior ocorrência de efeitos adversos. Não deve ser administrada no período vespertino, pelo risco de insônia, e tem como efeitos adversos mais comuns as alucinações e a confusão mental. A rasagilina apresenta menos efeitos colaterais que a selegilina por não ser metabolizada em anfetamina, além de ser mais eficaz no controle dos sintomas parkinsonianos. Seu metabólito é o 1-aminoindano, que apresenta potencial antiparkinsoniano. Os efeitos colaterais mais comuns são ansiedade, insônia, hipotensão postural, tontura, dor abdominal, cefaleia e náuseas.[16]

Anticolinérgicos

O biperideno e a triexifenidila são drogas atualmente menos utilizadas, mas ainda podem ser indicadas nos casos em que predominam os sintomas de rigidez e tremor, em indivíduos com menos de 60 anos de idade. Atuam bloqueando receptores colinérgicos no estriado, levando a um desequilíbrio entre a estimulação dopaminérgica e colinérgica nessa estrutura. Os principais efeitos colaterais são sedação, alteração de memória, confusão mental, alucinações, constipação e retenção urinária. São contraindicados nos casos de glaucoma, prostatismo e quadro demencial. Atualmente, seu uso tem sido cada vez mais restrito, pelo risco de causar transtornos cognitivos em longo prazo.

Amantadina

Essa droga aumenta a liberação da dopamina nos terminais nervosos, bloqueando sua recaptação. Também estimula os receptores dopaminérgicos e apresenta efeito anticolinérgico periférico. Tem efeito antiglutamatérgico, causando bloqueio dos receptores N-metil-D-aspartato (NMDA), o que facilita a transmissão dopaminérgica no estriado, mecanismo este que possivelmente diminui as discinesias induzidas pelo uso crônico da levodopa. Os efeitos colaterais mais comuns são livedo reticular, edema de membros inferiores, confusão mental, insônia e alucinações.

Agonistas dopaminérgicos

Os agonistas são drogas dopaminérgicas, pois atuam diretamente sobre os receptores dopaminérgicos estriatais, dispensando a síntese pré-sináptica da dopamina. Têm bom efeito sintomático, apesar de serem superados pela levodopa. Podem ser usados como monoterapia ou em associação com os outros medicamentos antiparkinsonianos.

São divididos em ergolínicos (bromocriptina e pergolida) e não ergolínicos (pramipexol e rotigotina). Os ergolínicos não são seletivos quanto à ação nos subtipos de receptores dopaminérgicos e também interagem com uma ampla faixa de receptores noradrenérgicos e serotoninérgicos. É essa falta de especificidade que ocasiona os efeitos colaterais, como maior risco do surgimento de fibrose pulmonar e valvular. Em contraste, os agonistas dopaminérgicos não ergolínicos, como o pramipexol e a rotigotina, são seletivos para os receptores do tipo D2 e específicos para os receptores D2 e D3, além de terem pouco efeito nos sistemas não dopaminérgicos. É importante ressaltar que o uso dos agonistas pode induzir transtornos do controle de impulso, como jogos, compras e sexo patológicos.

Levodopa

A levodopa é o padrão de referência do tratamento da DP. Age diretamente nos receptores dopaminérgicos, sendo administrada por via oral, preferencialmente cerca de 1 hora antes ou após as refeições. É rapidamente absorvida no duodeno e jejuno proximal e apresenta meia-vida de 50 a 120 minutos. Perifericamente, sofre descarboxilação pela dopadescarboxilase e pela catecol-O-metiltransferase (COMT), sendo convertida em dopamina no SNC. Dentre os efeitos colaterais destacam-se náuseas, vômitos, hipotensão postural, alucinações e confusão mental. É importante ressaltar que devem ser utilizadas quantidades fracionadas durante o dia e sempre na menor dose possível, para diminuir a ocorrência das complicações motoras relacionadas com o uso crônico da levodopa, como as flutuações e as discinesias.

Inibidor da COMT

Somente uma pequena quantidade de cada dose de levodopa administrada atravessa a barreira hematoencefálica (BHE), sendo a maior parte metabolizada pela COMT. A entacapona é um inibidor da COMT, que diminui o metabolismo da levodopa, aumentando sua oferta para o SNC. É uma droga inibidora reversível da COMT e tem ação somente no sangue periférico, não passando à BHE. É administrada simultaneamente a cada dose de levodopa. Seus efeitos colaterais são náuseas, vômitos, hipotensão ortostática, confusão mental e alteração da cor da urina.[17]

TRATAMENTO DAS COMPLICAÇÕES MOTORAS

Nas fases intermediária e avançada da DP, quando começam a surgir complicações motoras, algumas estratégias de tratamento devem ser utilizadas. Dentre as flutuações motoras, destacam-se *wearing-off*, ausência de resposta à levodopa, resposta de pico subótima, fenômeno *on-off* e *freezing* (congelamento). O fenômeno de *wearing-off* começa após 3 a 5 anos de doença e é caracterizado por encurtamento do efeito da levodopa e deterioração do final de dose. Isso acontece por causa da estimulação pulsátil dos receptores de dopamina pela levodopa, pela alteração dos receptores dopaminérgicos e pela degeneração progressiva dos neurônios dopaminérgicos.

Assim, orientações como fracionamento de doses e orientação dietética com redistribuição proteica podem melhorar os quadros de flutuação motora. Além disso, o fracionamento da dose da levodopa, o aumento da dose total diária, o uso da levodopa de liberação modificada ou a associação com os agonistas dopaminérgicos ou inibidores da COMT são estratégias utilizadas.

As discinesias que surgem com a progressão da doença podem ser de pico de dose, bifásica, onda quadrada e sob a forma de distonia, que geralmente é matinal. Para o tratamento das discinesias de pico de dose, diminuir a dose da levodopa pode ser uma opção, mas quando isso não for possível, podem-se associar os agonistas dopaminérgicos ou introduzir a amantadina.[17]

TRATAMENTO DOS SINTOMAS NÃO MOTORES

Os sintomas não motores da DP geralmente acarretam um grande impacto na qualidade de vida e não devem ser negligenciados ao se estabelecer uma estratégia terapêutica para cada paciente.[18] A seguir, são apontadas algumas situações em que é importante iniciar tratamento específico.

A depressão que acompanha a DP deve ser tratada na maioria das vezes, pois, em geral, impacta a qualidade de vida tanto ou mais que os sintomas motores. Pode-se optar pelos antidepressivos tricíclicos tradicionais, mas o risco de efeitos adversos (sedação, confusão mental, retenção urinária e piora da constipação) é alto. Prefere-se o uso dos inibidores de receptação da serotonina, seletivos ou duais, pelo melhor perfil de tolerabilidade. Pode-se administrar sertralina, citalopram, paroxetina ou venlafaxina. Outros antidepressivos parecem ser igualmente úteis, mas não há estudos clínicos suficientes para permitir uma recomendação cabal.[19]

Os casos de sonolência excessiva diurna melhoram com a introdução de modafinila, ao passo que o transtorno do sono REM deve ser tratado com clonazepam em dose única no período noturno, antes de dormir.

A demência pode ser tratada com drogas anticolinesterásicas como a rivastigmina, a donepezila e a galantamina, mas os estudos clínicos de melhor qualidade foram feitos com a primeira droga. Não há evidência de que a memantina possa ter utilidade no tratamento da demência associada à DP.[20]

A hipotensão ortostática é manejada nos casos mais leves com o aumento do consumo de líquidos e de sal. Nos casos em que há sintomas decorrentes da hipotensão, como sensação de tontura ou mesmo síncopes, recomenda-se o uso de fludrocortisona. Excepcionalmente, nos casos mais resistentes, prescreve-se o medicamento midodrina, obtido por importadores independentes no Brasil.

A constipação intestinal é frequente e requer atenção do médico para o problema. Nos casos menos graves, recomenda-se apenas aumentar o consumo de líquidos e de fibras alimentares. Nos demais, devem-se utilizar laxantes naturais ou osmóticos (polietilenoglicol).

Nos casos de dor difusa nos membros inferiores ou na região dorsal e lombar, recomenda-se a prescrição de drogas moduladoras da dor, como a gabapentina e a pregabalina. O médico deve ficar atento, pois a dor não explicada por causas habituais no parkinsoniano deve ser tratada sem demora, pois causa impacto na qualidade de vida do paciente.

A sialorreia melhora com a fonoterapia, pois esta promove melhor eficiência na deglutição automática do paciente. Nos casos mais resistentes, costuma-se prescrever gotas de atropina sublingual (em geral na apresentação de colírios) ou toxina botulínica aplicada nas parótidas e glândulas submandibulares.

REFERÊNCIAS

1. Tanner CM, Goldman SM. Epidemiology of Parkinson's disease. Neuroepidemiology. 1996;14:317-35.
2. Barbosa MT, Caramelli P, Maia DP, Cunningham MC, Guerra HL, Lima-Costa MF et al. Parkinsonism and Parkinson's disease in the elderly: a community-based survey in Brazil (the Bambuí study). Mov Disord. 2006;21:800-8.
3. Moretto A, Colosio C. The role of pesticide exposure in the genesis of Parkinson's disease: epidemiological studies and experimental data. Toxicology. 2013;307:24-34.
4. Barbeau A, Roy M. Familial subsets in idiopathic Parkinson's disease. Can J Neurol Sci. 1984;11(Suppl 1):144-50.
5. Polymeropoulos MH, Lavedan C, Leroy E, Ide SE, Dehejia A, Dutra A et al. Mutation in the alpha-synuclein gene identified in families with Parkinson's disease. Science. 1997;276:2045-7.
6. Kalinderi K, Bostantjopoulo S, Fidani L. The genetic background of Parkinson's disease: current progress and future prospects. Acta Neurol Scand. 2016; Epub ahead of print.
7. Schapira AH, Chiasserini D, Beccari T, Parnetti L. Glucocerebrosidase in Parkinson's disease: Insights into pathogenesis and prospects for treatment. Mov Disord. 2016;31:830-5.
8. Langston JW, Ballard P, Tetrud JW, Irwin I. Chronic Parkinsonism in humans due to a product of meperidine-analog synthesis. Science. 1983;279:979-80.
9. Guilarte TR. Manganese and Parkinson's disease: a critical review and new findings. Environ Health Perspec. 2010;118:1071-80.
10. Moon HE, Paek SH. Mitochondrial dysfunction in Parkinson's disease. Exp Neurobiol. 2015;24:103-16.
11. Moors T, Paciotti S, Chiasserini D, Calabresi P, Parnetti L, Beccari T et al. Lysosomal dysfunction and alfa-synuclein aggregation in Parkinson's disease: diagnostic links. Mov Disord. 2016;31:791-801.
12. Berg D, Postuma RB, Adler CH, Bloem BR, Chan P, Dubois B et al. MDS Research criteria for prodromal Parkinson's disease. Mov Disord. 2015;30:1600-9.
13. Emre M. Dementia associated with Parkinson's disease. Lancet Neurol. 2003;2:229-41.
14. Hughes AJ, Daniel SE, Blankson, S, Lees AJ. A clinicopathologic study of 100 cases of Parkinson's disease. Arch Neurol. 1993;50:140-8.
15. Postuma RB, Berg D, Stern M, Poewe W, Olanow CW, Oertel W et al. MDS criteria clinical diagnosis for Parkinson's disease. Mov Disord. 2015;30:1591-9.

16. Andrade LAF, Borges V. Tratamento da fase inicial da doença de Parkinson. In: Barbosa ER, Ferraz HB, Tumas V, eds. Doença de Parkinson – recomendações. Academia Brasileira de Neurologia. 2. ed. São Paulo: Omnifarma; 2015. p.17-44.

17. Barbosa ER, Ferraz HB. Tratamento da fase avançada da doença de Parkinson com estratégias terapêuticas para as flutuações e discinesias. In: Barbosa ER, Ferraz HB, Tumas V, eds. Doença de Parkinson – recomendações. Academia Brasileira de Neurologia. 2. ed. São Paulo: Omnifarma; 2015. p.45-69.

18. Santos-Pereira J, Correa-Neto Y. Tratamentos das complicações neuropsiquiátricas da doença de Parkinson. In: Barbosa ER, Ferraz HB, Tumas V, eds. Doença de Parkinson – recomendações. Academia Brasileira de Neurologia. 2. ed. São Paulo: Omnifarma; 2015. p.69-88.

19. Truong D, Bhidayasiri R, Wolters E. Management of non-motor symptoms in advanced Parkinson disease. J Neurol Sci. 2008;266:216-8.

20. Miyasaki JM, Shannon K, Voon V, Ravina B, Kleiner-Fisman G, Anderson K et al. Practice parameter: evaluation and treatment of depression, psychosis, and dementia in Parkinson disease (an evidence-based review): report of the Quality Standards Subcommittee of the American Academy of Neurology. Neurology. 2006;66:996-1002.

Parkinsonismo Atípico

Lorena Broseghini Barcelos
Henrique Ballalai Ferraz

INTRODUÇÃO

Parkinsonismo atípico refere-se a um conjunto de doenças que se apresentam com manifestações clínicas de uma síndrome parkinsoniana associada a outros sinais e sintomas distintivos da doença de Parkinson (DP). A partir do início do século XX, reconheceu-se que um quadro clínico semelhante ao da DP pudesse estar presente nos pacientes com encefalite de von Economo, intoxicação por manganês e por monóxido de carbono. Entretanto, foi a partir da década de 1960 que foram identificadas formas de parkinsonismo degenerativo com características anatomopatológicas peculiares e diferentes da DP. Em 1960, descreveu-se parkinsonismo associado à hipotensão ortostática (síndrome de Shy-Drager); em 1961, parkinsonismo com degeneração neuronal em putâmen e substância negra (degeneração estriatonigral); em 1964, paralisia supranuclear progressiva; e, em 1968, degeneração corticodentadonigral com acromasia neuronal, hoje conhecida como degeneração corticobasal.[1]

Parkinsonismo atípico também é conhecido como o grupo de doenças Parkinson-*plus*, já que ao parkinsonismo somam-se outras manifestações neurológicas, e o termo é uma oposição ao chamado parkinsonismo típico (que é de fato a DP), pois os diagnósticos são frequentemente confundidos entre si. Ambos tendem a acometer indivíduos depois dos 50 anos de idade, têm um curso progressivo e, na fase inicial, as manifestações clínicas são muitas vezes indistinguíveis. No Brasil, o parkinsonismo atípico responde por cerca de 10% do total dos parkinsonianos em serviços terciários de transtornos do movimento, o que parece não ser diferente do que se observa no resto do mundo.[2] Na população geral, entretanto, os atípicos devem responder por uma proporção menor no universo dos pacientes com parkinsonismo.[3] O grupo denominado de parkinsonismo atípico é constituído pelas seguintes doenças: paralisia supranuclear progressiva, atrofia de múltiplos sistemas, degeneração corticobasal e demência por corpúsculos de Lewy. Durante os últimos 10 anos surgiram novas percepções sobre a patologia do parkinsonismo atípico, recebendo classificações como proteinopatias distintas. Do ponto de vista etiopatogênico, a atrofia de múltiplos sistemas compartilha com a DP, e a demência com corpúsculos de Lewy, o fato de estarem associadas ao acúmulo de alfa-sinucleína intracelular. Por outro lado, as demais formas de parkinsonismo atípico estão associadas à disfunção da proteína tau intracelular. Por isso, a atrofia de múltiplos sistemas e a demência por corpos de Lewy são consideradas como "sinucleinopatias", ao passo que as outras são consideradas como "taupatias". O desafio nos próximos anos será entender como essas proteínas anormais se formam, como são adquiridas e por que podem dar origem a diferentes fenótipos.

ATROFIA DE MÚLTIPLOS SISTEMAS

O termo atrofia de múltiplos sistemas (AMS) foi cunhado por Graham e Oppenheimer em 1969,[4] ao descreverem uma síndrome caracterizada essencialmente por parkinsonismo e disautonomia. Essa condição, na realidade, já era descrita na literatura médica desde 1900, quando Dejerine e Thomas introduziram o termo atrofia olivopontocerebelar, para descrever um grupo de doenças heterogêneas caracterizadas clinicamente pela combinação de parkinsonismo e ataxia cerebelar. Outras denominações anteriores, como a síndrome de Shy-Drager e de degeneração estriatonigral, foram consideradas posteriormente como parte do espectro da AMS. Hoje tem sido utilizado o termo AMS, pois essas diferentes formas frequentemente se fundem à medida que os sintomas avançam.[5]

A AMS tem sido, portanto, redefinida como uma doença progressiva, caracterizada clinicamente por disfunção autonômica, parkinsonismo e síndrome cerebelar em qualquer combinação. Há dois subtipos de AMS: a AMS-P, na qual predominam manifestações parkinsonianas e que é a forma mais frequente (80% dos casos); e a AMS-C, predominando os sinais cerebelares (20% dos casos). A doença acomete indivíduos de meia-idade (acima dos 40 anos), a incidência média estimada é de 0,6 a 0,7 casos por 100 mil pessoas ao ano, com uma prevalência de 3,4 a 4,9 casos por 100 mil habitantes.[6] Em uma metanálise com 433 casos de AMS, encontrou-se uma média de idade de início de 54 anos (variando entre 31 e 78 anos).[7]

Etiopatogenia

A AMS é considerada uma doença esporádica e sua causa permanece desconhecida. No entanto, fatores genéticos desempenham um papel etiológico em algumas famílias, que já foram relatadas com a presença de mutações específicas. Admite-se que a disfunção está localizada na glia, ocorrendo inclusões citoplasmáticas na oligodendroglia contendo alfa-sinucleína, proteína tau, ubiquitina e outras proteínas hiperfosforiladas. Essas alterações da oligodendroglia acabam por ocasionar a ruptura da mielina no interior do sistema nervoso. A imunocitoquímica para alfa-sinucleína é um importante marcador para o diagnóstico anatomopatológico da AMS.

Anatomia patológica

O exame *post mortem* dos pacientes com AMS revela graus variáveis de atrofia olivopontocerebelar e degeneração estriatonigral, e uma perda neuronal envolvendo substância negra, putâmen, núcleo caudado (particularmente na AMS-P) e núcleos pontinos, células de Purkinje do cerebelo e núcleo olivar inferior (na AMS-C). Também o *locus ceruleus* e a coluna intermédio-lateral da medula espinhal estão acometidos nos dois subtipos. Ao lado da perda neuronal, ocorre o que se considera a característica principal na AMS: a presença de inclusões citoplasmáticas gliais. Esses corpúsculos são encontrados no citoplasma da oligodendróglia da área acometida e contêm uma grande quantidade de alfa-sinucleína hiperfosforilada e outras proteínas.

Quadro clínico

Tipicamente, na AMS-P o quadro tem início com rigidez muscular associada à bradicinesia com acometimento bilateral e simétrico, não acompanhado de tremor de repouso. Nos primeiros meses, já é frequente haver alterações no equilíbrio e na postura e a tendência a quedas pode ser importante. Os sinais de disfunção autonômica, estridor inspiratório e distúrbio comportamental do sono REM podem anteceder em meses ou anos os sinais motores, mas raramente são detectados na anamnese e no exame físico rotineiro ou, quando o são, o clínico menos experiente não relaciona os sintomas não motores ao quadro clínico motor do paciente. Manifestações cerebelares na AMS-P podem não aparecer nunca ou podem ficar mais evidentes apenas nas fases avançadas da doença. Dentro do quadro motor, é comum a presença de camptocormia (curvatura anterior do tronco na posição ereta) e de síndrome de Pisa (inclinação do tronco para um dos lados).

Na forma AMS-C, por sua vez, a ataxia de marcha é marcante no início dos sintomas, e também a disautonomia pode preceder o quadro motor. Em alguns pacientes o parkinsonismo pode nunca se manifestar no paciente, ou o faz muito tardiamente; nesses casos, a pista para o diagnóstico é a combinação da disautonomia com a ataxia. Disfagia e disartria são comuns tanto na AMS-C como na AMS-P.

A disautonomia pode se manifestar de diferentes maneiras. Possivelmente, sua forma mais comum seja a presença de disfunção erétil no homem e de incontinência urinária na mulher. A presença de hipotensão ortostática pode acometer 97% dos pacientes até o final da evolução, mas não necessariamente precisa estar presente para se concluir pelo diagnóstico de AMS.[8] A hipotensão ortostática pode ser sintomática em mais da metade dos casos e está associada a sensação de mal-estar indefinido, tontura e síncope. As quedas apresentadas frequentemente são devidas à combinação da hipotensão postural com a perda da capacidade de se reequilibrar, própria da síndrome parkinsoniana.

É comum o aparecimento de distúrbio comportamental do sono REM, que se caracteriza por sonhos agitados com sonilóquio e momentos de agressividade contra o parceiro ou parceira dormindo ao lado. Isso se dá em decorrência da não inibição do tônus muscular na fase de sono REM, período no qual os sonhos são mais comuns. O estridor laríngeo inspiratório diurno ou noturno desenvolve-se em até 50% dos pacientes em algum momento da doença, mas é mais frequente na fase avançada.[9] Especialmente durante o sono, o estridor pode colocar a vida do paciente em risco em decorrência da apneia do sono. Além disso, sonolência excessiva diurna é frequente nesses pacientes.

As funções cognitivas estão relativamente preservadas, especialmente se compararmos com outras formas de parkinsonismo atípico. Entretanto, há estudos que observam algum grau de comprometimento da atenção e funções executivas em até um terço dos casos de AMS.[10]

A AMS progride mais rapidamente que a DP, com sobrevida média do início dos sintomas de 9,8 anos.[11] Aproximadamente 50% dos pacientes necessitam de auxílio na marcha no prazo de 3 anos após iniciar o quadro motor, e 60% necessitam de uma cadeira de rodas depois de 5 anos.[12]

Diagnóstico

O diagnóstico definitivo é feito pelo exame anatomopatológico do encéfalo demonstrando alterações específicas, incluindo as inclusões citoplasmáticas oligodendrogliais. O diagnóstico em vida é feito em bases clínicas, já que não há um marcador biológico específico para a doença, podendo ele ser considerado como AMS provável. Os Quadros 5.1 e 5.2 mostram os critérios estabelecidos pela Academia Americana de Neurologia em 2008.[13]

Quadro 5.1 - Critérios para o diagnóstico provável de AMS

Manifestação esporádica de sintomas progressivos em um adulto com mais de 30 anos
• Incontinência urinária e disfunção erétil (nos homens) ou hipotensão postural de mais de 30 mmHg na PA sistólica ou de 15 mmHg na diastólica depois de 3 minutos em pé; E • Parkinsonismo com pouca ou nenhuma resposta dos sintomas motores à levodopa; OU • Síndrome cerebelar.

Fonte: Gilman et al., 2008.[13]

Quadro 5.2 - Critérios para o diagnóstico possível de AMS

Manifestação esporádica de sintomas progressivos em um adulto com mais de 30 anos
• Parkinsonismo; OU • Síndrome cerebelar; E • Pelo menos um sinal de evidência de disfunção autonômica (urgência miccional, dificuldade para esvaziar a bexiga, disfunção erétil ou hipotensão ortostática significativa sem atingir os critérios do Quadro 5.1); E • Pelo menos um dos seguintes sinais: sinal de Babinski; estridor laríngeo; evolução muito rápida dos sintomas motores; pouca resposta à levodopa; alteração de equilíbrio com menos de 3 anos de evolução; disfagia com menos de 5 anos de evolução; atrofia de putâmen, ponte e cerebelo à ressonância magnética; hipometabolismo no putâmen, tronco e cerebelo ao FDG-PET; SPECT com redução de transportador de dopamina no estriado.

Fonte: Gilman et al., 2008.[13]

Neuroimagem

Os exames de imagem podem ser completamente normais, especialmente nas fases muito iniciais da doença. Entretanto, quando as alterações estão presentes, eles podem ajudar no estabelecimento do diagnóstico. Do ponto de vista anatômico, a principal marca da AMS é a atrofia de putâmen, pedúnculos cerebelares e ponte. Essas alterações podem ser vistas no exame de imagem por ressonância magnética (IRM) na sequência T2, na qual se encontra hipossinal no putâmen posterior com halo hiperintenso lateral. Os pedúnculos laterais médios ficam hiperintensos. Na ponte, pode ocorrer um hipersinal em formato de cruz ("sinal de cruz"), indicando degeneração das fibras transversas pontocerebelares. A tomografia por emissão de pósitrons (PET) com fluorodesoxiglicose (Fl8) pode revelar hipometabolismo estriatal, pontino e cerebelar. A tomografia computadorizada com emissão de fóton único (SPECT) com transportador de dopamina marcada (TRODAT, DATscan etc.) pode revelar desnervação dopaminérgica putaminal, mas esse é um achado comum em outras formas de parkinsonismo degenerativo. A imagem do SPECT cardíaco com metaiodobenzilguanidina (MIBG) deve estar normal, ao contrário do que se observa na doença de Parkinson.

Tratamento

Não há tratamento específico para a AMS, e qualquer das medidas tem efeito apenas paliativo. O uso de levodopa pode resultar em alguma melhora das manifestações parkinsonianas, especialmente nas fases iniciais da doença.[14] Entre 30 e 50% dos pacientes podem apresentar melhora, mas a duração dessa resposta não costuma exceder mais que dois anos. Pacientes que não respondem à levodopa não devem receber agonistas dopaminérgicos, pois esse tipo de medicação pode agravar a hipotensão ortostática. Nos casos com hipotensão ortostática sintomática, prescreve-se o acetato de fludrocortisona na dose de 0,1 a 0,2 mg ao dia. Como alternativa à fludrocortisona, podem-se utilizar a pseudoefedrina e a midodrina, esta não disponível no Brasil.

O uso de antidepressivos (tricíclicos ou inibidores seletivos de recaptação da serotonina) podem ser prescritos para os pacientes com transtornos do humor, assim como oxibutinina para sintomas de retenção urinária e sildenafila para disfunção erétil nos homens.

Programas de reabilitação (fisioterapia, fonoterapia e terapia ocupacional) são fundamentais, pois permitem que os pacientes permaneçam independentes por mais tempo, atuando na prevenção de quedas e aumentando habilidades de comunicação.

PARALISIA SUPRANUCLEAR PROGRESIVA

A paralisia supranuclear progressiva (PSP) foi descrita pela primeira vez por Steele, Richardson e Olszewski, em 1964, e é uma doença esporádica com início após a sexta década de vida e mais frequente nos homens. A sobrevida média é de 5,6 anos, e a incidência média anual é estimada em 5,3 novos casos por 100 mil pessoas ao ano. Na grande maioria dos casos, a PSP apresenta-se classicamente como a síndrome de Richardson, a qual é caracterizada por instabilidade postural com quedas frequentes, paralisia supranuclear do olhar vertical e disfunção cognitiva de predomínio frontal.

Anatomia patológica

Do ponto de vista macroscópico, no exame *post mortem* observa-se uma atrofia mesencefálica proeminente, além de atrofia córtico-subcortical associada à dilatação do terceiro ventrículo e do aqueduto de Sylvius. Há despigmentação da substância negra e do *locus ceruleus.* O exame microscópico revela perda neuronal, gliose e filamentos tau-positivos nas células da glia e nos neurônios, comumente nas áreas do cérebro onde se observa maior comprometimento (mesencéfalo e núcleos da base). O envolvimento neuronal se assemelha ao emaranhado neurofibrilar descrito na doença de Alzheimer.[15] Na PSP a proteína tau está hiperfosforilada e sua disfunção parece estar diretamente relacionada com o processo de degeneração neuronal.

Quadro clínico

A PSP é caracterizada por uma paralisia do olhar vertical com sacadas hipométricas ou lentas, particularmente no olhar para baixo. No entanto, nos estágios iniciais essas alterações podem estar ausentes e, ocasionalmente, podem não se desenvolver. Os sintomas mais precoces e incapacitantes estão relacionados com a marcha e o equilíbrio, em virtude de comprometimento oculomotor, vestibular, rigidez axial e bradicinesia, apresentando marcha com base ampla. Os sintomas são mais proeminentes em segmentos axiais e os membros são relativamente preservados.[16] O quadro de quedas (especialmente para trás) no primeiro ano da doença e a redução da velocidade das sacadas podem ser uma pista diagnóstica precoce. Cerca de um terço dos pacientes apresentam visão borrada, diplopia e desconforto ocular. Pode haver nistagmo optocinético e a presença de *square wave jerks* (movimentos oculares semelhantes ao nistagmo horizontal e não desencadeados pela sacada). Os quatro sinais cardinais do parkinsonismo podem estar presentes, embora os mais proeminentes sejam a alteração dos reflexos posturais e a bradicinesia. A bradicinesia da PSP testada pelo *"finger taps":* diferentemente do que se vê na doença de Parkinson, caracteriza-se pela redução na velocidade dos movimentos repetitivos, mas não na redução progressiva da amplitude de movimento.[17] Rigidez muscular e tremor de repouso costumam ocorrer na forma não clássica da PSP, denominada "PSP-parkinsonismo" ou "PSP-P". Os principais sintomas pseudobulbares são caracterizados principalmente por disartria e disfagia grave e precoce. O músculo prócero costuma estar contraído ("face de preocupação"). Pode haver distonia, especialmente na musculatura palpebral (blefaroespasmo e apraxia da abertura do olhar).

As alterações cognitivas e comportamentais são caracterizadas por demência subcortical, apresentando declínio da função executiva, apatia, desinibição, ansiedade, depressão e perda do *insight*. Um sinal de disfunção do lobo frontal bem característico da PSP é o "sinal do aplauso", que representa perseveração do comportamento automático. Outros aspectos observados são a incontinência urinária e um quadro de parkinsonismo com características mais simétricas.

Nos últimos anos, após análise de estudos *post mortem*, têm sido descritas as chamadas "variantes fenotípicas" da PSP, nas quais quadros clínicos distintos da sintomatologia clássica são observados em pacientes com exame anatomopatológico de PSP.[14] Recentemente foi avaliado o espectro fenotípico em uma coorte multicêntrica de 100 pacientes com PSP confirmada por autópsia. A observação mais surpreendente foi que a síndrome de Richardson, considerada a apresentação clássica de PSP, foi responsável por apenas 24%, enquanto 76% apresentavam fenótipos considerados "atípicos". Consistente às análises anteriores, muitos dos casos exibiram início tardio da paralisia supranuclear do olhar e quedas. Durante os primeiros 2 anos de doença, menos de um terço apresentou paralisia supranuclear do olhar e cerca de metade apresentou quedas.[18] Essas variantes estão dispostas no Quadro 5.3.[19]

Quadro 5.3 - Variantes fenotípicas da PSP

- Síndrome de Richardson: é a PSP clássica, com instabilidade postural e quedas precoces, retrocolis, paralisia vertical do olhar e transtornos disexecutivos.
- PSP-parkinsonismo: quadro indistinguível da DP, com tremor de repouso e assimetria dos sintomas parkinsonianos e alguma resposta à levodopa. O envolvimento cognitivo e as quedas ocorrem apenas de forma mais tardia.
- PSP-acinesia pura com *freezing* da marcha: acinesia da escrita e da fala e bloqueios motores da marcha.
- PSP-afasia progressiva não fluente: inicialmente apenas com afasia.
- PSP-síndrome corticobasal: com manifestações iniciais de apraxia, perda sensorial cortical, "membro alienígena", rigidez, acinesia e distonia com acometimento unilateral ou muito assimétrico.

Fonte: Respondek et al., 2013.[19]

Diagnóstico

Os critérios clínicos mais recentes para o diagnóstico de PSP foram elaborados pelo National Institute of Neurological Disorders and Stroke e Society for Progressive Supranuclear Palsy (NINDS-SPSP), com foco na apresentação fenotípica mais comum, conhecida como a síndrome de Richardson (Quadro 5.4).[19]

Neuroimagem

Na imagem por ressonância magnética, é evidenciada atrofia do mesencéfalo, com a presença do "sinal do beija-flor" ao corte sagital. A presença de concavidade da margem lateral do tegmento é chamada de *"morning glory sign"*. Além disso, é comum verificarmos a dilatação do terceiro ventrículo e um aumento do sinal periaquedutal em T2[20] (Figura 5.1). O PET/CT com FDG revela decréscimo no metabolismo da glicose no mesencéfalo.

Quadro 5.4 - Critérios diagnósticos para paralisia supranuclear progressiva

Critérios de inclusão
• Características básicas: idade superior a 40 anos e sintomas progressivos (presença de ambos). • PSP provável: as duas características básicas anteriores MAIS paralisia supranuclear do olhar vertical E instabilidade postural no primeiro ano de doença. • PSP possível: as duas características básicas MAIS paralisia supranuclear vertical OU sacadas verticais lentas E instabilidade postural no primeiro ano de doença.
Critérios de exclusão
• Encefalite recente, "membro alienígena", alucinações e delírios, parkinsonismo muito assimétrico, ataxia cerebelar, disautonomia, sinais frontais, alterações estruturais relevantes à neuroimagem.

Fonte: Respondek et al., 2013.[19]

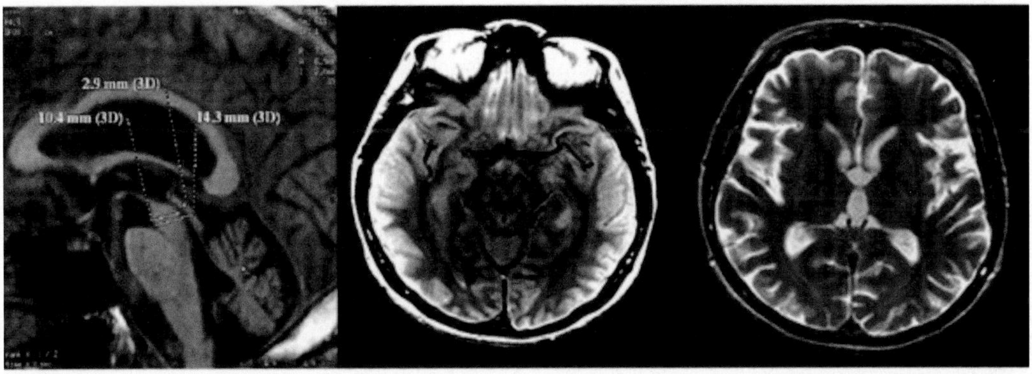

Figura 5.1 - Ressonância magnética do crânio de paciente com PSP. À esquerda, a atrofia mesencefálica ou sinal do beija-flor (T1). No meio, o hipersinal periaquedutal (FLAIR). À direita, a dilatação do terceiro ventrículo (T2).

Fonte: acervo dos autores.

Etiopatogenia

Como as demais doenças neurodegenerativas, a PSP tem sua etiopatogenia desconhecida. Por haver evidências de envolvimento da proteína tau na formação dos emaranhados neurofibrilares, suspeita-se haver semelhança com a doença de Alzheimer e com o complexo de parkinsonismo e demência da ilha de Guam. Em ambas, a distribuição cerebral da patologia tau é diferente da que se observa na PSP, pois nas duas primeiras a distribuição é mais neocortical e nos núcleos da base, ao passo que na PSP está confinada aos núcleos da base e mesencéfalo. O parkinsonismo da ilha de Guadalupe também tem semelhança anatomopatológica com a PSP, mas o quadro clínico não é o mesmo. Até agora, nenhuma evidência ambiental foi forte o suficiente para associá-la ao desenvolvimento da PSP. Mutações genéticas no gene da MAPT (proteína tau associada ao microtúbulo) podem gerar quadros com alguma semelhança com a PSP, mas são raros e mais frequentemente produzem fenótipo de demência frontotemporal.[15]

Tratamento

O uso de levodopa serve, na maioria das vezes, para triar algumas formas de parkinsonismo que podem responder a essa medicação e que podem estar confundindo o diagnóstico. Nos casos comprovados de PSP, a levodopa, quando apresenta alguma resposta, é muito modesta e transitória. Já houve tentativas terapêuticas com amitriptilina, amantadina, zolpidem, entre outras, mas os resultados são controversos e o número de pacientes testados é muito pequeno. Medidas para reabilitação com treino de equilíbrio e marcha e fonoterapia para manejo da fonação e deglutição são mais efetivas que qualquer outra medida farmacológica. Uso de toxina botulínica pode beneficiar alguns pacientes com distonias palpebrais, assim como na sialorreia (aplicação nas glândulas salivares). Cirurgia estereotáxica com lesão ou estimulação profunda de pálido, tálamo ou subtálamo é desastrosa para a maioria dos pacientes. Há alguns testes com estimulação cerebral profunda (DBS) nos núcleos pedúnculo -pontinos com o objetivo de melhorar a marcha, mas os resultados não têm sido satisfatórios.[21]

DEGENERAÇÃO CORTICOBASAL

Em 1968, Rebeiz e colaboradores descreveram um grupo de três pacientes de ascendência irlandesa com parkinsonismo, mioclonia, paralisia supranuclear e apraxia, ocorrência denominada, na época, de "degeneração corticodentatonigral com acromasia neuronal", em virtude dos achados demonstrados na autópsia.

Os achados anatomopatológicos mais comuns da degeneração corticobasal (DCB) são degenerações neuronal do córtex, núcleos da base e substância negra. São observados neurônios abalonados com imunorreatividade à proteína tau.

A imagem por ressonância magnética do encéfalo pode revelar atrofia do lobo parietal assimétrica, atrofia do corpo caloso e hiperintensidade na substância branca subcortical da região rolândica no FLAIR com atrofia do pedúnculo cerebral e do tegmento mesencefálico.

Quadro clínico

As manifestações clínicas da DCB mais características são envolvimento assimétrico, rigidez e distonia focais com ou sem contraturas, apraxia da fala, da marcha, do membro e da mão. A idade média de início da doença é de 60 anos, com um ligeiro predomínio no sexo masculino. O intervalo médio entre os sintomas de início até a morte é de aproximadamente 8 anos. Muitos pacientes manifestam tremor de repouso e de ação, mioclonia focal do tipo cortical, parkinsonismo, declínio cognitivo com demência, déficit sensorial cortical, alteração da fala e linguagem, incluindo afasia progressiva não fluente e apraxia da fala. O fenômeno do "membro alienígena" ocorre em cerca de 50% dos casos e se caracteriza por uma sensação de perda da percepção do membro associada à levitação espontânea do braço.[22] Distonia está presente em pouco mais de um terço dos casos.[23] Rigidez do membro e bradicinesia são as características motoras mais prevalentes no início e durante o curso da doença. É frequente a presença de apraxia ideomotora e ideativa, sendo a ideomotora a mais comum por alteração na área motora suplementar. Testes neuropsicológicos geralmente evidenciam déficit em domínios da atenção, função executiva, fluência verbal, praxias, linguagem e visuoespacial.

Diagnóstico

Novos critérios diagnósticos foram estabelecidos mais recentemente e quatro fenótipos foram reconhecidos para a DCB. Os fenótipos descritos são: síndrome corticobasal (SCB), síndrome frontal espacial-comportamental (SFC), a variante da afasia primária progressiva não fluente/agramática

(APPna) e a síndrome de paralisia supranuclear progressiva (SPSP). Os fenótipos e características clínicas foram combinados para criar dois conjuntos de critérios: provável e possível. Os critérios prováveis exigem um início insidioso e progressão gradual por pelo menos um ano, idade de início superior a 50 anos, ausência de história familiar e um fenótipo clínico de SCB provável, SFC ou APPna. Os possíveis compreendem critérios semelhantes aos prováveis, mas sem restrições com a idade ou história familiar, e incluem os fenótipos de SCB possível e SPSP.[24]

Tratamento

Não há tratamento específico para a DCB. Eventualmente, prescreve-se levodopa quando os sinais parkinsonianos estão presentes, mas os resultados não são animadores. Medidas paliativas, como aplicação de toxina botulínica para as manifestações distônicas e clonazepam para os abalos mioclônicos, podem ser prescritos.

DEMÊNCIA COM CORPOS DE LEWY

A demência com corpos de Lewy (DCL) é caracterizada por parkinsonismo associado à síndrome demencial. Por definição, o quadro demencial deve anteceder ou, no máximo, ocorrer até um ano depois de iniciados os sintomas parkinsonianos. A DCL é considerada a segunda maior causa de demência degenerativa em idosos depois da doença de Alzheimer. É tipicamente uma manifestação esporádica, mas algumas famílias com DCL já foram descritas.[25]

Apresenta semelhanças clínicas e patológicas com a DP, e ambas fazem parte de um espectro da mesma doença, uma vez que muitos pacientes com doença de Parkinson desenvolvem demência ao longo do tempo e ambas são classificadas como sinucleinopatias. Ou seja, do ponto de vista anatomopatológico, ambas se caracterizam por perda neuronal e a presença dos corpos de Lewy nos neurônios. No caso da DP, a predominância dos corpos de Lewy é no tronco cerebral, particularmente na substância negra, ao passo que na DCL localizam-se difusamente no encéfalo.[26]

Quadro clínico

Do ponto de vista clínico, a distinção diagnóstica entre DCL e demência associada à DP é feita pelo tempo de aparecimento dos sintomas. Se a demência antecede o aparecimento do parkinsonismo ou ocorre logo após seu início (dentro de no máximo um ano), o diagnóstico mais provável é de DCL. A DP, por sua vez, costuma manifestar mais claramente o declínio cognitivo após alguns anos de início das manifestações motoras. Em ambos, a demência é caracterizada por disfunção visoespacial e executiva (com memória relativamente poupada). Os sintomas cognitivos costumam flutuar ao longo do dia, sendo mais intensos ao entardecer e à noite. Sonolência e letargia contínua ou ocorrendo intermitentemente várias vezes ao dia, apesar de o paciente ter dormido o suficiente na noite anterior, são comuns na maioria dos pacientes. Alucinações visuais complexas (com pessoas ou animais), mesmo nas fases iniciais da doença, são típicas da DCL e fazem parte dos critérios diagnósticos.

O parkinsonismo associado à DCL pode ser indistinguível da DP, mas, na maior parte das vezes, predominam manifestações axiais, com grave acometimento do equilíbrio e da postura. Quedas são muito frequentes, e em alguns casos inauguram as manifestações motoras da doença. A presença de sensibilidade a neurolépticos, com rigidez muscular intensa após doses baixas, e o distúrbio comportamental do sono REM, são muito característicos da DCL.[27]

Diagnóstico

Os critérios clínicos para o diagnóstico DCL possível e provável foram revisados em 2005[27] (Quadro 5.5).

Quadro 5.5 - Critérios para o diagnóstico clínico da DCL

Característica central (essencial para o diagnóstico de DCL possível ou provável)
• Demência definida com declínio cognitivo progressivo suficiente para interferir na função social ou ocupacional
Principais características (duas características principais são suficientes para o diagnóstico de DCL provável, e uma para DCL possível)
• Flutuação da cognição com variações acentuadas no estado de atenção e de alerta • Alucinações visuais recorrentes que são tipicamente bem formadas e detalhadas • Características espontâneas de parkinsonismo
Características sugestivas
• Distúrbio comportamental do sono REM • Sensibilidade neuroléptica grave • Baixa captação do transportador de dopamina nos gânglios da base demonstrada pelo SPECT ou PET
Características de suporte
• Perda transitória da consciência inexplicável • Repetidas quedas e síncope • Disfunção autonômica grave, por exemplo, hipotensão ortostática e incontinência urinária • Alucinações de outras modalidades • Delírios sistematizados • Depressão • Relativa preservação de estruturas do lobo temporal medial na TC/RM • Baixa captação generalizada no SPECT/PET com reduzida atividade occipital • Anormal (baixa captação) da cintilografia miocárdica MIBG • Atividade de ondas lentas proeminentes no eletroencefalograma com ondas agudas transitórias no lobo temporal
Diagnóstico de DCL menos provável
• Na presença de doença vascular cerebral • Na presença de qualquer outra doença física ou distúrbio cerebral • Se o parkinsonismo aparece pela primeira vez em uma fase grave da demência
Sequência temporal dos sintomas
• DCL deve ser diagnosticada quando a demência ocorre simultaneamente ou no prazo de um ano do início do parkinsonismo

Fonte: McKeith et al., 2005.[27]

Tratamento

A DCL é uma forma de parkinsonismo atípico no qual os sintomas motores podem responder razoavelmente à levodopa; entretanto, esta deve ser moderada nas doses, pois mais de 400 mg ao dia podem agravar os sintomas cognitivos e comportamentais. Para o tratamento das alucinações, deve-se evitar os neurolépticos, com exceção da clozapina e da quetiapina. Não há estudos que demonstrem claramente a eficácia dessas drogas na DCL, mas, ainda assim, a experiência clínica parece demonstrar algum benefício para os pacientes.

Os agonistas dopaminérgicos, a amantadina, os inibidores da MAO-B e os anticolinérgicos podem agravar as alucinações e delírios e devem ser evitados. Clonazepam pode ser prescrito em doses baixas para os pacientes que apresentam distúrbio comportamental do sono REM.

Ensaios clínicos consistentes, apresentando nível de evidência classe I, recomendam o uso de inibidores da colinesterase, como a rivastigmina e a donepezila na DCL, com o objetivo de melhorar não só a função cognitiva, mas também reduzir os sintomas comportamentais.[28] Uma revisão sistemática Cochrane sobre o uso de anticolinesterásicos na DCL concluiu que houve melhora significativa nos sintomas de delírio, alucinações, apatia e ansiedade.[29]

REFERÊNCIAS

1. Fahn S. Classification of movement disorders. Mov Disord. 2011;26:947-57.
2. Munhoz RP, Werneck LC, Teive HAG. The differential diagnoses of parkinsonism findings from a cohort of 1528 patients and a 10 years comparison in tertiary movement disorders clinics. Clin Neurol Neurosurg. 2010;112:432-5.
3. Benito-Leon J, Bermejo-Parela F, Rodriguez J, Molina JA, Gabriel R, Morales JM; Neurological Disorders in Central Spain (NEDICES) Study Group. Prevalence of PD and other types of parkinsonism in three elderly populations of central Spain. Mov Disord. 2003; 18 267-74.
4. Graham JG, Oppenheimer DR. Orthostatic hypotension and nicotinic sensitivity in a case of multiple system atrophy. J Neurol Neurosurg Psychiatry. 1969;32:28-34.
5. Gilman S. Multiple system atrophy. In: Jankovic J, Tolosa E, eds. Parkinson's disease and movement disorders. 3. ed. Philadelphia: Williams and Wilkins; 1998. p.245-62.
6. Fanciulli A, Wenning G. Multiple-system atrophy. N Engl J Med. 2015;372:249-63.
7. Ben-Schlomo Y, Wenning GK, Tison F, Quinn NP. Survival of patients with pathologically proven multiple system atrophy: a meta-analysis. 1997;48:384-7.
8. Jecmenica-Lukic M, Poewe W, Tolosa E, Wenning GK. Premotor signs and symptoms of multiple system atrophy. Lancet Neurol. 2012;11:361-8.
9. Köllensperger M, Geser F, Seppi K, Stampfer-Kountchev M, Sawires M, Scherfler C et al. Red flags for multiple system atrophy. Mov Disord. 2008;23:1093-9.
10. Kawai Y, Suenaga M, Takeda A, Ito M, Watanabe H, Tanaka F et al. Cognitive impairments in multiple system atrophy: MSA-C vs. MSA-P. Neurology. 2008;70:1390-6.
11. Wenning GK. The natural history of multipie system atrophy: a prospective european cohort study. Lancet Neurol. 2013;12:264-74.
12. Watanabe H, Saito Y, Terao S, Ando T, Kachi T, Mukai E et al. Progression and prognosis in multiple system atrophy: an analysis of 230 japanese patients. Brain. 2002;125:1070-83.
13. Gilman S, Wenning GK, Low PA, Brooks DJ, Mathias CJ, Trojanowski JQ et al. Second consensus statement on the diagnosis of multipie system atrophy. Neurology. 2008;71:670-6.

14. Hughes AJ, Colosimo C, Kleedorfer B, Daniel SE, Lees AJ. The dopaminergic response in multiple systems atrophy. J Neurol Neurosurg Psychiatry. 1992;55:1009-13.
15. Williams DR, Lees AJ. Progressive supranuclear palsy: clinicopathological concepts and diagnostic challenges. Lancet Neurol. 2009;8:270-9.
16. Litvan I, Campbell G, Mangone CA, Verny M, McKee A, Chaudhuri KR et al. Which clinical features differentiate progressive supranuclear palsy (Steele-Richardson-Olszewski syndrome) from related disorders? A clinicopathological study. Brain. 1997;120:65-74.
17. Ling H, Massey LA, Lees AJ, Brown P, Day BL. Hypokinesia without decrement distinguishes progressive supranuclear palsy from Parkinson's disease. Brain. 2012;135:1141-53.
18. Respondek G, Stamelou M, Kurz C, Ferguson LW, Rajput A, Chiu WZ et al. The phenotypic spectrum of progressive supranuclear palsy: a retrospective multicenter study of 100 definite cases. Mov Disord. 2014;29(14):1758-66.
19. Respondek G, Roeber S, Kretzschmar H, Kretzschmar H, Troakes C, Al-Sarraj S et al. Accuracy of the national institute for neurological disorders and stroke/society for progressive supranudear palsy and neuroprotection and natural history in Parkinson plus syndromes criteria for the diagnosis of progressive supranuclear palsy. Mov Disord. 2013;28:504-9.
20. Barsottini OGP, Ferraz HB, Maia ACM, Silva CJ, Rocha AJ. Differentiation of Parkinson's disease and progressive supranuclear palsy with magnetic resonance imaging: the first Brazilian experience. Park Relat Disord. 2007;13:389-93.
21. Brusa L, lani C, Ceravolo R, Galati S, Moschella V, Marzetti F et al. Implantation of the nucleus tegmenti pedunculopontini in a PSP-P patient: safe procedure, modest benefits. Mov Disord. 2009;24:2020-2.
22. Wadia PM, Lang AE. The many faces of corticobasal degeneration. Parkinsonism Relat Disord. 2007;13(Suppl 3):S336-40.
23. Stamelou M, Alonso-Canovas A,Bhatia KP. Dystonia in corticobasal degeneration a review of the literature on 404 pathologically proven cases. Mov Disord. 2012;27:696-702.
24. Armstrong M, Weiner WJ, Lang AE, Bak TH, Bhatia KP, Borroni B et al. Criteria for the diagnosis of corticobasal degeneration. Neurology. 2013;80:496-503.
25. Tsuang DW, Dalan AM, Eugenio CJ, Poorkaj P, Limprasert P, La Spada AR et al. Familial dementia with lewy bodies: a clinical and neuropathological study of 2 families. Arch Neurol. 2002;59:1622-30.
26. Perl DP. The neuropathology of parkinsonian disorders. In: Jankovik J, Tolosa E, eds. Parkinson's disease and movement disorders. 3. ed. Baltimore: Williams & Wlikins; 1998. p.401-17.
27. McKeith IG, Dickson DW, Lowe J, Emre M, O'Brien JT, Feldman H et al. Diagnosis and management of dementia with Lewy bodies: third report of the DLB Consortium. Neurology. 2005;65:1863-72.
28. Boot BP, McDade EM, McGinnis SM, Boeve BF. Treatment of dementia with Lewy bodies. Curr Treat Options Neurol. 2013;738-64.
29. Wild R, Pettit T, Burns A. Cholinesterase inhibitors for dementia with Lewy bodies. Cochrane Database Syst Rev. 2003;3:CD003672.

CAPÍTULO 6

Parkinsonismo Vascular

Sonia Maria Cesar de Azevedo Silva
Beatriz dos Anjos Veiga

HISTÓRIA E CRITÉRIOS CLÍNICOS DO PARKINSONISMO VASCULAR

O conceito de parkinsonismo arteriosclerótico foi introduzido por Critchley em 1929,[1] que o definiu em cinco tipos. O tipo 1 era caracterizado por sinais clássicos de rigidez muscular, hipomimia, marcha de pequenos passos, ausência de tremor ao repouso e sinais clínicos geralmente bilaterais. Os outros tipos foram associados a síndrome pseudobulbar (tipo 2), demência e incontinência urinária (tipo 3), sinais piramidais sem a síndrome pseudobulbar (tipo 4) e síndrome cerebelar (tipo 5). De acordo com Critchley, as correlações anatômicas do parkinsonismo arteriosclerótico eram lesões macroscópicas como hemorragias, lacunas e gliose nos núcleos da base, mesencéfalo, ponte, cerebelo e córtex.[2]

A definição de Critchley, no entanto, falhou pela ausência de correlações clinicopatológicas, pelo fato de nem todos os pacientes preencherem os critérios de parkinsonismo e pela incerteza se o parkinsonismo vascular (PV) era distinto de doença de Parkinson idiopática (DPI). Em decorrência das críticas sofridas, ele próprio, em 1981, renomeou a condição para "pseudoparkinsonismo vascular", provavelmente pelo desejo de banir a confusão que pudesse ter nascido entre DPI e síndromes relacionadas em pacientes com doença cerebrovascular.[3]

Há diferenças clínicas entre o PV e a DPI. Em estudo que sugere patogênese distinta entre ambos, os pacientes com PV eram mais velhos, tinham maiores dificuldades com a marcha que tremor de repouso e respondiam menos à terapia com levodopa. Também apresentavam um significativo comprometimento dos membros inferiores, instabilidade postural, história de quedas, demência, alterações corticoespinhais, incontinência urinária e estado pseudobulbar.[4]

Critérios diagnósticos mais precisos foram propostos em 2004 por meio de uma investigação clinicopatológica que avaliou a intensidade da patologia de doença de pequenos vasos (palidez perivascular, gliose, espessamento hialino das paredes arteriolares e alargamento dos espaços perivasculares cerebrais) e alterações macroscópicas (infartos lacunares em núcleos da base) em

17 pacientes com parkinsonismo e sem evidência patológica de DPI ou qualquer outra condição histopatológica conhecida associada a alguma síndrome parkinsoniana. As conclusões dessa investigação evidenciaram características comuns no PV, algumas já citadas anteriormente, como início agudo e bilateral, presença de uma marcha arrastada precoce, quedas, prejuízo cognitivo, incontinência urinária e sinais/sintomas corticoespinhais ou pseudobulbares. Esses critérios enfatizaram que evidências radiológicas de infartos estratégicos que reduzem o *drive* talamocortical sustentam o diagnóstico clínico de PV e também que a presença do tremor de repouso não pode ser usada como critério de exclusão no diagnóstico de PV.[5]

Os critérios publicados em 2004 ainda são utilizados atualmente, porém o diagnóstico de PV é bastante controverso e desafiador, considerando que uma grande proporção de pacientes com lesões vasculares não desenvolvem sinais de parkinsonismo.[6] Ainda é incerto como as lesões isquêmicas causam parkinsonismo e já foram relatadas frequências de 10 a 30% de pacientes idosos com lesões isquêmicas amplas e confluentes à ressonância magnética (RM) de crânio que não desenvolveram essa síndrome.[7]

Outros autores, mais recentemente, acreditam que o PV "puro" ou definido seja somente o parkinsonismo causado por lesões isquêmicas ou hemorrágicas na substância negra ou na via nigroestriatal e que causam deficiência pré-sináptica do transportador dopaminérgico, caracterizada pela tomografia computadorizada por emissão de fóton único (SPECT).[8]

EPIDEMIOLOGIA E CARACTERÍSTICAS CLÍNICAS DO PARKINSONISMO VASCULAR

A prevalência do PV, com base em estudos que combinam dados clínicos, radiológicos e patológicos, é de aproximadamente 3 a 6%,[9] embora haja ampla variação entre 2 e 29%, dependendo da população estudada e dos critérios adotados para sua definição. No Brasil, o PV esteve presente em 4,8% de 338 pacientes que eram acompanhados em um serviço terciário de distúrbios do movimento.[10] Em uma coorte de Roterdã, com 6.839 indivíduos que não apresentavam parkinsonismo no início do estudo, foram analisadas as taxas de incidência de parkinsonismo e DPI. Após um período médio de seguimento de 5,8 anos, 132 indivíduos com parkinsonismo foram identificados e, destes, 5% tinham como causa a doença cerebrovascular.[11]

O quadro clínico do PV se caracteriza por início insidioso, embora isso seja bastante questionável, de sintomas bilaterais, curso progressivo ou, menos comumente, episódios sucessivos de piora clínica comumente descritos "em degraus" a cada novo evento vascular. Instabilidade postural, quedas e a dificuldade da marcha também são um marco clínico do PV, aspecto que o diferencia da DPI que habitualmente se inicia com bradicinesia e tremor de repouso. A marcha característica do PV é parkinsoniana-atáxica, com base alargada associada a passos lentos, curtos e com tendência a arrastar os pés, particularmente em seu início. É possível a ocorrência de congelamento da marcha (*freezing*), mas a festinação (tendência a acelerar a velocidade dos passos durante a marcha) está ausente. A marcha no PV se assemelha à marcha na hidrocefalia comunicante ou obstrutiva e também à marcha nos pacientes com infartos ou tumores do lobo frontal. O envolvimento do parkinsonismo é maior nos membros inferiores e o tremor é significativamente menos comum no PV que na DPI. Sinais piramidais podem estar presentes, a hipertonia mais comum é a rigidez, porém também pode haver espasticidade, sendo ambas maiores nos membros inferiores.[12]

Abordando ainda as características clínicas do PV, o estudo PRIAMO (Parkinson Disease Non-Motor Symptoms) encontrou o seguinte: os pacientes eram mais velhos, a idade de início do parkinsonismo era maior, a intensidade motora da doença era menor que nos parkinsonismos atípicos e os pacientes apresentaram escores no miniexame do estado mental intermediários quando comparados aos outros grupos com parkinsonismo.[13]

Os fatores de risco como hipertensão arterial, dislipidemia, *diabetes mellitus*, doenças cardiovasculares e tabagismo estão envolvidos com aterosclerose, que, por sua vez, está relacionada com doenças cerebrovasculares e também com lesão da substância branca cerebral denominada "leucoaraiose". Um estudo avaliou 62 pacientes com PV e encontrou correlação positiva entre a intensidade de leucoaraiose e piora na cognição, no comportamento, no humor e na função motora desses pacientes que foram avaliados por estudos de ressonância magnética de crânio e pela escala UPDRS partes I, II e III. Porém, o mesmo estudo menciona que a patogênese da leucoaraiose também pode decorrer de outros fatores, além da doença de pequenos vasos relacionada com hipertensão arterial, como hidrocefalia, refluxo venoso jugular e angiopatia amiloide cerebral, que levam a hipoperfusão e lesão da substância branca cerebral.[14]

A controvérsia que envolve o diagnóstico de PV associado a fatores de risco vasculares e lesões radiológicas na substância branca sem comprovação anatomopatológica é bastante significativa. Um estudo recente relata um paciente com diagnóstico clínico altamente sugestivo de PV, assim como a imagem da RM que demonstrava lesões na substância branca periventricular sugestivas de doença isquêmica de pequenos vasos. Depois de seu falecimento, a análise anatomopatológica de seu cérebro revelou peso normal, ausência de vasculopatia microangiopática e presença de achados inespecíficos descritos na hidrocefalia de pressão normal, como dilatação do terceiro ventrículo e dos ventrículos laterais, espessamento fibroso leptomeníngeo e falhas no alinhamento ependimário.[8]

A resposta terapêutica à levodopa no PV em geral é considerada insatisfatória, porém, esse aspecto da síndrome também é questionável. Um estudo retrospectivo avaliou pacientes com PV, confirmado patologicamente, e demonstrou que 10 de 12 pacientes com resposta boa ou excelente à levodopa apresentavam infartos macroscópicos ou lacunas nos gânglios da base ou perda microscópica de células neuronais na substância negra. Ao contrário, um de cinco pacientes sem reposta ou reposta moderada à levodopa apresentava lacunas em putâmen e nenhum apresentava infarto lacunar ou perda celular na substância negra. A resposta à levodopaterapia não foi predita pelo tipo de início (agudo ou insidioso), localização (uni ou bilateral, membros superiores ou inferiores), características dominantes (tremor, rigidez e hipocinesia ou alteração da marcha) do parkinsonismo, e sim pela presença de lesões próximas ou na via nigroestriatal.[15]

ESTUDOS DE IMAGEM NO PARKINSONISMO VASCULAR

Os estudos de imagem nos pacientes com PV têm como propósito a exclusão de outras causas de parkinsonismo, seja degenerativa, como paralisia supranuclear progressiva, ou secundária, como tumores e hidrocefalia. Têm também o propósito de evidenciar lesões que suportem o diagnóstico de PV, o embora tanto na RM de crânio como na tomografia computadorizada cerebral tais achados, como já discutido anteriormente, são inespecíficos e não conclusivos para o diagnóstico.[12]

As imagens de RM de crânio dos pacientes com parkinsonismo da metade inferior do corpo tipicamente mostram extensas lesões da substância branca periventricular, presença de lacunas, principalmente nos gânglios da base, e dilatação dos ventrículos laterais e do terceiro ventrículo. Por definição, a presença dessas lesões é necessária para o diagnóstico de PV. No entanto, a presença de lesões na substância branca cerebral ou em lacunas é insuficiente para a conclusão diagnóstica de PV, pois estão presentes em idosos não parkinsonianos que apresentam apenas alterações nos parâmetros de marcha.[16]

A tomografia computadorizada por emissão de fóton único (SPECT) é uma das ferramentas mais úteis para diferenciar parkinsonismos degenerativos de outras síndromes parkinsonianas. O derivado de cocaína marcado com ^{123}I-2β-carbomethoxy-3β-(4-iodophenyl)-N-(3-fluoropropyl) nortropane (^{123}I-FP-CIT) se liga ao transportador dopaminérgico (DAT) no estriado e age como um bom marcador para diferenciar distúrbios pré-sinápticos de outros parkinsonismos. Na DPI, a ligação estriatal do ^{123}I-FP-CIT está significativamente reduzida e o grau de redução de captação do traçador correlaciona-se com a intensidade da doença.[17] No PV, no entanto, alguns pacientes têm uma captação pré-sináptica do traçador normal enquanto outros têm uma redução difusa do DAT com um padrão similar descrito na DPI, na qual a redução predominante da captação do traçador é vista na porção posterior do putâmen. O índice de assimetria estriatal (diferença entre a captação do traçador no estriado direito e o estriado esquerdo) é normal nos pacientes do PV ou menor que nos pacientes com DPI. Porém, esse índice pode ser ainda maior que na DPI quando há uma lesão vascular estriatal.[18]

Corroborando os achados anteriores, um estudo de caso-controle envolvendo 106 pacientes com PV e 280 pacientes com DPI, publicado em 2013, mostrou que as imagens com SPECT ^{123}I-FP-CIT qualitativamente estavam normais em 32,5% dos pacientes com PV e anormais em todos os pacientes com DPI. Também foi demonstrada uma captação significativamente maior do traçador no estriado dos pacientes com PV, com um índice de assimetria significativamente maior nos pacientes com DPI.[6]

O uso de SPECT cardíaco com ^{123}I-metaiodobenzilguanidina (^{123}I-MIBG), que estima a inervação simpática do miocárdio, e o teste olfatório da Universidade da Pensilvânia (UPSIT) também foram avaliados no intuito de diferenciar PV de DPI em uma amostra de pacientes com suspeita de PV, pacientes com DPI e indivíduos controles. Esse estudo mostrou que os pacientes com suspeita de PV apresentavam escore intermediário no UPSIT entre os pacientes com DPI e os controles. No entanto, quando avaliados pelo SPECT cardíaco com ^{123}I-MIBG, os pacientes com menor captação do traçador, sugestivo de DPI, também apresentaram os menores escores no UPSIT. Uma das limitações, segundo os autores, do SPECT com ^{123}I-MIBG é o fato deste exame não ser confiável em pacientes com *diabetes mellitus*, conhecido fator de risco para doença cerebrovascular, que possui envolvimento do sistema nervoso autônomo simpático.[19]

TRATAMENTO

A terapia de escolha no parkinsonismo vascular leva em consideração a patogênese da doença. A terapia dopaminérgica é eficaz nos pacientes com lesão na via nigroestriatal, que compõem a minoria dos casos, mas não parece beneficiar os pacientes com PV decorrente de lesões na substância branca. A estimulação cerebral profunda do núcleo subtalâmico parece, da mesma maneira, ser ineficaz, e a terapia física também tem resultados limitados, embora estudos bem controlados ainda não tenham sido conduzidos. A terapia que minimiza os fatores de risco vasculares pode lentificar o agravamento da doença, mas essa hipótese ainda espera estudos que a comprovem.[16]

CONSIDERAÇÕES FINAIS

Conclui-se que o diagnóstico de parkinsonismo vascular é bastante desafiador, visto que faltam consensos clínicos e de imagem para sua definição, e o diagnóstico definitivo muitas vezes depende da análise anatomopatológica *post mortem*. O diagnóstico de PV deve ser lembrado diante de um quadro clínico de parkinsonismo de membros inferiores, com lesão difusa de substância branca cerebral, que pode ou não responder à terapia dopaminérgica.

REFERÊNCIAS

1. Critchley AM. Arteriosclerotic parkinsonism. Brain. 1929;(52):23-83.
2. Rektor I, Rektorova I, Kubova D. Vascular parkinsonism: an update. J Neurol Sci. 2006;248(1-2):185-91. Epub 2006/06/13.
3. Vale TC, Caramelli P, Cardoso F. Clinicoradiological comparison between vascular parkinsonism and Parkinson's disease. J Neurol Neurosurg Psychiatry. 2015;86(5):547-53. Epub 2014/07/10.

4. Winikates J, Jankovic J. Clinical correlates of vascular parkinsonism. Arch Neurol. 1999;56(1):98-102. Epub 1999/01/29.

5. Zijlmans JC, Daniel SE, Hughes AJ, Revesz T, Lees AJ. Clinicopathological investigation of vascular parkinsonism, including clinical criteria for diagnosis. Mov Disord. 2004;19(6):630-40. Epub 2004/06/16.

6. Benitez-Rivero S, Marin-Oyaga VA, Garcia-Solis D, Huertas-Fernandez I, Garcia-Gomez FJ, Jesus S et al. Clinical features and 123I-FP-CIT SPECT imaging in vascular parkinsonism and Parkinson's disease. J Neurol Neurosurg Psychiatry. 2013;84(2):122-9. Epub 2012/08/22.

7. Fazekas F. Magnetic resonance signal abnormalities in asymptomatic individuals: their incidence and functional correlates. Eur Neurol. 1989;29(3):164-8. Epub 1989/01/01.

8. Vizcarra JA, Lang AE, Sethi KD, Espay AJ. Vascular parkinsonism: deconstructing a syndrome. Mov Dis. 2015;30(7):886-94. Epub 2015/05/23.

9. Sibon I, Tison F. Vascular parkinsonism. Curr Opin Neurol. 2004;17(1):49-54. Epub 2004/04/20.

10. Cardoso F, Camargos ST, Silva Junior GA. Etiology of parkinsonism in a Brazilian movement disorders clinic. Arq Neuropsiquiatr. 1998;56(2):171-5. Epub 1998/08/12.

11. de Lau LM GP, de Rijk MC, Hofman A, Koudstaal PJ, Breteler MM. Incidence of parkinsonism and Parkinson´s disease in a general population: the Rotterdam Study. Neurology. 2004;(63):1240-4.

12. Gupta D, Kuruvilla A. Vascular parkinsonism: what makes it different? Postgrad Med J. 2011;87(1034):829-36. Epub 2011/11/29.

13. Colosimo C, Morgante L, Antonini A, Barone P, Avarello TP, Bottacchi E et al. Non-motor symptoms in atypical and secondary parkinsonism: the PRIAMO study. J Neurol. 2010;257(1):5-14. Epub 2009/08/12.

14. Chen YF, Tseng YL, Lan MY, Lai SL, Su CS, Liu JS et al. The relationship of leukoaraiosis and the clinical severity of vascular Parkinsonism. J Neurol Sci. 2014;346(1-2):255-9. Epub 2014/09/23.

15. Zijlmans JC, Katzenschlager R, Daniel SE, Lees AJ. The L-dopa response in vascular parkinsonism. J Neurol Neurosurg Psychiatry. 2004;75(4):545-7. Epub 2004/03/18.

16. Korczyn AD. Vascular parkinsonism – characteristics, pathogenesis and treatment. Nat Rev Neurol. 2015;11(6):319-26. Epub 2015/04/29.

17. Seibyl JP, Marek KL, Quinlan D, Sheff K, Zoghbi S, Zea-Ponce Y et al. Decreased single-photon emission computed tomographic [123I]beta-CIT striatal uptake correlates with symptom severity in Parkinson's disease. Ann Neurol. 1995;38(4):589-98. Epub 1995/10/01.

18. Zijlmans J, Evans A, Fontes F, Katzenschlager R, Gacinovic S, Lees AJ et al. [123I] FP-CIT spect study in vascular parkinsonism and Parkinson's disease. Mov Dis. 2007;22(9):1278-85. Epub 2007/05/09.

19. Navarro-Otano J, Gaig C, Muxi A, Lomena F, Compta Y, Buongiorno MT et al. 123I-MIBG cardiac uptake, smell identification and 123I-FP-CIT SPECT in the differential diagnosis between vascular parkinsonism and Parkinson's disease. Parkinsonism Relat Disord. 2014;20(2):192-7. Epub 2013/11/21.

CAPÍTULO 7

Distonias

Patrícia Maria de Carvalho Aguiar
Vanderci Borges

INTRODUÇÃO

A distonia é um transtorno do movimento caracterizado por contração muscular sustentada ou intermitente, que causa movimentos anormais frequentemente repetidos e/ou posturas anormais. A característica do movimento é de torção pura ou pode estar associado a um tremor com amplitude e frequência variáveis e geralmente irregular.[1] Este é denominado tremor distônico. Outra característica é a melhora com truques sensitivos, como tocar ou segurar a região acometida pela distonia. A distonia frequentemente ocorre no início ou piora com a ação e pode se expandir para outros músculos.

Flutuações podem ocorrer durante o dia e sofrer influência de variáveis como atividade motora ou estado emocional. Pode se manifestar sob ação específica.

EPIDEMIOLOGIA

Existem poucos estudos de prevalência das distonias e há muita variação em ponto de vista étnico, forma de apresentação e história familiar. No Brasil temos apenas a estimativa de prevalência do Ministério da Saúde em 3,4 por 100 mil habitantes para as distonias generalizadas e 29,5 para as distonias focais.

CLASSIFICAÇÃO

Albanese et al.[1] propuseram os novos critérios de classificação das distonias, os quais são divididos em dois eixos: características clínicas e etiologia.

No primeiro eixo temos as características clínicas, nas quais estão incluídas idade de início, distribuição corporal, padrão temporal, associação com outros transtornos do movimento e outras manifestações neurológicas (Quadro 7.1).

Quadro 7.1 - Classificação das distonias de acordo com as características clínicas

Características clínicas da distonia
Idade de início: • Lactente (nascimento até 2 anos) • Infância (3 a 12 anos) • Adolescência (13 a 20 anos) • Adulto jovem (21 a 40 anos) • Adulto (> 40 anos) **Distribuição corporal:** • Focal • Segmentar • Multifocal • Generalizada • Hemidistonia **Padrão temporal:** 1. Curso da doença • Estático • Progressivo 2. Variabilidade • Persistente • Ação específica • Flutuação diurna • Paroxística
Características associadas
1. Associação ou não de outros transtornos do movimento • Distonia isolada: distonia pura ou associada a tremor • Distonia combinada: parkinsonismo, mioclonias 2. Ocorrência de outras manifestações neurológicas ou sistêmicas

Fonte: Albanese et al., 2013.[1]

A idade de início foi dividida em cinco faixas etárias: lactente (até 2 anos), infância (3 a 12 anos), adolescência (13 a 20 anos), adulto jovem (21 a 40 anos) e adulto (acima de 40 anos).

Com relação à distribuição corporal, a distonia pode ser:

- **Focal:** acomete um segmento corporal.
- **Segmentar:** acomete dois ou mais segmentos contíguos.
- **Multifocal:** acomete dois ou mais segmentos não contíguos.
- **Hemidistonia:** acomete um dimídio corporal.
- **Generalizada:** acomete tronco e pelo menos dois locais.

A distonia pode ser considerada estática ou progressiva quando se considera o padrão temporal ou de evolução. Além disso, pode haver uma variabilidade nas manifestações, como:

- **Persistência:** manifesta-se sempre da mesma maneira.
- **Ação específica:** ocorre em determinada ação ou tarefa.
- **Flutuação diurna:** pode ocorrer durante o dia e sofrer influência do ciclo circadiano.
- **Paroxística:** episódio súbito e autolimitado que geralmente é desencadeado por um gatilho.

De acordo com a presença ou ausência de características associadas, a distonia é denominada isolada quando é pura ou associada ao tremor. Se a distonia estiver associada a outros movimentos involuntários, como mioclonia e parkinsonismo, é denominada combinada. Também são conhecidas como "distonia primária" e "distonia *plus*", respectivamente.

Quando está associada a outras manifestações neurológicas ou sistêmicas, como alterações cognitivas, transtornos psiquiátricos e distúrbios metabólicos, geralmente indica uma forma progressiva ou degenerativa.

Quanto à etiologia da nova classificação, são considerados dois fatores (Quadro 7.2):

- Patologia do sistema nervoso: são consideradas formas degenerativas e não degenerativas de acordo com a presença ou ausência de alterações patológicas degenerativas, respectivamente.
- Se a distonia é hereditária ou adquirida.

Quadro 7.2 - Classificação das distonias segundo a etiologia

Patologia do sistema nervoso	Hereditária ou adquirida
• Evidência de degeneração • Evidência de lesão estrutural • Ausência de evidência de degeneração ou lesão estrutural	1. Hereditária • Autossômica dominante • Autossômica recessiva • Ligada ao X • Mitocondrial 2. Adquirida • Trauma perinatal • Infecção • Droga • Tóxica • Vascular • Neoplásica • Trauma craniencefálico • Psicogênica 3. Idiopática • Esporádica • Familiar

Fonte: Albanese et al., 2013.[1]

Formas hereditárias

A presença de mutações gênicas tem sido descrita com mais frequência nas formas generalizadas de distonia de início precoce. Os tipos de herança são:

- **Autossômica dominante:** *DYT1*, *DYT5*, *DYT6*, *DYT11*, *DYT12*, neuroferritinopatias, atrofia dentato-rubro-pálido-louisiana (DRPLA) e outras.
- **Autossômica recessiva:** deficiência de enzima pantotenato quinase (*PKAN)*, *Park2*, doença de Wilson (*ATP7B*), doenças metabólicas.
- **Recessiva ligada ao X:** *DYT3*, síndrome de Lesch-Nyhan, síndrome de Mohr-Tranebjaerg.
- **Mitocondrial:** atrofia e distonia óptica de Leber, síndrome de Leigh.

Formas adquiridas

A etiologia das distonias adquiridas é muito diversa. Dentre elas, temos o uso crônico de medicamentos com atividade bloqueadora dopaminérgica (p. ex., neurolépticos), antieméticos (p. ex., metoclopramida, bromoprida), anóxia perinatal, doenças metabólicas (p. ex., doença de Wilson), acidentes vasculares cerebrais, sequela de encefalite, granuloma cerebral, tumores, intoxicações, psicogênica e outras causas.

As causas mais frequentes de distonias secundárias no Brasil são o uso de medicamentos e anóxia perinatal.

Formas idiopáticas

As distonias idiopáticas podem ser esporádicas ou familiares e de causa desconhecida.

FISIOPATOLOGIA

A distonia é considerada um distúrbio do movimento hipercinético, caracterizada predominantemente pela coativação involuntária de grupos musculares antagônicos, o que sugere uma falha do mecanismo de inibição recíproca. Dada a grande variabilidade etiológica, principalmente do ponto de vista genético, a fisiopatologia não pode ser explicada pelo acometimento de uma via isolada. Uma série de mecanismos podem estar envolvidos, como perda da inibição lateral, neuroplasticidade mal adaptativa e anormalidades no processamento de informações sensório-motoras.[2] Os achados genéticos vêm ajudando a desvendar o complexo mecanismo fisiopatológico que resulta em um desequilíbrio da atividade neuronal dentro da circuitaria responsável pelo controle motor, mas estamos longe de identificar mecanismos que possam explicar de modo abrangente a fisiopatologia dentro do amplo espectro das distonias. Lesões macroscópicas encontradas em pacientes com distonia secundária sugerem uma estreita relação da distonia com os núcleos da base. Registros intraoperatórios da atividade neuronal em pacientes com distonia mostram atividade anormal no globo pálido interno, no núcleo subtalâmico e nos núcleos ventral intermédio e ventral oral posterior do tálamo, concomitantes ao movimento distônico.[3,4] Ainda dentro da circuitaria envolvendo os núcleos da base e as vias tálamo-corticais, observa-se aumento do metabolismo de glicose nos núcleos lentiformes, na área motora suplementar, no córtex pré-motor, na região do cíngulo anterior e no córtex pré-frontal dorsolateral. Observou-se ainda que existe uma dissociação entre o metabolismo nos núcleos lentiformes e no tálamo, sugerindo uma hiperatividade da via direta, que levaria a uma inibição do globo pálido interno, com consequente liberação da via tálamo-cortical.[5] Estudos mais recentes vêm enfatizando o papel do cerebelo nas distonias.[6,7] Muito embora os pacientes com distonia idiopática não apresentem sinais cerebelares, é possível que vias cerebelo-tálamo-corticais exerçam um papel modulador compensatório diante do desbalanço da circuitaria envolvendo núcleos da base, tálamo e córtex cerebral. Iacono et al.[8] observaram perda significativa de neurônios pigmentados na substância negra de pacientes com distonia, sem alterações volumétricas ou evidência de neurodegeneração, o que pode sugerir uma anormalidade do neurodesenvolvimento. Na maior parte das distonias idiopáticas, isoladas ou não, não há evidências de neurodegeneração.

Do ponto de vista molecular, uma série de genes já foram identificados nas distonias idiopáticas isoladas e naquelas acompanhadas de outros sintomas, como parkinsonismo e mioclonias. A Tabela 7.1 apresenta a classificação genética proposta por Klein.[9]

Tabela 7.1 - Principais causas genéticas de distonia

Fenótipo e genes	Herança	Lócus	Principais características clínicas
1. Distonias isoladas			
DYT-TOR1A	AD	DYT1	Generalizada de início precoce
DYT-TUBB4	AD	DYT4	Crânio-cervical com disfonia espasmódica
DYT-THAP1	AD	DYT6	Início na adolescência
DYT-CIZ1	AD	DYT23	Crânio-cervical de início tardio
DYT-ANO3	AD	DYT24	Crânio-cervical de início tardio
DYT-GNAL	AD	DYT25	Crânio-cervical de início tardio
2. Distonias combinadas			
2.a. Distonia com parkinsonismo			
DYT-GCH1	AD	DYT5a	Distonia dopa-responsiva
DYT-TH	AR	DYT5b	Distonia dopa-responsiva
DYT-ATP1A3	AD	DYT12	Distonia-parkinsonismo de início rápido
DYT-TAF1	Ligada ao X	DYT3	Distonia-parkinsonismo
DYT-PRKRA	AR	DYT16	Distonia-parkinsonismo precoce
2.b. Distonia com mioclonia			
DYT-SGCE	AD	DYT11	Distonia-mioclonia
DYT-KCTD17	AD	DYT26	Distonia-mioclonia
2.c. Distonia com discinesia			
DYT-PRRT2	AD	DYT10	Discinesia paroxística cinesiogênica
DYT-MR-1	AD	DYT8	Discinesia paroxística não cinesiogênica
DYT-SLC2A1	AD	DYT18	Discinesia paroxística induzida por exercício

Fonte: modificado de Klein, 2014.[9]

Entre as formas genéticas, aquelas com mecanismos fisiopatológicos de mais fácil compreensão são as distonias dopa-responsivas, nas quais o defeito se dá exatamente na via da síntese da dopamina, neurotransmissor fundamental na modulação do movimento. Mutações nos genes da guanosina trifosfato (GTP) ciclo-hidrolase I (*GCH1*) e tirosina hidroxilase (*TH*) são as mais comuns, e há outras formas mais raras, como a deficiência de sepiapterina redutase (SR).[10-12] As GTP ciclo-hidrolase I e a sepiapterina redutase participam da síntese de tetra-hidrobiopterina (BH4), um cofator essencial na síntese de dopamina e serotonina. Já a tirosina hidroxilase é a enzima responsável pela conversão da tirosina em dopamina.

Os achados genéticos mostram que inúmeras vias biológicas podem estar associadas ao aparecimento de distonia: vias de sinalização dopaminérgica (*GCH1*, *TH*, *SR*, *GNAL*, *TOR1A*), disfunções no retículo endoplasmático, envelope nuclear e nas proteínas do citoesqueleto (*TOR1A*, *TUBB4*, *SGCE*), fatores de transcrição (THAP1, TAF1), alterações no ciclo celular (*CIZ1*), alterações de canais iônicos (*ATP1A3*, *ANO3*), entre outras.[13] Essa ampla variedade molecular dificultará a descoberta de drogas que possam ser utilizadas de maneira abrangente para os diversos tipos de distonia.

QUADRO CLÍNICO

As distonias podem ser reconhecidas, de acordo com as manifestações clínicas, como: distonia generalizada isolada de início precoce, distonia focal isolada de início adulto, distonia combinada.

Distonia generalizada isolada de início precoce

Também denominada distonia generalizada primária, é caracterizada por distonia pura, mas pode ocorrer presença de tremor. Pode ser esporádica ou familiar.

Dentre as principais formas genéticas, destacamos a distonia ligada ao gene *TOR1A* (DYT1), de herança autossômica dominante e penetrância incompleta, e maior prevalência entre judeus asquenazes.[14] O quadro clássico é de início na primeira ou segunda década de vida, com distonia focal em um dos membros, que tende a se generalizar com o passar dos anos. A distonia ligada ao gene *THAP1* (DYT6) é caracterizada pelo início na segunda década de vida, com predomínio de distonia na região craniocervical e disfonia importante em aproximadamente 50% dos casos.[15] Essas e outras formas de distonia apresentam variações no espectro fenotípico, o que dificulta o diagnóstico genético com base apenas nos dados clínicos. Essas formas genéticas de distonia também foram descritas no Brasil.[16]

O principal diagnóstico diferencial da distonia generalizada primária se faz com a distonia dopa-responsiva, cujo acometimento dos membros inferiores e a idade de início são semelhantes.

Distonia focal isolada de início adulto

Na idade adulta, as distonias costumam ser focais e sem tendência à generalização. As formas mais comuns são a distonia cervical, o blefaroespasmo e a cãibra do escrivão.

A distonia cervical, também conhecida como torcicolo espasmódico, caracteriza-se por contrações dos músculos do pescoço, que produzem movimentos anormais da cabeça e do pescoço e podem provocar dor local. Os tipos de movimentos são: torcicolo, laterocolo, anterocolo e retrocolo. É um pouco mais frequente nas mulheres. Pode estar associada a um tremor na região cervical ou tremor de ação e postura nos membros superiores. Mutações no gene *GNAL* estão associadas a distonia de predomínio cervical e início na idade adulta.[17]

O blefaroespasmo é caracterizado por piscamentos resultantes da contração forçada dos músculos orbiculares dos olhos, e pode levar à cegueira funcional quando é muito intenso, pela incapacidade de manter os olhos abertos. Outros sintomas associados são fotofobia, irritação ocular e secura dos olhos. Geralmente se inicia após os 40 ou 50 anos, com predomínio nas mulheres. É a segunda forma mais frequente de distonia focal. Pode ser confundido, especialmente na fase inicial, com tiques ou problemas oftalmológicos.

A distonia oromandibular decorre do envolvimento dos músculos mastigatórios (masseter, pterigóideos), faciais inferiores e língua. Pode causar trismo, bruxismo, abertura ou fechamento involuntário da boca e movimentos involuntários da língua, disfagia e disartria.

A cãibra do escrivão é a distonia tarefa-específica mais frequente na idade adulta. Ocorre durante a escrita e o quadro inicial pode ser um movimento involuntário simples e tornar-se mais complexo com a progressão. Pode haver uma história de trauma precedendo o quadro e tende a manter-se focal ou limitada ao membro envolvido.

Outros tipos de distonia tarefa-específica, como a distonia dos músicos (pianistas, violinistas, guitarristas), ocorrem nas mãos ou mesmo em outras regiões corporais, como na boca, em trompetistas, saxofonistas e flautistas.

A distonia focal laríngea afeta a voz, é mais comum em mulheres e seu início se dá em torno dos 30 anos. Existem dois tipos: distonia de adução e de abdução. A distonia de adução, que acomete a musculatura adutora causando o fechamento inapropriado da glote e levando a estrangulamentos característicos durante a fala, é responsável por cerca de 80% dos casos. O outro tipo, a distonia de abdução, ao contrário, causa uma abertura inapropriada na glote e produz pausas respiratórias. Alguns pacientes encontram certas manobras, os truques sensitivos, para melhorar a fala. O diagnóstico é feito em bases clínicas e leva em consideração a história clínica e a visualização da glote durante a fala.

O diagnóstico diferencial se faz com tremor vocal e disfonia de tensão muscular. Pode haver associação de tremor vocal e disfonia espasmódica, o que torna o diagnóstico mais complexo.

Distonia combinada

Também conhecida anteriormente como distonia-*plus*, engloba doenças que cursam com distonia e outras manifestações neurológicas.

Distonia parkinsonismo

A forma mais comum é a distonia dopa-responsiva por mutações heterozigóticas no gene *GCH1*, também conhecida como doença de Segawa, de início típico no pré-escolar, com distúrbio de marcha causado pela distonia nos membros inferiores, flutuações diurnas (piora ao final do dia), podendo ou não haver parkinsonismo e hiper-reflexia acompanhando o quadro. Com o passar do tempo, a distonia pode até se generalizar. O diagnóstico é clínico e tem por base uma excelente resposta sustentada a baixas doses de levodopa. As formas ligadas à deficiência de tirosina hidroxilase, com herança autossômica recessiva, costumam ter apresentação mais precoce, já no primeiro ano de vida, e também mais grave, em que, além da distonia, podemos encontrar parkinsonismo, paraplegia espástica e encefalopatia progressiva. Nos casos mais graves, nem sempre há uma boa resposta à levodopa. A deficiência de sepiapterina redutase é mais rara e também resulta em um fenótipo grave, combinando distonia, coreoatetose, epilepsia, atraso do neurodesenvolvimento, hipotonia axial, crises oculógiras e flutuações diurnas. A maioria dos casos descritos até hoje são homozigotos ou heterozigotos compostos. É importante chamar a atenção para essas formas de distonia potencialmente tratáveis, mas que muitas vezes são confundidas com um quadro de paralisia cerebral. Quando a resposta à levodopa é duvidosa, pode-se lançar mão do teste de sobrecarga de fenilalanina, quando o paciente recebe uma solução de fenilalanina via oral e dosagens plasmáticas dos aminoácidos fenilalanina e tirosina são feitas em intervalos periódicos. Pacientes com deficiência de BH4 por mutações nos genes *GCH1* ou *SR* não conseguem converter fenilalanina em tirosina. O teste genético só é indicado nos casos em que a dúvida ainda permanece.

Outro importante diagnóstico diferencial é o parkinsonismo juvenil, principalmente ligado a mutações no gene *PARK2*.

Existem outras formas que são mais raras, como distonia parkinsonismo de início rápido ou *DYT12* (p. ex., mutações nos genes *ATP1A3* e *PRKRA*),[18,19] algumas formas genéticas de parkinsonismo que podem cursar com distonia (*PARK 6, 7*), doença de Wilson, entre outras.

A doença de Wilson é de origem hereditária autossômica dominante, decorrente da mutação do gene *ATP7B*, em que ocorre alteração da excreção do cobre pelo fígado. Isso acarreta depósitos em diversos órgãos, como fígado, cérebro, entre outros. As regiões cerebrais mais acometidas são os núcleos da base. Manifestações neurológicas são distonia, parkinsonismo e alterações cerebelares.

Distonia mioclonia

A distonia mioclonia hereditária é caracterizada por movimentos mioclônicos que envolvem os membros inferiores e músculos axiais, acompanhados de distonia do pescoço e braços em mais de metade dos afetados e raramente pode ser a única manifestação. Homens e mulheres são afetados igualmente. A herança é autossômica dominante com variável gravidade, penetrância incompleta e *imprinting* materno. Tem início na 1ª a 2ª décadas e não é acompanhada de outros sinais neurológicos.[20] Exames como EEG, PESS e neuroimagem são normais. Uma parte dos pacientes se beneficia com a ingestão de álcool e a distonia pode estar associada a transtornos psiquiátricos, como alterações da personalidade, transtornos obsessivos-compulsivos, alcoolismo e síndrome do pânico. Uma mutação no gene delta-sarcoglicana no cromossomo 7 é implicada como a principal causa da doença. Outra mutação é do gene *KCTD17*.[21,22]

DIAGNÓSTICO

O diagnóstico das distonias é clínico. Deve-se proceder a uma boa anamnese e exame clínico e neurológico. Como ainda não dispomos de tratamentos específicos para várias das mutações, na prática clínica, o teste genético é pouco empregado para diagnóstico. O teste mais solicitado para fins de aconselhamento genético, e pelo seu custo reduzido, é para o gene *TOR1A* (DYT1), em que uma única mutação recorrente é responsável por praticamente todos os casos. No entanto, os testes genéticos vêm sendo mais aplicados dentro do contexto da pesquisa clínica, para que possamos identificar o perfil molecular de populações específicas, fazendo correlações clínicas e epidemiológicas. Em nossa população, identificamos que mutações no gene *THAP1* são responsáveis por aproximadamente 9% dos casos de distonia isolada idiopática.[23]

Os exames de imagem, como a ressonância magnética de encéfalo, podem ser úteis especialmente nos quadros de distonia secundária, quando podem ser encontradas lesões nos núcleos da base, tálamo e mesencéfalo. Na doença de Wilson, pode haver alteração de sinal no corpo estriado. Além disso, também pode ocorrer um hipersinal em T2 no tegmento da ponte, hipossinal de substância cinzenta periaquedutal, com sinal normal nos núcleos rubros, parte lateral da substância negra reticular e colículo superior, caracterizando o denominado sinal da "face do panda gigante".

Os exames de imagem molecular, como PET e SPECT, que avaliam a transmissão dopaminérgica pré-sináptica, podem ser úteis para diferenciar entre as distonias dopa-responsivas e parkinsonismo juvenil. Na distonia dopa-responsiva o exame é normal, ao passo que no parkinsonismo juvenil existe uma diminuição da captação do marcador pré-sináptico.

Além disso, é importante investigar os quadros metabólicos, como exames de função hepática, renal, dosagem ceruloplasmina sérica, dosagem de cobre sérico e urinário de 24 horas, na suspeita de doença de Wilson. Ceruloplasmina abaixo de 20 mg/dL e cobre urinário de 24 horas acima de 100 mcg/dL sugerem o diagnóstico.

TRATAMENTO

O tratamento das distonias é realizado de acordo com sua forma de apresentação. Na maioria dos pacientes, o tratamento instituído é para melhorar os sintomas.

Nas distonias generalizadas, o tratamento farmacológico utilizado geralmente segue a ordem indicada a seguir:

1. Em qualquer idade, deve-se tentar o uso de levodopa em doses baixas (½ a ¼ de comprimido, 3 vezes ao dia) durante pelo menos quatro semanas, para identificar casos de distonia dopa-responsiva, que respondem brilhantemente ao tratamento farmacológico.
2. Quando não há resposta à levodopa, deve-se tentar doses crescentes de anticolinérgicos (triexifenidila ou biperideno). Os pacientes mais jovens costumam responder bem com doses entre 15 e 30 mg ao dia. Outros fármacos, como diazepam, clonazepam e baclofeno, podem ser utilizados. O baclofeno pode ser útil em casos em que também existe espasticidade associada à distonia.
3. Na ausência de resposta ao tratamento medicamentoso, o tratamento cirúrgico com a estimulação cerebral profunda do pálido interno (DBS) é uma opção com bons resultados, especialmente nos casos de distonia generalizada primária, e algumas formas de distonia segmentar ou cervical.[24]
4. As formas focais geralmente se beneficiam com a utilização de toxina botulínica A injetada diretamente nos músculos acometidos pela distonia.[25] Na distonia generalizada em que o acometimento de um segmento é muito intenso, pode-se utilizar a toxina botulínica nesse local.
5. Nas formas de distonias secundárias ao uso de medicamentos, sua retirada geralmente ocasiona a regressão do quadro. Em pacientes que fizeram uso prolongado de neurolépticos, a regressão dos sintomas pode não ocorrer, então o tratamento é o mesmo da distonia focal.
6. Quando a distonia está associada a doenças sistêmicas ou metabólicas, o tratamento destas poderá ou não levar a uma melhora do quadro distônico. Quando isso não ocorrer, poderá ser seguido o tratamento anteriormente descrito para distonia focal ou generalizada.

REFERÊNCIAS

1. Albanese A, Bhatia K, Bressman SB, DeLong MR, Fahn S, Fung VSC et al. Phenomenology and classification of dystonia: a consensus update. Mov Disord. 2013;28:863-73.
2. Quartarone A, Hallett M. Emerging concepts in the physiological basis of dystonia. Mov Disord. 2013;28:958-67.
3. Vitek JL, Chockkan V, Zhang JY, Kaneoke Y, Evatt M, DeLong MR et al. Neuronal activity in the basal ganglia in patients with generalized dystonia and hemiballismus. Ann Neurol. 1999;46(1):22-35.
4. Zhuang P, Li Y, Hallett M. Neuronal activity in the basal ganglia and thalamus in patients with dystonia. Clin Neurophysiol. 2004;115(11):2542-57.
5. Eidelberg D, Moeller JR, Ishikawa T, Dhawan V, Spetsieris P, Przedborski S et al. The metabolic topography of idiopathic torsion dystonia. Brain. 1995;118(Pt 6):1473-84.
6. Lehéricy S, Tijssen MA, Vidailhet M, Kaji R, Meunier S. The anatomical basis of dystonia: current view using neuroimaging. Mov Disord. 2013;28(7):944-57.
7. Neumann WJ, Jha A, Bock A, Huebl J, Horn A, Schneider GH, Sander TH et al. Cortico-pallidal oscillatory connectivity in patients with dystonia. Brain. 2015;138(Pt 7):1894-906.

8. Iacono D, Geraci-Erck M, Peng H, Rabin ML, Kurlan R. Reduced number of pigmented neurons in the substantia nigra of dystonia patients? Findings from extensive neuropathologic, immunohistochemistry, and quantitative analyses. Tremor Other Hyperkinet Mov (NY). 2015;5.pii:tre-5-301.
9. Klein C. Genetics in dystonia. Parkinsonism Relat Disord. 2014;20(Suppl 1):S137-42.
10. Ichinose H, Ohye T, Takahashi E, Seki N, Hori T, Segawa M et al. Hereditary progressive dystonia with marked diurnal fluctuation caused by mutations in the GTP cyclohydrolase I gene. Nat Genet. 1994;8(3):236-42.
11. Lüdecke B, Dworniczak B, Bartholomé K. A point mutation in the tyrosine hydroxylase gene associated with Segawa's syndrome. Hum Genet. 1995;95(1):123-5.
12. Bonafé L, Thöny B, Penzien JM, Czarnecki B, Blau N. Mutations in the sepiapterin reductase gene cause a novel tetrahydrobiopterin-dependent monoamine-neurotransmitter deficiency without hyperphenylalaninemia. Am J Hum Genet. 2001;69(2):269-77.
13. Lohmann K, Klein C. Genetics of dystonia: what's known? What's new? What's next? Mov Disord. 2013;28(7):899-905.
14. Ozelius LJ, Hewett JW, Page CE, Bressman SB, Kramer PL, Shalish C et al. The early-onset torsion dystonia gene (DYT1) encodes an ATP-binding protein. Nat Genet. 1997;17(1):40-8.
15. Fuchs T, Gavarini S, Saunders-Pullman R, Raymond D, Ehrlich ME, Bressman SB, Ozelius LJ. Mutations in the THAP1 gene are responsible for DYT6 primary torsion dystonia. Nat Genet. 2009;41(3):286-8.
16. De Carvalho Aguiar P, Fuchs T, Borges V, Lamar KM, Silva SM, Ferraz HB et al. Screening of Brazilian families with primary dystonia reveals a novel THAP1 mutation and a de novo TOR1A GAG deletion. Mov Disord. 2010;25(16):2854-7.
17. Fuchs T, Saunders-Pullman R, Masuho I, Luciano MS, Raymond D, Factor S et al. Mutations in GNAL cause primary torsion dystonia. Nat Genet. 2013;45(1):88-92.
18. de Carvalho Aguiar P, Sweadner KJ, Penniston JT, Zaremba J, Liu L, Caton M et al. Mutations in the Na+/K+ -ATPase alpha3 gene ATP1A3 are associated with rapid-onset dystonia parkinsonism. Neuron. 2004;43(2):169-75.
19. Camargos S, Scholz S, Simón-Sánchez J, Paisán-Ruiz C, Lewis P, Hernandez D et al. DYT16, a novel young-onset dystonia-parkinsonism disorder: identification of a segregating mutation in the stress-response protein PRKRA. Lancet Neurol. 2008;7(3):207-15.
20. Borges V, Aguiar P de Carvalho, Ferraz HB, Ozelius L. Novel and de novo mutations of the SGCE gene in Brazilian patients with myoclonus-dystonia. Mov Disord. 2007;22(8):1208-9.
21. Zimprich A, Grabowski M, Asmus F, Naumann M, Berg D, Bertram M et al. Mutations in the gene encoding epsilon-sarcoglycan cause myoclonus-dystonia syndrome. Nat Gene. 2001;29(1):66-9.
22. Mencacci NE, Rubio-Agusti I, Zdebik A, Asmus F, Ludtmann MH, Ryten M et al. A missense mutation in KCTD17 causes autosomal dominant myoclonus-dystonia. Am J Hum Genet. 2015 Jun 4;96(6):938-47.
23. da Silva-Junior FP, dos Santos CO, Silva SM, Barbosa ER, Borges V, Ferraz HB et al. Novel THAP1 variants in Brazilian patients with idiopathic isolated dystonia. J Neurol Sci. 2014;344(1-2):190-2.
24. Albanese A, Barnes MP, Bathia KP, Fernadez-Alvarez E, Filippini G, Gasser T et al. EFNS guidelines on diagnosis and treatment of primary dystonias. Eur J Neurol. 2011;18:5-18.
25. Simpsom DM, Blitzer A, Brashear A, Comella C, Dubinsky R, Hallett M et al. Assessment: Botulinum neurotoxin for the treatment of movement disorders (an evidence-based review). Report of the Therapeutics and Technology Assessment Subcommittee of the American Academy of Neurology. Neurology. 2008;70:1699-706.

CAPÍTULO 8

Doença de Huntington e Outras Coreias

Roberta Arb Saba
Gabriel Bienes

INTRODUÇÃO

A doença de Huntington (DH) é uma doença neurodegenerativa progressiva, fatal e rara, caracterizada por distúrbio do movimento, mais comumente manifestando-se com movimentos coreicos, transtornos psiquiátricos e transtornos cognitivos. A prevalência de DH varia de acordo com a origem étnica. Em populações caucasianas da América do Norte, Europa Ocidental e Austrália, a prevalência é de 5 a 10 indivíduos afetados por 100 mil pessoas. Na Ásia, a prevalência é de 0,4 indivíduo por 100 mil pessoas, taxa semelhante à da Finlândia e do Japão, cuja prevalência varia de 0,1 a 0,5 por 100 mil habitantes.[1] Entre os países da América Latina, a Venezuela é a que tem maior prevalência.[2] No Brasil, não há estudos que mostrem a exata prevalência da doença, mas estima-se que seja semelhante à de países da América do Norte. Estudos clássicos que examinaram a distribuição geográfica da DH, com vários estudos epidemiológicos, sugerem que os alelos responsáveis por causar a DH foram originados a partir de uma única mutação em um ancestral comum da Europa Ocidental, que se espalhou para outras regiões do mundo, como resultado dessa migração.[3]

O quadro clínico é bastante característico e marcado pela presença de movimentos involuntários, principalmente coreia, distúrbios psiquiátricos e transtornos cognitivos.

QUADRO CLÍNICO

Em pacientes com DH, o aparecimento de sintomas clínicos caracterizados por movimentos involuntários, distúrbios psiquiátricos e distúrbios cognitivos começa entre 35 e 55 anos de idade e a duração da doença pode variar de 15 a 20 anos. Em alguns casos pode se manifestar após 80 anos de idade ou mais cedo, em adolescentes ou crianças, em decorrência do fenômeno de antecipação, o que ocorre em 20% dos casos de DH. Aproximadamente 10% dos pacientes com DH têm início das manifestações clínicas antes de 20 anos de idade e 5%, antes dos 14 anos. Essa forma é conhecida como "doença de Huntington juvenil" ou forma "de Westphal", com o paciente podendo manifestar a forma rígido-acinética da doença.[4,5]

Os sintomas iniciais da DH são insidiosos, sendo difícil afirmar a idade exata em que se manifestaram. No início, os pacientes se queixam de falta de coordenação e abalos involuntários ocasionais em diferentes segmentos do corpo, o que geralmente pode ser atribuído à coreia. Outras anormalidades motoras precoces incluem movimentos oculares sacádicos interrompidos ou sacadas hipométricas, impersistência na protrusão da língua e dificuldade em realizar movimentos alternados rápidos. Alterações de comportamento frequentemente são relatadas, precedendo a desordem do movimento em até uma década. Sintomas de natureza emocional ou alterações da personalidade podem preceder o aparecimento dos movimentos coreicos ou surgirem concomitantemente. Os pacientes podem apresentar irritabilidade e impulsividade, tornando-se às vezes mais agressivos. A depressão é o sintoma psiquiátrico precoce mais comum, sendo muito frequente, porém, quadros de psicose também podem se manifestar na fase inicial, apesar de mais raros.

A característica mais marcante da DH são os movimentos coreicos, observados em cerca de 90% dos indivíduos com DH. No início os movimentos são discretos, acometendo apenas a face ou as porções distais dos membros, porém, com a evolução da doença, podem se tornar generalizados. Nas fases mais avançadas da DH, os pacientes apresentam movimentos mais lentos (atetose) e também podem assumir posturas distônicas; além disso, esses indivíduos evoluem com bradicinesia, associada ou não à rigidez, acarretando lentificação de todos os movimentos.[6] Esse sintoma está diretamente relacionado com a incapacidade funcional dos pacientes e ocorre independentemente da coreia. Outros movimentos, como balismos, mioclonias e tiques, também podem ocorrer. A marcha é característica, de caráter incoordenado e constantemente parasitada por movimentos coreicos. Os pacientes também apresentam instabilidade postural, com quedas frequentes, fraturas e traumatismo craniencefálico. A fala desses pacientes também está comprometida, tornando-se lentificada e hesitante, aos poucos passando a ser explosiva e irregular. A disfagia é mais comum nas fases avançadas e frequentemente é responsável por aspiração e, consequentemente, quadros de broncopneumonia aspirativa, podendo levar à morte.

Alterações psiquiátricas e cognitivas podem surgir antes, concomitantemente ou após o aparecimento das manifestações motoras.

Quanto ao comprometimento cognitivo, os pacientes têm prejuízo da atenção, aprendizado e flexibilidade mental. A disfunção executiva também está prejudicada. Os pacientes apresentam dificuldade no planejamento, organização e programação das atividades do dia a dia.

Entre os distúrbios psiquiátricos, ressaltamos as alterações de personalidade, transtornos do humor e psicose. Alterações de personalidade são os sintomas psiquiátricos mais comuns e incluem apatia, irritabilidade, impulsividade, agressividade, labilidade emocional, alterações de humor e depressão. A frequência de suicídios na DH é 4 a 6 vezes maior que na população geral.

FISIOPATOLOGIA E ASPECTOS GENÉTICOS

A DH é uma doença genética de herança autossômica dominante. O filho de um genitor afetado tem 50% de chance de desenvolver a doença; portanto, apenas um alelo herdado da mãe, ou do pai, é capaz de causar a doença nos descendentes. Ocorre uma expansão do número de repetições de pares de bases nitrogenadas CAG (citosina-adenina-guanina) em regiões instáveis do DNA do gene *HTT*, que está localizado no braço curto do cromossomo 4 (4p16.3). A região mutável está localizada no primeiro éxon do gene *HTT* e codifica uma poliglutamina N-terminal da proteína codificada huntingtina.[7] Vinte e sete ou menos repetições de CAG têm um fenótipo normal. Alelos intermediários, com 27 a 35 repetições de CAG, são instáveis e podem ser transmitidos como um alelo expandido para a prole, no entanto, os portadores do alelo normal intermediário também têm um fenótipo normal. Esses alelos intermediários são expandidos principalmente durante a gametogênese masculina, uma vez que os alelos são submetidos a um maior número de ciclos de divisão e duplicação do material genético. Assim, há maior probabilidade de ocorrência de um erro na replicação do DNA durante a espermatogênese, o que aumenta o risco dos alelos com mutação serem de herança paterna.[8]

Alelos com 36 a 39 repetições de CAG indicam penetrância incompleta e podem gerar tanto fenótipos normais como com a doença. Alelos com mais de 39 repetições de CAG têm penetrância completa e inevitavelmente causarão o fenótipo da DH em alguma fase da vida.

É importante ressaltar que a precocidade do início dos sintomas está diretamente relacionada com o maior número de repetições CAG.[9]

Em virtude da variabilidade dos sinais e sintomas clínicos, o teste molecular é necessário para o diagnóstico.

Embora a doença de Huntington tenha sido descrita em 1872 por George Huntington,[10] a compreensão de sua patogênese e curso floresceu apenas recentemente. Tal fato é de extrema importância, pois a compreensão da fisiopatologia, assim como do papel das estruturas e vias envolvidas na gênese da DH, além da identificação de biomarcadores, abre caminho para possíveis focos de tratamento e controle evolutivo da enfermidade.

A degeneração dos neurônios espinhosos médios no estriado é uma das principais características neuropatológicas da doença de Huntington. Os neurônios do estriado recebem aferências topograficamente organizadas vindas de regiões corticais distintas que se projetam para áreas correspondentes do estriado.[11-14] Esses circuitos amplamente segregados são conhecidos por auxiliar a unidade motora, associativa e funções límbicas. Dois dos circuitos mais relevantes para DH incluem o circuito motor e o cognitivo dorsolateral pré-frontal. O circuito motor, o qual regula a preparação e a execução dos movimentos, conecta o putâmen com as regiões corticais pré-motora, motora suplementar e sensório-motora primária. O cognitivo, por outro lado, liga o caudado com os lobos frontal e parietal posterior e tem atuação na memória de trabalho, atenção e flexibilidade cognitiva.[11,13] Atualmente, não está claro se todos os circuitos corticoestriatais são afetados igualmente na DH, ou se há alguma vulnerabilidade seletiva.

Estudos recentes em pacientes com DH sugerem que a degeneração do cérebro se estende muito além do estriado, envolvendo as regiões cerebrais corticais e subcorticais. O envolvimento do córtex cerebral tem sido de particular interesse porque os agregados de proteína huntingtina mutante se concentram mais na região cortical que no estriado;[14,15] além disso, o comprometimento da substância branca (SB) também tem sido demonstrado por meio de novas técnicas de neuroimagem, como o DTI (*Diffusion Tensor Imaging*).

DIAGNÓSTICO DIFERENCIAL

Várias doenças heredodegenerativas podem se apresentar como mímicas da DH e estima-se que entre 1 e 7% dos pacientes com quadro clínico de DH tenham outro diagnóstico, sendo pesquisadas então quando o teste genético para DH é negativo ou quando o paciente apresenta achados característicos destas. Essas doenças são chamadas de "doença de Huntington-*like*". Dentre elas, destacamos as seguintes doenças: neuroferritinopatia, Huntington-*like* tipo 2, ataxia espinocerebelar 17 ou Huntington-*like* tipo 4, Huntington-*like* tipo 1, atrofia dentato-rubro-pálido-luisiana, coreia acantocitose e síndrome de McLeod.

Neuroferritinopatia (NF)

É uma doença autossômica dominante resultante de mutações no gene para cadeia leve de ferritina 1 (*FTL1*) no cromossomo 19q13,[15] causando deposição patológica e excessiva de ferro e ferritina em várias regiões cerebrais. Essa doença pertence ao grupo das doenças conhecidas como neurodegeneração por acúmulo de ferro cerebral (NBIA), sendo a única de herança autossômica dominante entre essas. A doença, em geral, tem início na segunda a quinta década de vida, sendo a idade média 40 anos,[16] sem predileção por sexos, com penetrância completa aos 60 anos.[16] Tem apresentação clínica variável, e, em geral, os pacientes têm coreia, distonia, tremor, parkinsonismo, ataxia cerebelar e tiques.[17] Disfunção cognitiva sucede os sintomas motores, iniciando dentro de 5 anos a décadas.[18] Hemograma, dosagem de cobre, ceruloplasmina e creatinoquinase (CK) são tipicamente normais em NF. Inicialmente, a ressonância magnética (RM) de crânio pode apresentar aumento de sinal em T2 nos núcleos da base (principalmente putâmen e globo pálido), tálamo e núcleo denteado. Com a evolução da doença, esses locais podem apresentar cavitações císticas. Atrofias cerebelar, pontina e cortical também podem ser vistas.[19] O teste genético mostrando a mutação no gene *FTL1* é o exame confirmatório da doença, e o tratamento é sintomático.

Huntington-*like* tipo 2

Essa doença rara ocorre em indivíduos com ascendência africana, sendo causada por expansão de trinucleotídeos CTG/CAG acima de 41 repetições no gene da junctofilina 3 (*JPH-3*) e tem quadro clínico muito similar ao da DH, sendo a fenocópia de DH mais comum no Brasil.[20] Manifesta-se por volta da terceira ou quarta década de vida com sintomas cognitivos, coreia, distonia e parkinsonismo, estes últimos mais proeminentes que na DH.[21] A RM de crânio contém achados similares aos da DH, embora também possa ser encontrada atrofia cortical. Cerca de 10% dos pacientes podem apresentar acantócitos no sangue periférico.[21] O tratamento é sintomático e dirigido aos sintomas.

Ataxia espinocerebelar 17 (SCA 17) ou Huntington-*like* tipo 4

Tem herança autossômica dominante, é a fenocópia da DH mais frequente na Europa[22] e é causada pela expansão de CAG na proteína ligadora TATA box (TBP). Tem idade de início entre 19 e 48 anos em geral e, embora ataxia seja a principal apresentação dessa doença, algumas famílias podem apresentar quadros com coreia e distonia.[23] Sinais piramidais acorrem em mais de um terço dos casos e 22% dos pacientes apresentam crises epilépticas.[24]

Huntington-*like* tipo 1

Doença priônica, de herança autossômica dominante e início por volta da terceira a quarta década de vida. É causada pela inserção de nucleotídeo na região do gene *PRNP*. Sobrevida de 1 a 10 anos após seu início. Os pacientes apresentam quadro de alteração de personalidade, declínio cognitivo, coreia, ataxia axial e apendicular, disartria e crises epilépticas.

Atrofia dentato-rubro-pálido-luisiana (DRPLA)

É uma doença incomum, sendo mais frequente no Japão. Tem herança autossômica dominante e é causada por expansão na repetição e CAG no gene *ATN1* que codifica atrofina 1.[25] Tem início na terceira década de vida, com sobrevida média de 10 a 15 anos. Os casos de início juvenil se apresentam principalmente com epilepsia mioclônica progressiva, enquanto os casos com início na idade adulta têm como achados principais ataxia, coreia, atetose e demência.[26] Os achados mais comuns à RM são atrofia do cerebelo e de tronco encefálico, especialmente no tegmento pontino.

Coreia acantocitose (CAc)

Tem herança autossômica recessiva, causada pela mutação do gene *VPS13A*. Seu diagnóstico é confirmado pela ausência da proteína coreína nos eritrócitos, verificada por Western blot.[27] O adulto jovem apresenta movimentos hipercinéticos, principalmente com coreia, distonia orolingual (com protrusão da língua durante alimentação e mordedura de língua e lábios). Flexão do tronco e quedas da cabeça também são achados característicos da doença. A marcha dos pacientes pode apresentar flexão do tronco nos quadris e distonia de membros inferiores, dando a impressão de uma "marcha de borracha", que apesar, de parecer bastante anormal, causa poucas quedas nos pacientes. Em fases mais tardias, os pacientes podem apresentar parkinsonismo. Podem ocorrer sintomas psiquiátricos como depressão e transtornos obsessivos compulsivos.[28] Cerca de 40% dos pacientes apresentam crises epilépticas. A elevação dos níveis séricos de creatinoquinase (CK) é um indicador importante ao diagnóstico, bem como atrofia muscular. Acantócitos no sangue periférico, quando presentes, constituem-se em um achado útil ao diagnostico, porém, não é consistente. A neuroimagem pode evidenciar atrofia da cabeça de núcleo caudado. Seu tratamento é sintomático.

Síndrome de McLeod

De herança ligada ao X, apresenta redução da expressão do antígeno Kell e ausência da expressão do antígeno Kx na superfície do eritrócito.[29] Apresenta quadro clínico similar ao da CAc, com apresentação no adulto jovem. A apresentação inicial pode mostrar alteração cognitiva, psiquiátrica ou motora (coreia, distonia e parkinsonismo).[30] Neuropatia periférica e arreflexia são achados frequentes e precoces[31] e 50% dos pacientes apresentam crises epilépticas que são, na maioria, generalizadas desde o princípio.[32] Pode haver presença de acantócitos em sangue periférico. Miopatia pode ser grave e debilitante e dois terços dos pacientes podem apresentar cardiomiopatia.[33] A RM de crânio mostra atrofia de putâmen e núcleo caudado. O tratamento é feito com sintomáticos e o exame de ecocardiograma anual é recomendado. Existe o risco de, ao receber transfusões sanguíneas, o paciente apresentar anticorpos anti-Kell; por isso, sugere-se que os pacientes tenham acesso a banco de sangue especializado.[34]

TRATAMENTO

Ainda não existe tratamento que postergue ou evite o surgimento dos sintomas da DH. Dessa maneira, o tratamento é apenas sintomático, visando reduzir os sintomas motores e comportamentais e, assim, maximizar a capacidade funcional do indivíduo afetado. O tratamento da coreia é feito com antagonistas dopaminérgicos com alta afinidade por receptores dopaminérgicos D2, uma vez que há uma relativa hiperfunção dopaminérgica, o que contribuiria para o aparecimento dos movimentos coreiformes na DH. O tratamento da coreia deve ser instituído quando há prejuízo funcional, como disfagia e quedas, ou prejuízo social decorrente da presença de movimentos involuntários.

A risperidona e a olanzapina são neurolépticos atípicos que podem ser usados no tratamento da DH, porém, muitas vezes a utilização do haloperidol é necessária para o controle mais eficaz dos movimentos coreicos. A tetrabenazina é uma medicação que pode ser utilizada no controle dos movimentos anormais, porém, pode levar a quadros de depressão, devendo ser administrada com cuidado. A dose deve ser individualizada, iniciando-se sempre com doses baixas e aumentando até que o controle dos movimentos involuntários seja satisfatório do ponto de vista funcional. Os pacientes geralmente toleram doses altas de neurolépticos convencionais sem apresentarem sintomas de impregnação.

Entre medicações com diferentes mecanismos de ação para a coreia, podemos citar os inibidores de receptores de glutamato NMDA, como a amantadina, que pode auxiliar no controle dos movimentos involuntários. A depressão na DH costuma responder aos antidepressivos clássicos, como inibidores seletivos de recaptação de serotonina ou inibidores duais nas mesmas doses habitualmente utilizadas para tratamento de depressão em geral. Os benzodiazepínicos auxiliam no controle dos quadros ansiosos e de irritabilidade excessiva. Nos casos de agressividade, o uso de neurolépticos, assim como dos antidepressivos, pode trazer benefício.

Não há estudos adequados sobre o uso de drogas no tratamento da demência do paciente com DH, embora a memantina possa melhorar sua função executiva. O risco e o benefício do uso de todas essas drogas sintomáticas devem ser analisados caso a caso. Fisioterapia, fonoaudiologia, terapia ocupacional, orientação nutricional e psicoterapia familiar são de extrema importância no tratamento da DH.

Em virtude da melhor compreensão da patogênese da DH, novos alvos de tratamento têm sido investigados, tanto para controle do processo evolutivo quanto para prevenção do aparecimento dos sintomas. Estudos com uma nova classe de medicações, como a pridopidina, estão sendo realizados. A pridopidina é uma fenilpiperidina, considerada uma estabilizadora de dopamina. Essa droga se liga ao receptor sigma-1, que modula a sinalização entre as organelas, facilitando o dobramento e a degradação das proteínas.[35] No modelo celular da DH, esse receptor está envolvido na eliminação de inclusões intracelulares, questionando-se um possível papel modificador da doença.

A deutetrabenazina é uma nova molécula que contém seis átomos de deutério em vez de seis átomos de hidrogênio em posições específicas na molécula de tetrabenazina (TBZ). O deutério forma uma ligação mais forte com o carbono que o hidrogênio e requer mais energia para a clivagem, conduzindo assim a atenuado metabolismo, permitindo um perfil farmacocinético diferenciado. Estudo recente mostrou que a deutetrabenazina reduz a coreia nos pacientes com DH.[36]

Terapias gênicas também são uma fonte de esperança como promissora possibilidade de tratamento da DH. Um estudo ainda em andamento investiga a segurança, tolerabilidade e atividade da droga investigacional IONIS-HTTRx em pacientes com DH na fase inicial. A IONIS-HTTRx se liga à huntingtina para bloquear a produção dessa proteína. Conhecida como uma droga "antisense" (ASO), a IONIS-HTTRx se liga ao RNA da huntingtina, "dizendo" à célula para destruí-lo. Espera-se que ocorra redução dos níveis da proteína mutante e, dessa maneira, o retardo ou bloqueio da progressão da doença.

Estudos visando identificar biomarcadores para DH e possíveis novos alvos terapêuticos são extremamente importantes para o futuro dos portadores da DH.

REFERÊNCIAS

1. Pringsheim T, Wiltshire K, Day L, Dykeman J, Steeves T, Jette N. The incidence and prevalence of Huntington's disease: a systematic review and meta-analysis. Mov Disord. 2012;27:1083-91.
2. de Castilhos RM, Augustin MC, Santos JA, Perandones C, Saraiva-Pereira ML, Jardim LB et al. Genetic aspects of Huntington's disease in Latin America. A systematic review. Clin Genet. 2016 Mar;89(3):295-303.
3. Garcia-Planells J, Burguera JA, Solis P, Millan JM, Ginestar D, Palau F et al. Ancient origin of the CAG expansion causing Huntington disease in a Spanish population. Hum Mutat. 2005;25:453-9.
4. Andrew SE, Goldberg YP, Kremer B, Telenius H, Theilmann J, Adam S et al. The relationship between trinucleotide (CAG) repeat length and clinical features of Huntington's disease. Nat Genet.1993;4:398-403.
5. Nahhas FA, Garbern J, Krajewski KM, Roa BB, Feldman GL. Juvenile onset Huntington disease resulting from a very large maternal expansion. Am J Med Genet. 2005;137A:328-31.
6. Cardoso F. Huntington disease and other choreas. Neurol Clin. 2009;27:719-36.

7. Huntington's Disease Collaborative Research Group. A novel gene containing a trinucleotide repeats that is expanded and unstable on Huntington's disease chromosomes. Cell. 1993;72:971-83.
8. Wheeler VC, Persichetti F, McNeil SM, Mysore JS, Mysore SS, MacDonald ME et al. Factors associated with HD CAG repeat instability in Huntington disease. J Med Genet. 2007;44:695-701.
9. Langbehn DR, Brinkman RR, Falush D, Paulsen JS, Hayden MR. A new model for prediction of the age of onset and penetrance for Huntington's disease based on CAG length. Clin Genet. 2004:65:267-77.
10. Lanska DJ. Chapter 33: The history of movement disorders. Handb Clin Neurol. 2010;95:501-46.
11. Alexander GE, Delong MR, Strick PL. Parallel organization of functionally segregated circuits linking basal ganglia and cortex. Ann Rev Neurosci. 1986;9:357-81.
12. Lehericy S, Ducros M, Krainik A, Francois C, Van de Moortele PF, Ugurbil K et al. 3-D diffusion tensor axonal tracking shows distinct SMA and pre-SMA projections to the human striatum. Cereb Cortex. 2004;14:1302-9.
13. Postuma R, Dagher A. Basal ganglia functional connectivity based on a metanalysis of 126 positron emission tomography and functional magnetic resonance imaging publications. Cereb Cortex. 2006;16:1508-21.
14. Draganski B, Kherif F, Kloppel S, Cook PA, Alexander DC, Parker GJ et al. Evidence for segregated and integrative connectivity patterns in the human basal ganglia. J Neurosci. 2008;28:7143-52.
15. Curtis ARJ, Fey C, Morris CM, Bindoff LA, Ince PG, Chinnery PF et al. Mutation in the gene encoding ferritin light polypeptide causes dominant adult-onset basal ganglia disease. Nat Genet. 2001;28:350-4.
16. Chinnery PF, Crompton DE, Birchall D, Jackson MJ, Coulthard A, Lombès A et al. Clinical features and natural history of neuroferritinopathy caused by the FTL1 460InsA mutation. Brain. 2007;130:110-9.
17. Kumar N, Rizek P, Jog M. Neuroferritinopathy: pathophysiology, presentation, differential diagnoses and management. Tremor Other Hyperkinet Mov (NY). 2016 Mar 17;6:355.
18. Keogh MJ, Singh B, Chinnery PF. Early neuropsychiatry features in neuroferritinopathy. Mov Disord. 2013;28:1310-3.
19. Kruer MC, Boddaert N, Schneider SA, Houlden H, Bhatia KP, Gregory A et al. Neuroimaging features of neurodegeneration with brain iron accumulation. AJNR Am J Neuroradiol. 2012;33:407-14.
20. Cardoso F, Seppi K, Mair KJ, Wenning GK, Poewe W. Seminar on choreas. Lancet Neurol. 2006;5:589-602.
21. Walker RH, Jankovic J, O'Hearn E, Margolis RL. Phenotypic features of Huntington's disease-like 2. Mov Disord. 2003;18:1527-30.
22. Wild EJ, Mudanohwo EE, Sweeney MG, Schneider SA, Beck J, Bhatia KP et al. Huntington's disease phenocopies are clinically and genetically heterogeneous. Mov Disord. 2008;23:716-20.
23. Schneider SA, van de Warrenburg BP, Hughes TD, Davis M, Sweeney M, Wood N et al. Phenotypic homogeneity of the Huntington disease-like presentation in a SCA17 family. Neurology. 2006;67:1701-3.
24. Martino D, Stamelou M, Bhatia KP. The differential diagnosis of Huntington's disease-like syndromes: 'red flags' for the clinician. J Neurol Neurosurg Psychiatry. 2013;84:650-6, originally published online September 19, 2012.

25. Tsuji S. Dentatorubral-pallidoluysian atrophy. Handb Clin Neurol. 2012;103:587-94.
26. Tsuji S. Dentatorubral-pallidoluysian atrophy (DRPLA): clinical features and molecular genetics. Adv Neurol. 1999;79:399-409.
27. Velayos-Baeza A, Vettori A, Copley RR, Dobson-Stone C, Monaco AP. Analysis of the human VPS13 gene family. Genomics. 2004;84:536-49.
28. Walker RH. Untangling the thorns: advances in the neuroacanthocytosis syndromes. J Mov Disord. 2015;8(2):41-54.
29. Wimer BM, Marsh WL, Taswell HF, Galey WR. Haematological changes associated with the McLeod phenotype of the Kell blood group system. Br J Haematol. 1977;36:219-24.
30. Miranda M, Jung HH, Danek A, Walker RH. The chorea of McLeod syndrome: progression to hypokinesia. Mov Disord. 2012;27:1701-2.
31. Wada M, Kimura M, Daimon M, Kurita K, Kato T, Johmura Y et al. An unusual phenotype of McLeod syndrome with late onset axonal neuropathy. J Neurol Neurosurg Psychiatry. 2003;74:1697-8.
32. Scheid R, Bader B, Ott DV, Merkenschlager A, Danek A. Development of mesial temporal lobe epilepsy in chorea-acanthocytosis. Neurology. 2009;73:1419-22.
33. Oechslin E, Kaup D, Jenni R, Jung HH. Cardiac abnormalities in McLeod syndrome. Int J Cardiol. 2009;132:130-2.
34. Bansal I, Jeon HR, Hui SR, Calhoun BW, Manning DW, Kelly TJ et al. Transfusion support for a patient with McLeod phenotype without chronic granulomatous disease and with antibodies to Kx and Km. Vox Sang. 2008;94:216-20.
35. Waters ES, Tedroff J, Sonesson C, Wickenberg AT, Waters N, Squitieri F. Basis for the treatment of motor complications of Huntington's disease. Mov Dis. 2013;28(Suppl. 1).
36. Stamler DA, Brown F, Bradbury M. The pharmacokinetics of extended release SD-809, a deuterium substituted analogue of tetrabenazine. Mov Dis. 2013;28(Suppl. 1).

CAPÍTULO 9

Tremor Essencial

Vanderci Borges
Caroline Zorzenon

INTRODUÇÃO

O tremor essencial (TE) é considerado uma doença heterogênea[1] e caracteriza-se pela presença de um tremor cinético e/ou de postura, que pode afetar qualquer parte do corpo, sendo os membros superiores e a cabeça os segmentos mais frequentemente acometidos.

EPIDEMIOLOGIA

A prevalência do TE tem sido estimada entre 0,4 e 0,9%, considerando todas as idades. Há um aumento da prevalência com a idade e, acima dos 65 anos, pode variar de 4,5 a 6,3%. Acima de 95 anos, pode chegar a 21,7%.[2]

Existe uma grande variação de prevalência de acordo com a área estudada e o tipo de estudo realizado. Em estudo realizado no Brasil, na cidade de Bambuí – MG, o índice de prevalência foi de 7,4% em pessoas acima de 64 anos[3] e não houve diferença entre os sexos. Alguns estudos mostram uma discreta predominância no sexo masculino.

Um motivo de muita discussão é se existe uma relação entre o TE e a doença de Parkinson (DP). A existência de indivíduos com TE tem sido observada em algumas famílias de pacientes parkinsonianos. Além disso, a possibilidade de um paciente com quadro de TE desenvolver sinais clínicos de parkinsonismo após alguns anos é de 4%.[4] Por outro lado, podemos ver pacientes com DP apresentarem como manifestação inicial o tremor postural ou de ação antes dos sintomas parkinsonianos.

GENÉTICA

O modo de transmissão parece ser autossômico dominante, com penetrância variável. História familiar positiva pode ser encontrada em torno de 50% dos acometidos, especialmente nos casos de início mais precoce.

Até o presente, três *loci* foram identificados e associados ao TE, porém, em poucas famílias. Esses *loci* estão localizados nos cromossomos 3q13 (denominado *ETM1*), no 2p24.1 (denominado *ETM2*) e no cromossomo 6p23 (denominado *ETM3*).[5] Alguns polimorfismos, como os do gene *LINGO1* no cromossomo 15q24.3, *SLC1A2*, o gene *FUS, HTRA2 e TENM4* têm sido identificados e investigados com potencial suscetibilidade ao TE.[6]

FISIOPATOLOGIA

Algumas evidências em estudos experimentais farmacológicos e neuroquímicos sugerem o envolvimento do núcleo olivar e do cerebelo na gênese do tremor.

Estudos experimentais em animais com harmalina produzem um tremor nos membros com frequência de 8 a 12 ciclos por segundo, muito semelhante ao tremor cinético do TE, e isso parece ser mediado pelo núcleo olivar inferior.[7] Essa descarga rítmica produz ativação das células de Purkinje e dos núcleos cerebelares.

Os neurônios do núcleo denteado e do interpósito se projetam para os núcleos olivares através de duas vias: uma indireta e excitatória (glutamatérgica) através de núcleos mesencefálicos, como o parvocelular e o núcleo rubro, e outra, que é direta e inibitória (gabaérgica). Provavelmente ocorre uma diminuição da ativação da oscilação olivar pelos neurônios gabaérgicos que fazem sinapses entre os dendritos dos núcleos olivares.

Estudos neuroquímicos mostraram redução dos receptores GABA(A) e GABA(B) no núcleo denteado de pacientes com TE e o mesmo não ocorre no córtex cerebelar. Essa redução dos receptores GABA(B) no núcleo denteado poderia acarretar uma desinibição do *output* do cerebelo e se propagar ao circuito cerebelo-tálamo-cortical, gerando o tremor. Perda do receptor poderia ocorrer por um processo degenerativo ou resultar de um aumento do impulso pós-sináptico de ácido gama-aminobutírico (GABA) das células de Purkinje.[4] Essa redução dos receptores GABA A e B parecem se relacionar com a duração da doença.

Outro estudo mostrou a redução da parvalbumina, que é um marcador de GABA no *locus coeruleus*, mas não no cerebelo, em pacientes com TE e somente naqueles com início tardio.[8] Isso sugere que poderiam existir diferenças nos mecanismos do TE de acordo com a idade de início do tremor.

As alterações neuropatológicas são causa de controvérsias. Inicialmente foram descritas no TE diminuição das células de Purkinje e a presença de "torpedos" (um acúmulo de neurofilamentos desordenados nas células de Purkinje degeneradas) ou *swelling* fusiforme do segmento proximal do axônio da célula de Purkinje.[9] Entretanto, Rajput et al. não encontraram essas mesmas alterações.[10]

Estimulações elétricas de alta frequência e lesões cirúrgicas esterotáxicas do núcleo ventral intermediário do tálamo (VIM) são utilizadas para tratar o tremor. O VIM recebe impulsos do córtex sensitivo-motor, de núcleos cerebelares contralaterais e de vias somatossensitivas ascendentes. A talamotomia poderia interromper os impulsos vindos das oscilações olivocerebelares ao córtex sensitivo-motor. A oscilação olivocerebelar parece ser transmitida através do cerebelo e do tálamo ventrolateral ao córtex motor.

Estudos de imagem, como o PET, mostraram hiperativação cerebelar, tálamo e córtex pré-motor. Outros estudos de neuroimagem com tensor de difusão (DTI), demonstraram alterações em várias áreas, principalmente no cerebelo.[4]

Apesar desse avanço no conhecimento fisiopatológico, o diagnóstico do TE é clínico e ainda não existe um marcador para a doença.

DIAGNÓSTICO E MANIFESTAÇÕES CLÍNICAS

Os critérios diagnósticos clínicos mais utilizados estão de acordo com o consenso proposto pela Movement Disorder Society em 1998. São divididos em principais e secundários. Os critérios secundários não são necessários, mas a presença de um ou mais deles reforça o diagnóstico (Quadros 9.1 e 9.2).

Quadro 9.1 - Critérios diagnósticos principais e secundários para TE

Critérios principais	Critérios secundários
Tremor de ação bilateral das mãos e antebraços (sem tremor de repouso)	Duração maior que 3 anos
Ausência de outros sinais neurológicos, com exceção da roda denteada	História familiar positiva
Pode ocorrer tremor isolado da cabeça sem postura anormal	Resposta ao álcool

Fonte: elaborado pelos autores.

Quadro 9.2 - Critérios de exclusão para TE

Critérios de exclusão
• Outros sinais neurológicos • Presença de causa conhecida de tremor fisiológico exacerbado • História ou evidência clínica de tremor psicogênico • Início abrupto ou deterioração lenta • Tremor ortostático primário • Tremor isolado de voz, língua, mento, membros inferiores, função específica ou postura específica

Fonte: elaborado pelos autores.

Existe recentemente uma proposta de nova classificação por idade e por história familiar.[11]

O TE tem início lento e insidioso e pode ocorrer em qualquer idade, embora os picos mais frequentes de início do quadro ocorram no final da adolescência ou após os 50 anos.[12] A idade de início mais precoce parece estar relacionada com o sexo masculino.[13] A frequência do tremor varia de 4 a 12 Hz e está inversamente relacionada com a idade.

Cerca de 90% dos pacientes apresentam tremor das mãos com a característica do movimento em flexão e extensão. O início geralmente é bilateral e, por vezes, assimétrico. A característica do tremor é de ação ou postura; em alguns prevalece uma sobre a outra e geralmente desaparecem em repouso e durante o sono. Outras características, como tremor intencional e tremor de repouso, podem ocorrer quando existe um tremor muito intenso ou quando a duração da doença é longa.

O tremor no segmento cefálico ocorre em 48% dos casos, sendo mais observado no sexo feminino.[13] O tremor cefálico provoca movimentos de negação ou afirmação e algumas vezes oblíquos. O tremor vocal ocorre em decorrência do envolvimento dos músculos da fonação, o que deixa a voz com uma entonação trêmula característica. Mais raramente existe o acometimento da mandíbula, da língua, do tronco e dos membros inferiores. A instabilidade postural e marcha tandem também têm sido descritas.

Frequentemente há melhora com a ingestão de álcool por via oral, porém o mecanismo de ação ainda não é totalmente conhecido. O tremor piora com ansiedade, fadiga muscular e situações de estresse social, podendo provocar embaraços sociais e profissionais. Em geral, pode causar alguma dificuldade nas atividades diárias, sem gerar incapacidade. Entretanto, em torno de 15 a 25% dos pacientes, o tremor torna-se incapacitante, com a necessidade de mudança ou afastamento do trabalho.

SINTOMAS NÃO MOTORES

Além das manifestações motoras, outros sintomas têm sido descritos, como alterações auditivas, do olfato, cognitivas e de personalidade. Com relação às alterações auditivas e de olfato, os dados dos estudos não são muito convincentes.

As alterações cognitivas têm sido descritas e, entre elas, foram observadas alterações de memória recente, atenção, problemas com fluência verbal e problemas de função executiva frontal.[14] Parece haver um maior risco de demência e de instalação mais rápida nos pacientes que iniciam o tremor após 65 anos. A presença de alterações de destreza manual e de atenção foram descritas, especialmente em pacientes com idade acima de 65 anos e com maior gravidade da doença.[15] No mesmo estudo, a presença de sinais de ansiedade foi relacionada com a duração da doença. Além dessas, alterações de personalidade têm sido relatadas em pacientes com TE, como pessimismo, medo, introversão e fadiga. Existe uma tendência a esses doentes serem mais amáveis e menos agressivos que a população em geral, entretanto não está claro se isso seria uma tendência pré-mórbida ou uma comorbidade.[16]

TRATAMENTO

Quando o tremor não interfere nas atividades, não é necessário o uso de qualquer medicamento. O tratamento adequado do TE deve ser iniciado quando o tremor se torna mais intenso, interfere nas atividades diárias ou se transforma em um motivo de muita ansiedade. Propranolol e primidona continuam sendo as medicações mais frequentemente utilizadas e o propranolol é a única medicação aprovada pela Food and Drug Administration (FDA) para o tratamento. Porém, cerca de 30 a 50% dos pacientes não responderão a essas medicações.

A ingestão de bebida alcoólica reduz a amplitude do tremor em 50 a 90% dos casos, mas o tremor pode piorar temporariamente após o término do efeito do álcool. A ingestão alcoólica nunca deve ser encorajada como forma de tratamento.

A seguir, são descritas algumas opções ordenadas segundo seu nível de evidência.[17,18]

Recomendações nível de evidência A

Propranolol

O propranolol é um antagonista não seletivo de receptores beta-adrenérgicos. Apresenta nível de evidência A, com melhora em torno de 50% do tremor em membros. Apresenta pequena a moderada frequência de efeitos colaterais, que consistem em bradicardia, hipotensão, sonolência, tontura e impotência sexual. É contraindicado em pacientes com asma grave, insuficiência cardíaca descompensada ou bloqueios atrioventriculares de alto grau. Pode ser usado na dose de 60 a 800 mg/dia, divididos em 2 a 3 tomadas. Sua formulação de longa duração (propranolol LA) parece ser tão eficaz quanto a formulação padrão e deve ser usada na dose de 80 a 320 mg, em uma tomada diária, pela manhã. Doses noturnas podem causas insônia e devem ser evitadas.

Primidona

Primidona é um anticonvulsivante que é metabolizado em feniletilmalonamida e em fenobarbital, com eficácia de 50% do tremor em membros. Apresenta moderada a alta frequência de efeitos colaterais, que consistem em sonolência, fadiga, náuseas, tontura, ataxia e reação de toxicidade aguda. Deve ser usada na dose de 50 a 750 mg, divididos em 2 a 3 tomadas.

Recomendações nível de evidência B

Sotalol e atenolol

Sotalol é um antagonista não seletivo de receptores beta-adrenérgicos, assim como o propranolol. O atenolol é um antagonista seletivo do beta-1-adrenorreceptor. Devem ser usados na dose de 75 a 200 mg/dia e de 50 a 150 mg ao dia, em 1 a 2 tomadas, respectivamente. Ambos apresentam menor eficácia que o propranolol. O atenolol parece ser menos potente que o sotalol.

Alprazolam

É um benzodiazepínico de curta duração. Parece ter eficácia na redução do tremor em membros, porém tem altas taxas de efeitos colaterais (sedação e fadiga) e deve ser usado com cautela pelo risco de dependência.

Gabapentina

É um anticonvulsivante similar ao GABA. Gera redução do tremor em membros em doses acima de 1.200 mg/dia, podendo chegar a 1.600 mg/dia, divididos em 2 a 3 tomadas.

Topiramato

É um anticonvulsivante que bloqueia canais de sódio e potencializa a atividade gabaérgica. Gera redução da amplitude do tremor em membros em doses acima de 400 mg/dia. A taxa de abandono ao tratamento é alta em virtude de seus efeitos colaterais (diminuição do apetite, perda de peso, anorexia, parestesias, dificuldade de concentração e queda de cabelo).

Recomendações nível de evidência C

Clozapina

É um neuroléptico atípico. Reduz tremor em membros quando usado em doses de 6 a 75 mg/dia. Deve ser usado com cautela pelo potencial risco de agranulocitose.

Nimodipina

É um bloqueador de canal de cálcio. Parece eficaz no tremor de membros quando usado na dose de 120 mg/dia (30 mg em 4 tomadas).

Toxina botulínica tipo A

O efeito da toxina botulínica tipo A no tremor de membros é modesto. Seu efeito dose-dependente pode gerar fraqueza no membro, que também poderá ser incapacitante para o paciente. Nos tremores cefálico e vocal, os dados de eficácia são limitados. Portanto, o uso da toxina botulínica deve ser tentado apenas em casos refratários, com nível de recomendação C.

Tratamento cirúrgico para o tremor essencial

Talamotomia

A talamotomia consiste na realização de uma lesão no VIM por meio de técnicas estereotáxicas. A cirurgia unilateral é eficaz no tratamento do tremor de membro contralateral. Na maioria dos estudos, os pacientes reportaram abolição do tremor ou melhora grande a moderada, com manutenção dos efeitos em longo prazo. Hemiparesia, disartria, déficits cognitivos e confusão mental são eventos adversos que podem ocorrer após a cirurgia e podem se tornar permanentes. Talamotomia bilateral não é recomendada, em razão do maior risco desses efeitos adversos.

Estimulação cerebral profunda (DBS)

O estimulador cerebral profundo é um estimulador elétrico de alta frequência que modifica a atividade elétrica na área implantada. Para o tremor essencial, é implantado no VIM do lado contralateral ao dos sintomas que se quer melhorar. Ele é conectado a um gerador de pulso e seus parâmetros, como voltagem, pulso e frequência de pulso, podem ser ajustados. Essa flexibilidade de ajuste torna o DBS uma opção mais vantajosa que a talamotomia. Apresenta boa eficácia na redução do tremor de membros e pode ser implantado bilateralmente, apesar de também aumentar os riscos de efeitos adversos com a estimulação bilateral. Ainda não há dados que demonstrem que o DBS seja eficaz para tremores cefálico e vocal associados ao tremor essencial.

CONCLUSÃO

Primidona e propranolol parecem ser as medicações mais eficazes para o tratamento do tremor essencial em membros, tanto do componente de ação quanto do postural. Apresentam taxas semelhantes de falha terapêutica, em torno de 30%, e são a escolha preferencial para o tratamento inicial do paciente, sempre levando em consideração suas contraindicações e efeitos colaterais. Suas doses devem ser ajustadas conforme a progressão da doença. Topiramato, gabapentina, atenolol e sotalol podem ser usados como alternativa nos pacientes que não responderam ao propanolol e à primidona ou que têm contraindicações a essas medicações.

A associação de propranolol com primidona parece reduzir ainda mais o tremor em membros que quando tais drogas são utilizadas sozinhas, deve ser considerada quando existe resposta a uma das drogas e a intolerância não permita aumento na dose e também quando a melhora na qualidade de vida do paciente não é alcançada com monoterapia. Essa associação não parece piorar os eventos adversos das medicações.

Para pacientes refratários ao tratamento medicamentoso, a talamotomia e o DBS unilaterais, geralmente para melhora do tremor na mão dominante, são opções eficazes, sendo o DBS mais vantajoso que a talamotomia.

Para os tremores cefálico e vocal, há poucas opções terapêuticas eficazes. O propranolol parece reduzir em 50% a amplitude do tremor cefálico, porém com nível de evidência B. A toxina botulínica pode ser utilizada no tremor cefálico e tem resultados modestos no tremor vocal.

REFERÊNCIAS

1. Jankovic J. Essential tremor: a heterogeneous disorder. Mov Disord. 2002;17:638-44.
2. Louis ED, Ferreira JF. How common is the most adult movement disorder? Update on the worldwide prevalence of essential tremor. Mov Disord. 2010;25:534-41.
3. Barbosa MT, Caramelli P, Cunningham MC, Maia DP, Lima-Costa MF, Cardoso F. Prevalence and clinical classification of tremor in elderly. A community-based survey in Brazil. Mov Disord. 2013;28:640-6.
4. Zeuner KE, Deuschl G. An update on tremors. Curr Opin Neurol. 2012;25:475-82.
5. Jasinska-Myga B, Wider C. Genetics of essential tremor. Parkinsonism Relat Disord. 2012;18 (Suppl 1):S138-9.
6. Murni T, Tan EK. Genetics of essential tremor. Parkinsonism Relat Disord. 2016;22:S176-8.
7. De Montigny C, Lamarre Y. Rhytmic activity induced by harmaline in the olivo-cerebelo-bulbar system of the cat. Brain Res. 1973;53:81-95.
8. Shill HA, Adler CH, Beach TG, Lue L-F, Caviness JN, Sabbagh MN et al. Brain biochemistry in autopsied patients with essential tremor. Mov Disord. 2012;27:113-7.
9. Louis ED, Faust PL, Vonsattel JP, Honig LS, Rajput A, Robinson CA et al. Neuropathological changes in essential tremor: 33 cases compared with 21controls. Brain. 2007;130:3297-307.
10. Rajput AH, Robinson CA, Rajput ML, Robinson SL, Rajput A. Essential tremor is not dependent upon cerebellar Purkinje cell loss. Parkinsonism Relat Disord. 2012;18:626-8.
11. Govert F, Deuschl G. Tremor entities and their classification: an update. Curr Opin Neurol. 2015;28:393-9.
12. Lou JS, Jankovic J. Essential tremor: clinical correlates in 350 patients. Neurology. 1991;234-8.
13. Borges V, Ferraz HB, Andrade LAF. Tremor essencial. Caracterização clínica de uma amostra de 176 pacientes. Arq Neuropsiquiatr. 1994;52:161-5.
14. Lombardi WJ, Woolston DJ, Roberts JW, Gross RE. Cognitive deficits in patients with essential tremor. Neurology. 2001;57(5):785-90.
15. Medeiros LMI, Castro PCF, Felício AC, Queiros BB, Silva SMCA, Ferraz HB et al. Patients with essential tremor can have manual dexterity and attention deficits with no impairments in other cognitive functions. Arq Neuropsiq. 2016;74:122-7.
16. Lorenz D, Schwieger D, Moises H, Deuschl G. Quality of life and personality in essential tremor patients. Mov Disord. 2006;21(8):1114-8.
17. Zesiewicz TA, Elble R, Louis ED, Hauser RA, Sullivan KL, Dewey RB et al. Practice parameter: therapies for essential tremor. Report of the Quality Standards Subcommittee of the American Academy of Neurology. Neurology. 2005;64:2008-20.
18. Zesiewicz TA, Elble RJ, Louis ED, Gronseth GS, Ondo WG, Dewey RB et al. Evidence-based guideline update: treatment of essential tremor. Report of the Quality Standards Subcommittee of the American Academy of Neurology. Neurology. 2011;77:1752-5.

CAPÍTULO 10

Tremores Secundários

Vanderci Borges
Carolina Candeias da Silva

INTRODUÇÃO

O tremor é o movimento involuntário mais comum, definido como oscilação rítmica de uma determinada parte do corpo, decorrente de contrações de músculos antagonistas, que podem ser síncronas ou alternantes.[1]

O tremor pode ser classificado de acordo com etiologia, fenomenologia, frequência e localização. Segundo a fenomenologia ou, mais exatamente, segundo as circunstâncias em que se manifesta o tremor, pode ser de repouso e ação (Tabela 10.1).

Tabela 10.1 - Classificação dos tremores

Fenomenologia	• Tremor de repouso
	  • Adução, abdução, pronação, supinação
	• Tremor de ação
	  • Postural, cinético, intenção, tarefa específica, isométrico

Frequência	• Baixa: < 4 Hz • Média: 4-7 Hz • Alta: > 7 Hz
Localização	• Qualquer parte do corpo • Membros superiores e cabeça mais frequentes

Fonte: adaptada de Deuschl et al., 1998.[2]

A frequência do tremor pode ser classificada em baixa, média e alta. Pode-se observar o tremor em qualquer parte do corpo, sendo os membros superiores e a cabeça os segmentos mais acometidos. Outras partes, como os membros inferiores e o tronco, também podem ser afetadas, porém com menos frequência.

Para um diagnóstico correto do tremor, é necessária uma boa anamnese, considerando vários dados como idade de início do tremor, modo de início (súbito ou gradual), localização inicial e sequência de aparecimento, circunstância em que ocorrem outros sinais e sintomas neurológicos, presença de doenças sistêmicas (p. ex., distúrbios metabólicos), história familiar, uso de medicações e resposta ao álcool. Além disso, é necessário um exame neurológico completo, com observação do tremor em repouso, distração, manutenção de postura e ação.

Neste capítulo, serão abordados os tremores secundários ou sintomáticos, mas inicialmente o tremor fisiológico será comentado.

O tremor fisiológico não é visível a não ser em algumas situações, como estresse, ansiedade e outras condições como fadiga muscular, hipoglicemia, hipertireoidismo, uso de alguns medicamentos e uso abusivo de cafeína. A sua frequência é de 8 a 12 Hz e pode variar com a idade. O tremor fisiológico ocorre por fatores mecânicos ativados por um componente do reflexo do estiramento. Também pode ser causado por um componente de oscilação central. Quando se manifesta, geralmente é um tremor de postura e denominado tremor fisiológico exacerbado.

TREMOR CEREBELAR

O tremor cerebelar é considerado um tremor sintomático e decorrente de doença do cerebelo ou de suas vias aferentes ou eferentes. Apresenta frequência baixa, que varia de 2 a 5 Hz, ocorre em ação e piora na intenção de atingir um alvo (ou seja, é intencional), e pode ser unilateral ou bilateral. Muitas vezes a presença de um componente postural pode estar presente. Desaparece durante o sono e relaxamento completo.[2] Geralmente ocorre uma oscilação rítmica da cabeça e/ou do tronco, a qual é denominada titubeação. Outros sinais cerebelares, como disartria, nistagmo, dismetria, ataxia e hipotonia, estão presentes.

O tratamento do tremor cerebelar mostra resposta pouco satisfatória com várias medicações como clonazepam, carbamazepina, propranolol, bupropiona e levetiracetam e topiramato. Outra opção é o tratamento cirúrgico com talamotomia ou estimulação cerebral profunda do núcleo ventral intermediário do tálamo (VIM), mas os resultados não são conclusivos quanto à eficácia.[3]

TREMOR DE HOLMES

O tremor de Holmes tem como característica geralmente ser unilateral, aparecer em repouso, na postura e durante a ação, especialmente na tentativa de atingir um alvo (intencional). Está localizado na parte tanto distal como proximal do membro afetado. Apresenta frequência baixa (menor que 4,5 Hz), piora quando o indivíduo muda de uma posição de repouso para manutenção de postura e geralmente é muito incapacitante.[2]

É decorrente de lesões que se localizam no tronco cerebral, tálamo ou cerebelo, via nigroestriatal[4] ou nas vias que unem essas estruturas. A manifestação geralmente é tardia e ocorre entre duas semanas a dois anos após a lesão. As causas mais comuns são doença cerebrovascular, tumores, infecções e traumatismo craniencefálico. A maioria dos estudos publicados é de relatos de casos, mas, em uma série de 29 casos recentemente publicada, a causa mais comum foi doença cerebrovascular.[5] Pode haver associação de outros sinais neurológicos, como hemiparesia, ataxia, distonia, alteração de nervos cranianos e tremor palatal.

Alguns estudos com imagem molecular, como a DaT-SPECT (tomografia por emissão de fóton único com transportador de dopamina) e o PET com fluorodopa (tomografia por emissão de prótons), mostraram redução da captação do marcador no putâmen e caudado ipsilateral ao tremor.[6]

Com relação ao tratamento, o uso da levodopa pode ser tentado e pode haver melhora em alguns pacientes, especialmente quando existe lesão na via nigroestriatal.[6]

O uso da toxina botulínica tem sido relatado em alguns casos, com melhora discreta.[5]

Outras medicações, como clonazepam, pramipexol, carbamazepina, propranolol e topiramato apresentam resposta não satisfatória. Em dois casos foi relatada melhora com o uso do levetiracetam, em doses respectivas de 1.000 mg e 4.000 mg ao dia.[7]

Quando não existe resposta ao tratamento medicamentoso, a cirurgia tem sido outra opção, com um índice de sucesso menor que em outras formas de tremor. Inicialmente se utilizava a talamotomia e atualmente a estimulação cerebral profunda do núcleo VIM. Outros alvos, como núcleo ventral oral posterior (VOP), ventral anterior (VA) e zona incerta, além de globo pálido, têm sido utilizados.

TREMOR ASSOCIADO ÀS NEUROPATIAS PERIFÉRICAS

Em pacientes portadores de neuropatias periféricas desmielinizantes, especialmente decorrentes de imunoglobulinopatias, mas também em outras formas, pode ocorrer tremor nos membros afetados. Geralmente é um tremor cinético e na manutenção da postura, com frequência que varia de 3 a 6 Hz. Não existe relação direta entre o grau de perda sensitiva e da velocidade de condução nervosa com a frequência e amplitude do tremor.[6] O mecanismo fisiopatológico não é totalmente esclarecido, mas parece ser decorrente de interações entre fatores centrais e periféricos. O tratamento da neuropatia pode melhorar o tremor. O tratamento cirúrgico com estimulação cerebral profunda do VIM do tálamo melhora o tremor, mas, depois de algum tempo, pode ocorrer perda do controle do tremor ou efeito rebote.[8]

TREMOR PALATAL

O tremor palatal é um movimento rítmico do palato mole, com frequência de 1 a 3 Hz. Pode ser essencial ou sintomático.[9]

O tremor palatal essencial geralmente é acompanhado de um “clique” auditivo, que pode ser ouvido por outras pessoas ao lado do paciente. Ocorre em virtude de contrações do músculo tensor do véu palatino que abre a tuba de Eustáquio e causa uma diminuição abrupta da tensão de superfície dentro da tuba. No tremor palatal essencial, a ressonância magnética do crânio costuma ser normal.

No tremor palatal sintomático ocorrem contrações do músculo elevador do véu palatino e geralmente está associado a movimentos rítmicos dos olhos, disartria e ataxia. Quando existe associação de tremor palatal e movimentos oculares, denomina-se tremor oculopalatal.

Lesões focais do tronco cerebral ou cerebelar, especialmente na área do triângulo de Guillain-Mollaret, formado por núcleo rubro, núcleo denteado e núcleo olivar inferior (NOI), são as causas mais frequentes de tremor palatal sintomático. Além disso, processos degenerativos como ataxia progressiva com tremor palatal e síndrome de Alexander também estão entre as causas. Um achado característico é a hipertrofia do núcleo olivar, que pode ser visível ao exame de imagem por ressonância magnética do crânio. A hipertrofia do NOI tem sido considerada responsável pela gênese dos tremores oculopalatal e palatal. Essa hipertrofia seria decorrente de um aumento nas oscilações do NOI, em virtude da interrupção do trato dentato-olivar, que é inibitória, associada a uma ação eletrônica entre os neurônios do núcleo olivar inferior e canais de cálcio específicos.[6]

O tremor palatal geralmente responde de maneira transitória à injeção de toxina botulínica A em pequenas doses no palato mole.

TREMOR PSICOGÊNICO

O tremor psicogênico muitas vezes é difícil de ser detectado, mas algumas características podem auxiliar o diagnóstico. Tem início geralmente abrupto, com progressão rápida ao máximo de gravidade, envolve mais de um membro, apresenta características complexas e variáveis e pode apresentar componentes de repouso, ação e postura. Uma história prévia de um movimento involuntário com remissão espontânea em diferentes partes do corpo ou fenomenologia distinta deve chamar a atenção ao diagnóstico. Localização, direção, amplitude e frequência do movimento costumam se alterar durante o exame, com tendência a exacerbar subitamente quando observado e a reduzir durante distração; também pode ser reduzido durante a realização de movimentos do membro contralateral. O movimento pode ser induzido com sugestões e pontos-gatilho no corpo. É muito comum, no tremor psicogênico, o chamado "fenômeno do transbordamento". Nessa situação, o examinador, ao tentar impedir a manifestação do tremor, por exemplo, segura um membro acometido e a outra parte do corpo não contida pelo examinador manifesta o tremor, geralmente com uma amplitude maior ainda que a anterior. O paciente pode ter múltiplas queixas, entretanto, sem alteração ao exame neurológico. Não responde a qualquer tratamento medicamentoso para o tremor.

A presença de antecedentes psiquiátricos e situações em que se possa haver ganho secundário pelo tremor devem ser exaustivamente pesquisados.[10]

O tremor psicogênico, assim como o tremor orgânico, pode se alterar com o estado emocional do paciente e ambos podem estar associados a doenças psiquiátricas.

O tratamento do tremor psicogênico é um grande desafio. Os pacientes geralmente não aceitam sua condição e o diagnóstico e tornam-se refratários à proposição terapêutica medicamentosa com antidepressivos e psicoterapia. Quando existe aceitação do diagnóstico pelo paciente, o prognóstico melhora.

TREMOR INDUZIDO POR DROGAS

O diagnóstico do tremor induzido por drogas pode ser difícil em ocasiões em que o paciente faz uso de múltiplas medicações. É importante diferenciá-lo de outras formas de tremor. Também é importante saber se a medicação está causando o tremor ou está acentuando uma situação preexistente.

Alguns fatores devem ser levados em conta, como:

- Exclusão de outras causas de tremor.
- Uma relação temporal com o início da medicação.
- O aumento da dose piora o tremor; a redução ou retirada melhora o tremor.
- Ausência de progressão do tremor.

Geralmente o tremor acomete os membros de forma bilateral, mas em alguns casos pode ser unilateral.

São muitas as medicações implicadas em produzir tremores, e as características desse tipo de tremor dependem da medicação utilizada e de possíveis predisposições individuais[7,11] (Tabela 10.2).

Tabela 10.2 - Principais medicações indutoras de tremor

Medicamento	Tipo de tremor
Antiarrítmicos • Amiodarona, procainamida	Ação e postural
Anticonvulsivantes • Valproato de sódio • Lamotrigina	 Postural e repouso Ação e postural
Antidepressivos	Ação e postural
Antieméticos • Metroclopramida, bromoprida	Repouso
Antifúngicos • Anfotericina B, itraconazol	Repouso
Carbonato de lítio	Ação, postural e repouso
Broncodilatadores	Ação e postural
Neurolépticos e depletores dopaminérgicos	Repouso, postural e intencional

Fonte: elaborada pelas autoras.

Os tipos de tremores que podem ser causados por drogas são:

- **Tremor de postura ou cinético semelhante ao fisiológico exacerbado:** geralmente é causado por anticonvulsivantes como valproato de sódio, lamotrigina e carbonato de lítio; antidepressivos, tanto os tricíclicos como os inibidores seletivos de serotonina; broncodilatadores (p. ex., salbutamol) e metilxantinas (p. ex., aminofilina), que parecem ser dose-dependentes.
- **Tremor de repouso:** quando se usam drogas depletoras ou bloqueadoras dopaminérgicas, especialmente os neurolépticos típicos, a presença de tremor de repouso e outros sinais parkinsonianos podem ocorrer em 15 a 60% dos pacientes. Existem alguns fatores de risco, como idade avançada, sexo feminino, predisposição familiar e Aids.

  Os neurolépticos atípicos (risperidona, olanzapina, quetiapina) induzem menos tremor, a não ser quando utilizados em doses altas. Outras medicações, como flunarizina e cinarizina, que apresentam efeito bloqueador dopaminérgico, produzem tremor de repouso, postural e sinais parkinsonianos.

  Antieméticos, como metoclopramida e bromoprida, e antifúngicos, como anfotericina B e itraconazol, podem levar ao aparecimento do tremor de repouso.
- **Postural ou intencional:** geralmente é visto no chamado "tremor tardio", que ocorre após o uso de neurolépticos por longo prazo, e costuma ter frequência de 3 a 5 Hz.

  Álcool e outras drogas, como a levotiroxina em doses muito elevadas e imunossupressores, também podem causar tremores.

TREMORES E DOENÇAS METABÓLICAS

Algumas doenças metabólicas podem apresentar o tremor entre suas manifestações. No hipertireoidismo, o tremor é de pequena amplitude e sua frequência varia de 8 a 12 Hz, considerado como tremor fisiológico exacerbado. O mesmo ocorre na hipoglicemia.

Na doença de Wilson, o tremor característico geralmente é postural ou de intenção, como um "bater de asas"; ocasionalmente é de repouso. Estão presentes outros sinais, como distonia, parkinsonismo, sinais cerebelares e alterações cognitivas, além de distúrbios psiquiátricos.[12] Geralmente o tremor melhora com o tratamento da doença de Wilson.

TREMOR E ATAXIA NA SÍNDROME DA PRÉ-MUTAÇÃO DO X FRÁGIL

A síndrome da pré-mutação do X frágil ocorre em decorrência da pré-mutação de expansão do CGC de 55 a 199 repetições no gene *FRM1.*

Caracteriza-se por tremor de intenção, cinético ou postural, é associado a ataxia, parkinsonismo, declínio cognitivo, neuropatia periférica e disfunção autonômica. É predominante em homens, com início após os 50 anos, mas pode ocorrer no sexo feminino.

Alterações da substância branca periventricular subcortical e hipersinal em T2 no pedúnculo cerebelar médio podem ser vistas na RM de crânio.[13]

REFERÊNCIAS

1. Koller WC. Diagnosis and treatment of tremors. Neurol Clin. 1984;2:499-514.
2. Deuschl G, Bain P, Brin M. Consensus statement of the Movement Disorder Society on tremor. Mov Disord. 1998;13(Suppl. 3):2-23.
3. Labiano-Fontcuberta A, Benito-Leon J. Understanding tremor in multiple sclerosis: prevalence, pathological anatomy, and pharmacological and surgical approaches to treatment. Tremor Other Hyperkinet Mov (NY). 2012;2.
4. Elble R, Deuschl G. Milestones in tremor research. Mov Disord. 2011;26:1096-105.
5. Seidel S, Kasprian G, Leutmezer F, Prayer D, Auff E. Disruption of nigrostriatal and cerebellothalamic pathways in dopamine responsive Holmes' tremor. J Neurol Neurosurg Psychiatry. 2009;80:921-3.
6. Zeuner KE, Deuschl G. An update on tremors. Curr Opin Neurol. 2012;25:475-82.
7. Raina GB, Cersosimo MG, Folgar SS, Giugni JC, Calandra C, Paviolo JP et al. Holmes tremor clinical description, lesion localization, and treatment in a series of 29 cases. Neurology. 2016;86:931-8.
8. Patel N, Ondo W, Jimenez-Shahed J. Habituation and rebound to thalamic deep brain stimulation in long-term management of tremor associated with demyelinating neuropathy. Int J Neurosc. 2014;124:919-25.
9. Deuschl G, Toro C, Valls-Solé J, Zeffiro T, Zee DS, Hallett M. Symptomatic and essential palatal tremor. 1. Clinical, physiological and MRI analysis. Brain. 1994;775-88.
10. Schrag A, Lang AE. Psychogenic movement disorders. Curr Opin Neurol. 2005;18:399-404.
11. Morgan JC, Sethi KD. Drug induced tremors. Lancet Neurol. 2005;4:866-76.
12. Machado A, Chien HF, Deguti MM, Cançado E, Azevedo RS, Scaff M et al. Neurological manifestations in Wilson's disease: report of 119 cases. Mov Disord. 2006;21:2192-6.
13. Hagerman RJ, Leehey M, Heinrichs W, Tassone F, Wilson R, Hills J et al. Intention tremor, parkinsonism and generalized brain atrophy in male carriers of fragile X. Neurology. 2001;57:127-30.

CAPÍTULO 11

Tiques e Síndrome de Gilles de la Tourette

Sonia Maria Cesar de Azevedo Silva
Lorena Broseghini Barcelos

INTRODUÇÃO

Tiques motores são movimentos recorrentes, repetitivos, súbitos e não rítmicos. Tiques fônicos ou vocais são sons com ou sem conteúdo linguístico, emitidos de maneira intermitente e repetitiva. Os tiques podem aparecer em surtos, com períodos de exacerbação e remissão espontâneas, variando na frequência, intensidade e tipo.

Aspectos característicos incluem a previsibilidade do movimento e de seu início, a supressibilidade e a possibilidade de ser desencadeado por estresse, excitação e sugestão.[1]

É essencial para o diagnóstico que se reconheçam três características associadas à supressibilidade:

1. Possibilidade de supressão temporária.
2. Tensão emocional que gera desconforto e que acompanha o período da supressão.
3. Necessidade imperiosa de realizar o tique para aliviar a tensão gerada durante a supressão.[2]

CLASSIFICAÇÃO FENOMENOLÓGICA

Os tiques podem ser classificados de acordo com tipo, complexidade, se são isolados ou múltiplos e de acordo com localização, número, frequência e duração.

Os tiques motores simples geralmente envolvem apenas um grupo muscular e podem causar um movimento caracterizado por um abalo breve (tique clônico), ou uma contração mais lenta, levando a uma postura anormal sustentada (tiques distônicos), ou ainda uma contração muscular isométrica (tiques tônicos). Exemplos de tiques motores clônicos são piscamento, careteamento e abalos da cabeça. Tiques distônicos simples incluem blefaroespasmo, movimentos oculógiros, bruxismo, abertura sustentada da boca, torcicolo e rotação do ombro. Enrijecimento da musculatura abdominal ou de um membro é um exemplo de tique tônico. Cabe salientar a importância de se distinguir o tique distônico de uma distonia primária e lembrar que a ocorrência de tiques clônicos e distônicos em pacientes com distonia primária é maior que na população geral.

Os tiques motores complexos são movimentos coordenados e sequenciados que se assemelham a um ato motor ou um gesto normal, mas que são inapropriadamente intensos e cronometrados. Eles podem lembrar um movimento não proposital, como o abalo da cabeça ou a inclinação do tronco para frente, ou podem parecer propositais, como o ato de tocar, arremessar, bater, pular e chutar. Os tiques motores complexos podem se manifestar como copropraxia (fazer gestos obscenos, pegar ou expor a genitália) e ecopraxia (imitar gestos). É importante diferenciar os tiques motores complexos da compulsão que acompanha o transtorno obsessivo-compulsivo (TOC), visto que as condutas terapêuticas diferem em cada uma dessas condições. Na compulsão, a presença do sentimento de ansiedade ou pânico associado à necessidade premente de realizar o movimento ou som, deve-se ao receio de que, se não adequada e prontamente realizado, algo de desastroso poderá ocorrer. Nos tiques, no entanto, o sentimento de desconforto é prontamente aliviado mediante a execução do movimento ou emissão do som, não havendo associação alguma com um ganho secundário. A paracinesia (movimento realizado com o objetivo de camuflar o tique) é outro movimento que pode estar associado aos tiques, criando a falsa impressão de que o tique é um ato aparentemente proposital (passar a mão no cabelo no momento do abalo da cabeça).

Os tiques fônicos simples caracterizam-se pela emissão de sons sem significado, como fungar, pigarrear, grunhir, ranger, gritar, tossir e soprar. Tiques fônicos complexos consistem na verbalização de sons com as seguintes características: conteúdo linguístico de caráter obsceno (coprolalia), repetição de palavras ou frases ouvidas (ecolalia) e repetição de palavras, frases ou mais frequentemente a última sílaba proferida (palilalia).[3] Podem persistir durante todos os estágios do sono, o que os diferencia de outras hipercinesias.

Em 80% dos pacientes, principalmente nos portadores da síndrome de Tourette, os tiques motores ou fônicos são precedidos por sensações premonitórias. Esse fenômeno premonitório consiste em uma sensação desagradável ou desconforto topograficamente distribuído na região anatômica do tique, como a sensação de queimação nos olhos precedendo o piscamento, sensação de tensão na musculatura do pescoço que é aliviada pelo seu estiramento ou pelo abalo da cabeça, sensação de aperto ou constrição que é aliviada pela extensão do braço ou da perna, congestão nasal antes de fungar, ressecamento ou dor na garganta antes de pigarrear, coceira na escápula antes do movimento de rotação. É interessante destacar que essas sensações podem ser projetadas em outras pessoas ou objetos e só serão aliviadas quando o paciente toca ou arranha a pessoa ou o objeto em questão. Essa manifestação é descrita como tique fantasma extracorporal.[4] Outra forma de sensação premonitória é o sentimento não localizável e menos específico que abrange a esfera psíquica, como raiva ou ansiedade.[4]

CLASSIFICAÇÃO ETIOLÓGICA

De acordo com a etiologia, os tiques são classificados em primários (esporádicos e herdados) e secundários (infecção, drogas, toxinas, alteração do desenvolvimento, alterações cromossômicas, traumas) (Quadro 11.1).[4,5]

O período de duração dos tiques é utilizado como critério para diferenciar os tiques transitórios da síndrome de Tourette. São considerados tiques transitórios motores (únicos ou múltiplos) e/ou fônicos aqueles presentes por um período não superior a um ano. Essa apresentação, característica da infância, é a forma mais benigna dos transtornos dos tiques e essencialmente idêntica à apresentação da síndrome de Tourette, cujo diagnóstico será firmado mediante duração superior a um ano e presença de comorbidades particulares. Os tiques crônicos, por outro lado, apresentam-se como tiques motores ou fônicos com duração superior a um ano.

Quadro 11.1 - Classificação etiológica dos tiques

Primários
Esporádicos
a. Motor e/ou fônico transitório (< 1 ano) b. Motor ou fônico crônico (> 1 ano) c. Início no adulto d. Síndrome de Tourette
Herdados
a. Síndrome de Tourette
Secundários
Infeccioso e parainfeccioso
Encefalites, lues, doença de Sydenham, doença de Creutzfeldt-Jakob
Drogas e toxinas
Anfetamina, metilfenidato, levodopa, cocaína, carbamazepina, fenobarbital, lamotrigina, neurolépticos, ritalina, cafeína, esteroides, monóxido de carbono
Alterações do desenvolvimento
Encefalopatia estática, retardo mental, síndrome de Asperger, autismo
Alterações cromossômicas
Síndrome de Down, síndrome de Klinefelter, síndrome do X frágil, cariótipo XYY, trissomia X e mosaicismo 9p, trissomia parcial 16, 9p monossomia, citrulinemia, síndrome de Beckwith-Wiedemann
Herdados
Síndrome de Tourette, doença de Huntington, neuroacantocitose, distonia primária, neurodegeneração associada à pantotenatoquinase (PKAN) ou doença de Hallervorden-Spatz, esclerose tuberosa, doença de Wilson, distrofia de Duchenne
Outras
Trauma craniano, acidente vascular cerebral (AVC), síndromes neurocutâneas, esquizofrenia, doenças neurodegenerativas

Fonte: adaptada de Fahn et al., 2011.[5]

A ocorrência de transtorno primário dos tiques com início na idade adulta é rara. No entanto, tiques primários que se associam à distonia (focal ou segmentar) tendem a aparecer mais tardiamente, sendo formas habituais descritas em estudos populacionais de distonia primária de início na idade adulta.[6]

Os tiques que se associam a outras anormalidades neurológicas são prenúncio de uma causa secundária. É o que se observa em condições como retardo mental e autismo, que indicam transtorno global do desenvolvimento cerebral. De modo semelhante, diversas outras doenças de origem genética ou degenerativa podem desencadear tiques além das manifestações próprias da doença. São exemplos a doença de Wilson, a neuroacantocitose, a neurodegeneração com acúmulo do ferro e a doença de Huntington. Outras causas secundárias incluem os transtornos de circuitos frontosubcorticais (trauma, envenenamento por monóxido de carbono), encefalopatia hipóxico-isquêmica, AVC, infecções do sistema nervoso central (SNC) (encefalite viral, neuroborreliose) e doenças autoimunes (síndrome do anticorpo antifosfolípide, doença de Sydenham). São descritos também os tiques como manifestação de discinesia tardia pelo uso prolongado de neurolépticos e secundários a diversos outros medicamentos anticonvulsivantes e estimulantes do SNC.[5]

DIAGNÓSTICO DIFERENCIAL

Os padrões fenomenológicos dos tiques *per se* criam a possibilidade de erros diagnósticos, confundindo-os com outras síndromes hipercinéticas. Fahn et al. apresentaram aspectos importantes na prática clínica que permitem diferenciá-los (Quadro 11.2).[5]

Quadro 11.2 – Diagnóstico diferencial dos tiques

Fenomenologia	
Abrupto	Mioclonia, coreia, hiperecplexia, discinesia paroxística, crises convulsivas
Fenômeno sensorial (incitar alívio)	Acatisia, síndrome das pernas inquietas, distonia
Percebido como voluntário	Acatisia
Supressibilidade	Todas hipercinesias, porém muito menos que os tiques
Redução com distração	Acatisia, movimentos psicogênicos
Aumento com estresse	Maioria das hipercinesias
Aumento com relaxamento (após estresse)	Tremor parkinsoniano
Multifocal, migração	Coreia, mioclonia
Flutuação espontânea	Discinesia paroxística, crises convulsivas
Presença durante o sono	Mioclonia, movimentos periódicos, *painful legs/moving toes*, crises convulsivas

Fonte: adaptado de Fahn et al., 2011.[5]

SÍNDROME DE TOURETTE

A síndrome de Tourette é um transtorno neuropsiquiátrico crônico com início na infância, caracterizado por tiques motores e vocais, com períodos de exacerbação e remissão espontâneos, que se associam frequentemente com transtornos comportamentais, principalmente o transtorno obsessivo-compulsivo (TOC) e o transtorno do déficit de atenção e hiperatividade (TDAH). Sua grande heterogeneidade clínica é causa de dificuldades no diagnóstico e determina um grande desafio no entendimento dos aspectos genéticos, em especial aqueles que avaliados por dados de *linkage*.

Um dos primeiros relatos de síndrome de Tourette remonta de 1825, quando Itard[7] descreveu um nobre francês com tiques corporais e fônicos, além de declarações obscenas. Sessenta anos mais tarde, o neurologista francês e um estudante de Charcot, Georges Gilles de la Tourette,[8] revisaram o caso original de Itard e acrescentaram mais oito pacientes. Observaram que todos os nove pacientes compartilhavam os tiques involuntários breves como uma característica comum.

O Grupo de Estudos para Classificação de Síndrome de Tourette formulou os seguintes critérios diagnósticos:[9]

- Presença de tiques motores múltiplos e um ou mais tiques fônicos em algum momento da doença, não necessariamente de modo concomitante.
- Os tiques ocorrem muitas vezes ao dia, quase todos os dias ou intermitentemente por um período maior que um ano.
- A localização anatômica, o número, a frequência, o tipo, a complexidade ou a gravidade dos tiques variam no decorrer do tempo.
- Início antes dos 21 anos.
- Os movimentos involuntários e as vocalizações não podem ser explicados por outros transtornos médicos.
- Os tiques motores e/ou fônicos precisam ser testemunhados por um examinador em algum momento da doença ou podem ser registrados por vídeo.

Contrariamente ao que é proposto pelo Manual Diagnóstico e Estatístico de Transtornos Mentais – IV (DSM-IV), essa classificação não inclui a necessidade de que os tiques causem marcado comprometimento social ou ocupacional, sendo, então, incluídos no diagnóstico de síndrome de Tourette os pacientes com tiques leves.[5]

A expressão fenotípica variável da síndrome de Tourette provavelmente representa um espectro amplo de um mesmo defeito genético. Assim, a classificação de tiques transitórios da infância, tiques crônicos múltiplos e tiques crônicos únicos é uma maneira artificial de classificá-los.[10]

Os tiques costumam manifestar-se por volta dos 5 a 6 anos de idade e em 96% dos casos já estão presentes aos 11 anos. Têm início, preferencialmente, como tiques motores simples na face para então envolver a cabeça, os braços, o tronco e as pernas. Vocalização como sintoma inicial ocorre em aproximadamente 12 a 37% dos pacientes sob a forma de pigarreamento. A coprolalia, presente na evolução da doença, tem uma frequência variável de acordo com o *background* cultural, chegando nos Estados Unidos e no Japão a 50 e 4%, respectivamente. A piora dos sintomas acontece de maneira progressiva e atinge a maior gravidade por volta dos 10 anos. Nessa fase da doença, aos tiques simples motores se associam tiques motores complexos e fônicos simples e complexos. Os sintomas tendem a sofrer um declínio, chegando a desaparecer na metade dos pacientes por volta dos 18 anos de idade. A gravidade dos tiques na infância não tem valor preditivo quanto ao prognóstico na idade adulta.

As alterações comportamentais são comorbidades frequentes: o TOC, o TDAH, a ansiedade, os quadros fóbicos, mania e depressão. O TDAH ocorre em aproximadamente 48% dos pacientes e costuma preceder em alguns anos o aparecimento dos tiques; já o TOC, presente em aproximadamente 50% dos casos, costuma sucedê-los. Um instrumento válido na prática clínica para quantificar a gravidade do TOC é a Yale-Brown Obsessive Compulsive Scale (Y-BOCS).[11]

Na etiologia da síndrome de Tourette são implicados fatores genéticos e epigenéticos. Os estudos de gêmeos e famílias testemunham que fatores genéticos estão presentes, particularmente com um padrão de herança poligênica. As análises de *linkage* sugerem a importância de várias regiões cromossômicas, incluindo 11q23, 4q34-35, 5q35 e 17q25. Estudos de populações com síndrome de Tourette têm implicado regiões próximas do centrômero do cromossomo 2 e em 6p, 8q, 11q, 20q e 21q, assim como também no cromossomo X. Genes candidatos para a síndrome de Tourette têm incluído os genes de receptores dopaminérgicos (*DRD1*, *DRD2*, *DRD4* e *DRD5*), do transportador da dopamina, de receptores noradrenérgicos e serotoninérgicos. Mais recentemente o gene número 1 da família SLITRK e o gene da descarboxilase da L-histidina (*HDC*) foram propostos como candidatos à mutação em pacientes com síndrome de Tourette.[12,13]

Os fatores epigenéticos que têm tido destaque na patogênese da síndrome de Tourette são os insultos perinatais de natureza hipóxico-isquêmica, exposição a andrógenos e aqueles que são desencadeados por mecanismos autoimunes pós-infecciosos. Neste particularmente, o aparecimento de doenças imunomediadas (doença de Sydenham, PANDAS – *pediatric autoimune neuropsychiatric disorder*) por exposição prévia ao estreptococo beta-hemolítico do grupo A é assunto amplamente debatido na literatura. Há tendência em se admitir que a síndrome de Tourette também compartilha do mesmo mecanismo.[14]

A fisiopatologia da síndrome de Tourette é complexa porque envolve a presença não somente dos tiques que compõem o aspecto central da síndrome, mas também das manifestações neuropsiquiátricas.

O papel dos núcleos da base e conexões na fisiopatologia da síndrome de Tourette envolve vários aspectos. Os núcleos da base são divididos em dois complexos estriado-palidais: o complexo estriado-palidal dorsal (CSPD), que compreende o corpo estriado dorsal (caudado e putâmen) e globo pálido dorsal; e o complexo estriado-palidal ventral (CSPV), composto pelo estriado ventral (núcleo accumbens, tubérculo olfatório) e pálido ventral. Esses dois complexos recebem *inputs* de diversas áreas corticais e os projetam de volta ao córtex. São descritos cinco circuitos córtico-estriado-pálido-corticais, paralelos, separados, mas que se interconectam: circuito sensitivo-motor, óculo-motor, dorsolateral pré-frontal, orbitofrontal lateral e cíngulo anterior (límbico).

A causa da disfunção das estruturas dos núcleos da base ainda não é totalmente compreendida. Outros mecanismos estão relacionados com anomalias do sistema ácido gama-aminobutírico (GABA), contribuindo para uma desinibição presenciada na síndrome de Tourette. Estudos utilizando a tomografia por emissão de pósitrons identificaram anomalias no sistema gabaérgico em pacientes com síndrome de Tourette, incluindo diminuição de receptor GABA no estriado ventral, globo pálido, tálamo, amígdala e ínsula direita, e aumento de receptor GABA na substância negra, região periaquedutal, córtex cingulado posterior direito e cerebelo.[15]

Do ponto de vista microscópico e com base na propriedade imuno-histoquímica da acetilcolinesterase, existem duas regiões distintas no estriado: a matriz e o estriossoma. Do ponto de vista funcional, a matriz relaciona-se com a convergência do circuito sensitivo-motor e o estriossoma recebe os principais *inputs* das áreas órbito-frontal, cíngulo e áreas insulares como parte de uma rede de associação límbica. O neurônio espinhoso de tamanho médio é o principal componente celular, tanto da matriz quanto do estriossoma, e representa o neurônio de projeção inibitório gabaérgico. Os interneurônios gabaérgicos inibitórios e os neurônios colinérgicos tonicamente ativos, representam, respectivamente, 3 e 2% dos neurônios estriatais e têm o papel de modular os *outputs* estriatais. Os interneurônios gabaérgicos de disparo rápido determinam inibição para ambas as vias, direta e indireta, dos neurônios espinhosos de tamanho médio e são importantes na seleção do programa de *output*. Já os neurônios colinérgicos tonicamente ativos determinam pausas que liberam os neurônios de *output* estriatal das influências inibitórias dos interneurônios gabaérgicos. Estudos neuropatológicos têm mostrado que os neurônios espinhosos de tamanho médio estão normais, porém, os interneurônios gabaérgicos e colinérgicos estão em menor número e com distribuição alterada principalmente nas áreas sensitivo-motoras do estriado. Há tendência em se admitir que um desbalanço excitatório-inibitório entre as alças córtico-estriado-pálido-corticais parcialmente segregadas resultem de uma migração neuronal defeituosa dos interneurônios citados.[12,16]

Paralelamente aos achados já descritos nos núcleos da base, evidências por neuroimagem mostram anormalidades anatômicas e funcionais nos circuitos frontoestriatais, incluindo volume diminuído do núcleo caudado em adultos e crianças portadoras da síndrome e córtex pré-frontal dorsolateral mais desenvolvido nas crianças portadoras de tiques mais leves, o que favorece a hipótese do papel adaptativo e compensatório assumido pelo córtex pré-frontal em inibir impulsos ou comportamentos inapropriados. Consistente com esses achados, estudos de imagem por ressonância magnética funcional (IRMf) mostraram que a supressão dos tiques foi acompanhada por uma ativação do córtex

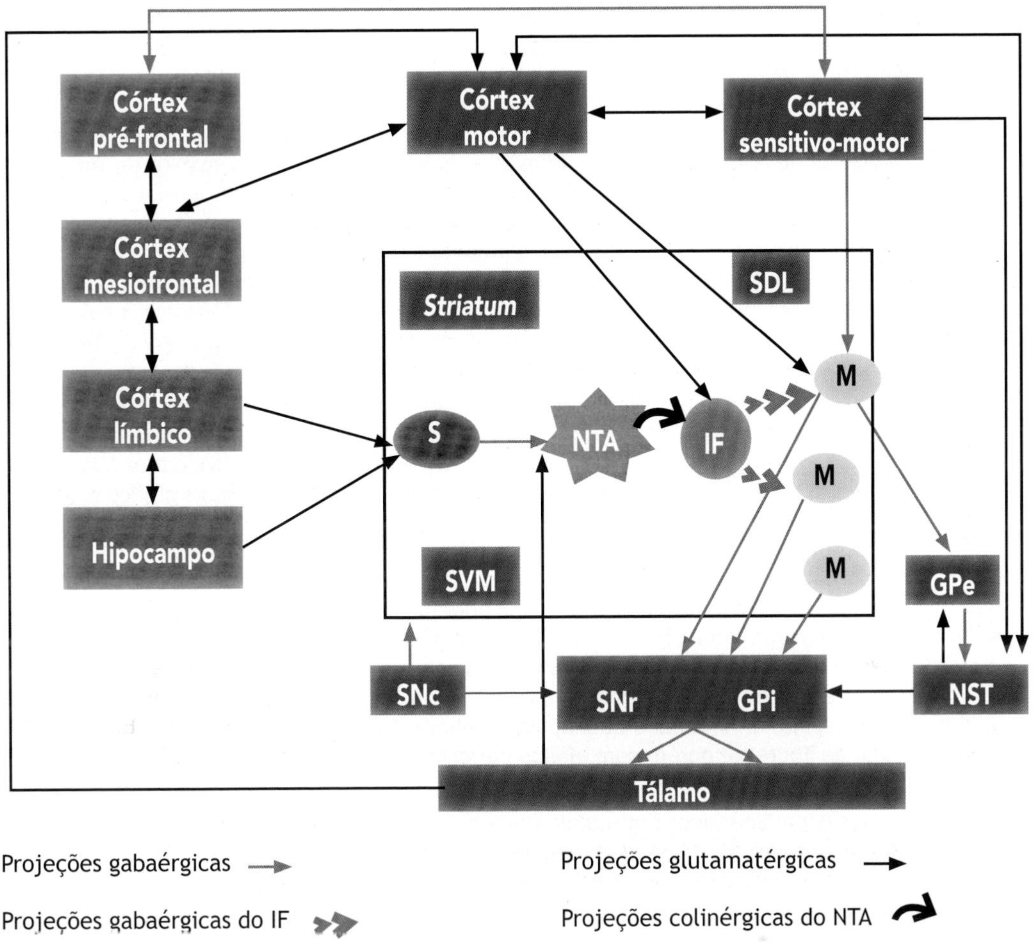

Figura 11.1 - Diagrama das principais conexões dos núcleos da base associadas à síndrome de Tourette.

GPe: globo pálido externo; GPi: globo pálido interno; IF: interneurônios gabaérgicos inibitórios; M: matriossoma; NST: núcleo subtalâmico; NTA: neurônios tonicamente ativos; S: estriossoma; SLD: estriado dorsolateral; SNc: substância negra *pars compacta*; SNr: substância negra *pars reticulada*; SVM: estriado ventromedial.

Fonte: adaptada de Leckman et al., 2006.[16]

pré-frontal, do cíngulo anterior e do núcleo caudado, com desativação do globo pálido, do putâmen e do tálamo. Esses achados anatômicos e funcionais sugerem em conjunto que, quando os sistemas frontoestriatais falham, os tiques podem ficar liberados do controle inibitório normal.[17]

Estudos por tomografia computadorizada com emissão de pósitrons (PET) ou tomografia computadorizada com emissão de fóton único (SPECT) sugerem haver também uma sensibilidade aumentada dos receptores dopaminérgicos D_2. Esses achados, associados à resposta satisfatória dos tiques aos antagonistas dopaminérgicos, reforçam a hipótese de hiperinervação do estriado por neurônios dopaminérgicos que devem estimular excessivamente a via direta e inibir a via indireta, contribuindo, assim, para o aparecimento dos tiques.[17]

O tratamento da síndrome de Tourette deve seguir alguns princípios. Como regra, em primeiro lugar, caracterizar se o sintoma é grave o suficiente para justificar o tratamento medicamentoso. Se assim o for, deve-se iniciar sempre com um medicamento de cada vez, analisando se somente os tiques, ou também as comorbidades, justificam o tratamento. Sempre que a decisão for a intervenção farmacológica, é necessário ponderar os riscos potenciais do desenvolvimento de efeitos colaterais dessas drogas e regularmente reavaliar o paciente. Deve-se ter em mente que, de acordo com a própria história natural da doença, os tiques sofrem períodos de exacerbação e remissão espontâneas e que a manutenção de doses mais altas pode ser desnecessária. Terapêutica não farmacológica, como técnicas de reversão de hábito fazendo parte da terapia cognitiva comportamental, é igualmente importante. Atenção também deve ser dada para o "entorno" do paciente, ou seja, esclarecer sobre a síndrome junto aos familiares, professores e colegas de classe na escola do paciente acometido, de modo a tentar criar um ambiente favorável e minimizar a discriminação que essas crianças frequentemente sofrem.[18]

Várias classes de drogas têm sido utilizadas. Quando os sintomas são mais leves, a opção terapêutica é o uso de agonistas alfa-2 adrenérgicos, como a clonidina e a guanfacina. Especialmente a clonidina também pode melhorar a ansiedade, a insônia, a hiperatividade e a impulsividade em pacientes que, além da síndrome de Tourette, sofrem de TDAH. Alguns efeitos colaterais incluem sedação e hipotensão, porém, em geral, essas drogas são bem toleradas. As drogas bloqueadoras do receptor dopaminérgico (haloperidol e pimozida) são as mais efetivas. A pimozida é considerada mais bem tolerada e exige controle cardiológico regular, por poder provocar prolongamento do intervalo QT. Esses neurolépticos típicos podem produzir discinesia tardia, embora essa temível complicação raramente seja reportada em pacientes com síndrome de Tourette. O início do tratamento com qualquer um desses neurolépticos deve ser feito com doses baixas, para evitar o potencial risco de reações distônicas agudas. Alguns neurolépticos atípicos, como risperidona, ziprasidona, olanzapina, aripiprazol e quetiapina, também têm sido incluídos no arsenal terapêutico da síndrome de Tourette, porém com efeitos benéficos mais modestos.[12]

Há poucas alternativas terapêuticas além dos agonistas alfa-2 adrenérgicos e dos bloqueadores do receptor dopaminérgico. Entre elas, pode-se citar o topiramato, que é um potencial inibidor da neurotransmissão do GABA, assim reduzindo o disparo neuronal anormal dos núcleos da base, e a tetrabenazina, uma droga depletora de monoamina.[19]

Em situações de pouca resposta à terapêutica anteriormente citada, o uso de toxina botulínica tem se mostrado eficaz tanto para tiques motores como para os tiques fônicos, por meio da injeção de toxina botulínica nas cordas vocais. Para casos refratários, tem sido proposto o tratamento por meio da estimulação cerebral profunda (DBS – *brain deep stimulation*), sendo a seleção do sítio de estimulação variável caso a caso. Os dois alvos mais frequentemente estudados são o complexo centromediano parafascicular, parte do núcleo intralaminar do tálamo e o GPi. Localizações alternativas estão sendo testadas, como o núcleo accumbens, o núcleo subtalâmico e o GPe.[20] A partir de uma revisão sistemática de 48 estudos publicados desde 1999, diretrizes e consensos foram definidos sobre as indicações de DBS na síndrome de Tourette, com os seguintes critérios de inclusão:[21]

- Deve ser considerada em pacientes com síndrome de Tourette e tiques incapacitantes (escala global de tique > 35 pontos).
- Pacientes devem ter utilizado medicamentos de pelo menos três categorias farmacológicas.
- O tratamento das alterações comportamentais deve ser realizado antes da cirurgia.[20]

As comorbidades como o TDAH, o TOC e outros transtornos do humor devem ser tratadas quando necessário. Estimulantes como o metilfenidato (ritalina) são o tratamento de escolha para o TDAH, mesmo em pacientes com síndrome de Tourette. O argumento contrário ao seu uso como desencadeador de tiques não tem sido confirmado pelas análises do Grupo de Estudos de Síndrome de Tourette, que a considera uma droga segura e eficaz.[21] A ocorrência conjunta de TOC é uma indicação para a introdução de drogas inibidoras da recaptação da serotonina.[22]

REFERÊNCIAS

1. Sanger TD, Chen D, Fehlings DL, Hallet M, Lang AE, Mink JW et al. Definition and classification of hyperkinetic movements in childhood. Mov Disord. 2010 August 15;25(11):1538-49.
2. Shapiro AK, Shapiro ES, Young JG, Feinberg TE. Signs, symptoms, and clinical course. In: Gilles de la Tourette syndrome. New York: Raven Press; 1988. p.127-93.
3. Van Woerkom TCAM, Cath DC, Coeberg JA. Tics and Gilles de la Tourette syndrome. In: Wolters E, van Laar T, Berendse H (eds.). Parkinsonism and related disorders. Amsterdam: VU University Press; 2007. p.355-79.
4. Karp BI, Hallet M. Extracorporeal phantom tics in Tourette´s syndrome. Neurology. 1996;46:38-40.
5. Fahn S, Jankovic J, Hallett M. Tics and Tourette syndrome. In: Principles and practice of movement disorders. 2. ed. Philadelphia: Churchill Livingstone; 2011. p.409-41.
6. Damásio J, Edwards MJ, Alonso-Canovas A, Schwingenschuh P, Kägi G, Bhatia KP. The clinical syndrome of primary tic disorder associated with dystonia: a large clinical series and a review of the literature. Mov Disord. 2011;26(4):679-84.
7. Itard JMG. Mémoire sur quelques fonctions involontaires desappareils de la locomotion de la préhension et de la voix. Arch Gen Med. 1825;8:385-407.
8. Tourette GG. Étude sur une affection nerveuse caracterisée par de l'incoordination motrice accompagnée d'echolalie et de copralalie. Arch Neurol. 1885;9:19-42, 158-200.
9. Tourette´s Syndrome Study Group. Treatment of ADHD in children with tics: a randomized controlled trial. Neurology. 2002;58(4):527-36.
10. Kurlan R, Behr J, Medved L, Como P. Transient tic disorder and clinical spectrum of Tourette's syndrome. Arch Neurol. 1988;45:1200-1.
11. Scahill L, Riddle MA, McSwiggin-Hardin M, Ort SI, King RA, Goodman WK et al. Children´s Yale-Brown Obsessive Compulsive Scale: reliability and validity. J Am Acad Child Adolesc Psychiatry. 1997 Jun;36(6):844-52.
12. Du J-C, Chiu T-F, Lee K-M, Wu H-L, Yang Y-C, Hsu S-Y et al. Tourette syndrome in children: an update review. Pediatr Neonatol. 2010;51(5):255-24.
13. Paschou P. The genetic basis of Gilles de la Tourette syndrome. Neurosci Biobehav Rev. 2013 Jul;37(6):1026-39.
14. Mell LK, Davis RL, Owens D. Association between streptococcal infection and obsessive-compulsive disorder, Tourette´s syndrome, and tic disorder. Pediatrics. 2005;116:56-60.
15. Thenganatt MA, Jankovic J. Recent advances in understanding and managing Tourette syndrome. F1000Res. 2016 Feb 9;5.
16. Leckman JF, Vaccarino FM, Kalanithi PSA, Rothenbrger A. Annotation: Tourette syndrome – a relentless drumbeat-driven by misguided brain oscillations. J Child Psychol Psychiatr. 2006;47(6):537-49.
17. Marsh R, Maia TV, Peterson BS. Functional disturbances within frontoestriatal circuits across multiple childhood psychopathologies. Am J Psychiatry. 2009;166:664-74.
18. Kenney C, Kuo SH, Jimenez-Shahed J. Tourette´s Syndrome. Am Fam Physician. 2008;77(5):651-8.
19. Shprecher D, Kurlan R. The management of tics. Mov Disord. 2009 Jan 15;24(1):15-24.
20. Porta M, Servello D, Sassi M, Brambilla A, Defendi S, Priori A et al. Issues related to deep brain stimulation for treatment-refractory Tourette's syndrome. Eur Neurol. 2009;62:264-73.

21. Schrock LE, Mink JW, Woods DW, Porta M, Servello D, Visser-Vandewalle V et al. Tourette syndrome deep brain stimulation: a review and updated recommendations. Mov Disord. 2015;30(4):448-71.

22. Swain J, Leckman JF. Tourette syndrome and tic disorders. Overview and practical guide to diagnosis and treatment. Psychiatry (Edgmont). 2005 July;2(7):26-36.

CAPÍTULO 12

Transtornos do Movimento Secundários ao Uso de Drogas

Carolina Candeias da Silva
Sonia Maria Cesar de Azevedo Silva

INTRODUÇÃO

Os transtornos do movimento relacionados com o uso de drogas ou fármacos podem ser classificados quanto ao tempo entre a introdução do fármaco e sua instalação, quanto à fenomenologia e quanto ao fármaco desencadeante. Os quadros agudos são representados predominantemente pelas reações distônicas agudas e acatisia. Quadros agudos/subagudos podem incluir parkinsonismo, tremor, síndrome neuroléptica maligna, síndrome serotoninérgica, entre outros. Já as discinesias tardias (DT) e suas variantes são caracterizadas por movimentos anormais tardios relacionados com a exposição crônica de bloqueadores do receptor de dopamina. As reações distônicas agudas são mais comuns em homens jovens, e as DT ocorrem de forma mais frequente em mulheres idosas.[1]

Apesar dos antipsicóticos serem a principal classe de medicamentos associada a transtornos do movimento, outras medicações, como metoclopramida e outros antieméticos bloqueadores do receptor de dopamina, bloqueadores do canal de cálcio (flunarizina e cinarizina), que também possuem atividade antidopaminérgica, estão relacionados com o surgimento de movimentos involuntários, razão pela qual não devem ser prescritos de maneira indiscriminada.

REAÇÕES DISTÔNICAS AGUDAS

São caracterizadas por contrações involuntárias que geram movimentos torcionais repetitivos ou posturas anormais após uso recente de alguns fármacos.[2] Classicamente são descritas com bloqueadores do receptor de dopamina (neurolépticos, antieméticos e procinéticos), mas também já foram relatadas, de maneira mais rara, em associação a anestésicos, estimulantes (metilfenidato), rivastigmina, opioides, antidepressivos e anticonvulsivantes.[1]

A maioria dos casos ocorre na primeira semana de uso do fármaco. A distonia aguda ocorre em 6% dos pacientes em uso de neurolépticos típicos e em 1 a 2% dos que usam atípicos.[3] Homens jovens têm maior risco de apresentar reações distônicas agudas, assim como usuários de cocaína e pacientes em uso de neurolépticos de alta potência e em altas doses.[4]

As principais manifestações são distonias focais, como oromandibular, cervical e de tronco. A crise oculógira, caracterizada por versão tônica do olhar para cima, também pode ocorrer.[4] A distonia aguda laríngea, embora menos frequente, é extremamente grave e apresenta risco iminente de morte. Caracteriza-se por estridor, sialorreia, protrusão da língua e sinais de falência respiratória.

O mecanismo fisiopatológico associado às reações distônicas agudas parece estar relacionado com o bloqueio do receptor de dopamina e a sensibilização dos receptores dopaminérgicos. O bloqueio dopaminérgico desencadeia um estado hipercolinérgico relativo, que parece ter papel importante nesses quadros e justifica a introdução de anticolinérgicos no tratamento. Esses fatores podem estar associados a uma vulnerabilidade genética.[1,4]

O tratamento, geralmente bem-sucedido, é realizado com anticolinérgicos parenterais e a suspensão do medicamento desencadeante. Habitualmente podem ser usados: biperideno (2,5 a 5 mg) e difenidramina (25 a 50 mg). Após melhora do quadro agudo, é aconselhável manter anticolinérgicos orais por alguns dias, principalmente em casos associados aos neurolépticos com formulações de depósitos.[1]

ACATISIA AGUDA

Acatisia é um termo grego, que significa incapacidade de ficar sentado. É uma das reações extrapiramidais mais comuns dos bloqueadores do receptor de dopamina, mas há relatos de acatisia após uso de antidepressivos (tricíclicos, inibidores da receptação de serotonina – ISRS), anticonvulsivantes (carbamazepina, etossuximida), antagonistas dos canais de cálcio (flunarizina e cinarizina) e lítio. A acatisia tem uma incidência estimada que varia de 20 a 30% em pacientes em uso de neurolépticos típicos.[5]

Pode ocorrer de forma aguda ou como variante tardia. A forma aguda pode ocorrer dentro das primeiras seis semanas após o início da medicação e a forma tardia, após três meses de uso.[5] Quando é uma manifestação aguda, a acatisia geralmente ocorre horas ou dias após início ou aumento da dose do bloqueador do receptor de dopamina.

Do ponto de vista clínico, caracteriza-se por um componente subjetivo, manifesto por inquietação, ansiedade e angústia, e um componente objetivo, caracterizado por movimentos sem propósito, complexos, algumas vezes estereotipados. O paciente, por exemplo, cruza repetidamente as pernas quando sentado, em associação à sensação de profunda inquietação.[1] O componente subjetivo muitas vezes pode ser confundido com um sintoma psiquiátrico. A fisiopatologia é incerta, mas parece estar associada à regulação dos sistemas dopaminérgico e serotoninérgico.

A acatisia normalmente cessa com a suspensão do agente causador. Nos casos em que não é possível a suspensão do neuroléptico, é aconselhável redução da dose ou substituição para neuroléptico atípico, visto que esses estão associados a menores taxas de acatisia. Além dessas medidas, o tratamento pode ser feito com propranolol, benzodiazepínicos e anticolinérgicos. Outra opção terapêutica são os antidepressivos, como mirtazapina e trazodona. Estudos recentes mostram sua eficácia no tratamento da acatisia, por provável forte antagonismo dos receptores serotoninérgicos 5HT2A.[6,7]

PARKINSONISMO INDUZIDO POR DROGAS

O parkinsonismo induzido por drogas (PID) é a segunda maior causa de parkinsonismo depois da doença de Parkinson idiopática.[8] É a principal causa de parkinsonismo secundário e deve ser sempre uma hipótese diante do surgimento de uma síndrome parkinsoniana de evolução subaguda. A maioria dos casos de PID ocorre nos primeiros dois meses de exposição ao medicamento. Além dos neurolépticos típicos, os neurolépticos atípicos, embora em menor frequência, também podem estar associados ao PID. Entre os antipsicóticos atípicos, a clozapina e a quetiapina em baixas doses parecem estar associadas a menores taxas de PID. Outras drogas frequentemente relacionadas com o PID estão exemplificadas no Quadro 12.1.

Quadro 12.1 - Drogas que induzem parkinsonismo

Neurolépticos típicos	Clorpromazina, levomepromazina, tioridazina, trifluoperazina, flufenazina, haloperidol, penfluridol, pimozida, pipotiazina, zuclopentixol
Neurolépticos atípicos	Olanzapina, risperidona, aripiprazol, ziprazidona, quetiapina, clozapina
Antieméticos/ procinéticos	Metoclopramida, cisaprida, bromoprida
Depletores dopaminérgicos	Tetrabenazina, reserpina
Bloqueadores do canal de cálcio	Cinarizina, flunarizina
Outros (menos frequentes)	Anfotericina B, amiodarona, verapamil, diltiazem, ciclofosfamida, ciclosporina, dissulfiram, lítio, metildopa, ácido valproico, meperidina, citosina arabinosídeo, ISRS (citalopram, fluoxetina, sertralina, paroxetina)

Fonte: adapatado de Burkhard, 2014; Mehta et al., 2015.[1,4]

Por definição, o PID é revertido após 6 meses a 1 ano da suspensão da droga. Os casos que persistem com sintomas parkinsonianos ou pioram ao longo do tempo são provavelmente pacientes com doença de Parkinson (DP) subclínica agravada pelo uso de neurolépticos. O percentual de pacientes que apresentam DP subclínica ou pré-clínica, dentro do grupo dos que apresentam parkinsonismo após exposição aos neurolépticos, é bastante elevado, variando de 6,6 a 43,8%.[9] O uso de neurolépticos pode não só induzir parkinsonismo, mas também parece ser fator de risco para o desenvolvimento da DP. O seguimento prospectivo de uma coorte de idosos na França mostrou um risco aumentado em 3,2 vezes de desenvolver DP após exposição aos neurolépticos.[10] Esses dados corroboram estudos experimentais que evidenciam neurotoxicidade associada ao uso de neurolépticos. O uso prolongado desses medicamentos inibe a cadeia respiratória mitocondrial e aumenta a produção de dopamina intracelular e de radicais livres, ocasionando a morte de neurônios dopaminérgicos e contribuindo para neuroinflamação, que pode estar associada à patogenia da DP.[9]

O mecanismo fisiopatológico do PID é classicamente associado ao bloqueio pós-sináptico dopaminérgico e ao grau de ocupação dos receptores dopaminérgicos (ocupação superior a 75% aumenta o risco de PID). Porém, esse mecanismo não justifica a discrepância existente entre um grande número de pacientes exposto a altas doses de neurolépticos por períodos prolongados que não desenvolvem parkinsonismo e aqueles que apresentam PID após semanas de uso de neurolépticos em doses terapêuticas. Outros fatores parecem estar implicados, como predisposição genética, dose e potência do antipsicótico. Sexo feminino, idade avançada e atrofia cerebral também aumentam o risco de PID.[1,4,9]

Os casos subclínicos de DP, ou outros parkinsonismos degenerativos agravados ou revelados pela exposição aos neurolépticos, podem ser diferenciados do PID por meio de imagem funcional do transportador de dopamina. A avaliação da densidade do transportador de dopamina é feita com tomografia por emissão de fóton único (SPECT – *single-photon emission computed tomography*) ou da tomografia por emissão de pósitrons (PET – *positron emission tomography*). A redução putaminal do transportador de dopamina indica degeneração dos neurônios dopaminérgicos pré-sinápticos, que ocorre classicamente na DP e em outros parkinsonismos degenerativos. É esperado que os pacientes apenas com PID não apresentem alterações nesses exames.[11]

Clinicamente o PID é predominantemente simétrico e rígido acinético. Tremor de repouso, início assimétrico e *freezing* de marcha são sintomas mais associados à DP, mas a presença deles não exclui a possibilidade de PID.[1,4] A presença de sintomas não motores, como hiposmia, obstipação e transtorno comportamental do sono REM, aumenta a chance de DP. Outro aspecto relevante é que a associação de parkinsonismo com DT, como movimentos oro-buco-linguais, reforça a possibilidade de PID.[8]

Diante da suspeita de PID, o primeiro passo é retirar a droga que pode causar parkinsonismo e se a doença psiquiátrica inviabiliza a suspensão do neuroléptico, deve-se considerar a possibilidade de redução de dose e troca para neuroléptico atípico. A suspensão do agente causador é o principal fator de melhora. Medicamentos antiparkinsonianos como anticolinérgicos, amantadina e levodopa podem ser tentados, mas, em geral, não têm eficácia significativa. É importante evitar a prescrição indiscriminada, principalmente em idosos, de medicamentos com alto risco de PID, e ter em mente que o uso profilático de anticolinérgicos associados aos neurolépticos é controverso, não devendo ser considerado como regra, pois não há evidência de seu benefício, além de serem drogas com importantes efeitos colaterais.[1,4]

DISCINESIAS TARDIAS

A década de 1950 foi um período de grande avanço no tratamento da esquizofrenia, com o surgimento dos antipsicóticos típicos. No final daquele período, começaram a ser descritos os principais efeitos extrapiramidais associados a esse grupo de medicamentos, entre eles, as DT.[3]

As DT são caracterizadas por movimentos involuntários que ocorrem, por definição, após pelo menos três meses de uso de bloqueadores do receptor da dopamina. Em idosos, após um mês de exposição a esses medicamentos, já pode ocorrer DT. Esse transtorno do movimento pode surgir durante o uso ou após a retirada recente dessas medicações, quatro semanas após a suspensão no caso das formulações orais e até oito semanas, nas formulações de depósito.[12] Com o advento dos neurolépticos atípicos, com baixa taxa de ocupação dos receptores dopaminérgicos D2, era esperada a extinção das DT. Elas persistem, mas houve uma redução. As DT ocorrem em 3,9% dos pacientes em uso de antipsicóticos atípicos por ano e 5,5% dos pacientes em uso de antipsicóticos típicos.[13] É importante lembrar que esse não é um efeito colateral restrito aos antipsicóticos, mas pode ocorrer em bloqueadores do receptor de dopamina de um modo geral. Existem alguns fatores de risco, já citados na literatura: distúrbio de humor, idade avançada, sexo feminino, dose cumulativa total da droga, diabetes, abuso de cocaína, manutenção do uso de neurolépticos após início da DT e eletroconvulsoterapia.[4] A DT clássica é caracterizada por movimentos involuntários oro-buco-linguais, movimentos repetidos de careteamento de face, mastigatórios e de protrusão de língua, que podem ser graves a ponto de impossibilitar a fala e a alimentação. As DT podem incluir tronco e membros, com movimentos coreiformes de arremessos ou distônicos, e até mesmo musculatura respiratória. Podem ocorrer também discinesias de retirada, que ocorrem após suspensão ou redução da dose do neuroléptico. Atualmente existem diversas síndromes tardias descritas, que diferem quanto à fenomenologia do movimento:[4,14]

- **Acatisia tardia:** a acatisia também pode aparecer como fenômeno persistente, tardio. Em geral, o componente subjetivo é menos proeminente. Muitas vezes está associada a distonia ou DT, dificultando sua identificação. Já foi relatada em 20 a 40% de pacientes esquizofrênicos em tratamento com neurolépticos.[4,14]

- **Distonia tardia:** mais frequente em jovens, pode ser focal, segmentar ou raramente generalizada. Mais comum em face, região cervical e membros superiores. Pode ocorrer sob a forma de blefaroespasmo, crise oculógira, retrocolis, distonia de tronco (hiperextensão – opistótono, síndrome de Pisa – flexão lateral do tronco, camptocormia – flexão anterior do tronco).[4,14]

Outras síndromes tardias menos comuns são mioclonia tardia, tremor tardio e tourretismo ou tiques tardios.

A teoria da fisiopatologia das DT mais aceita é da hipersensibilidade dos receptores dopaminérgicos, na qual o uso crônico de bloqueadores dopaminérgicos acarreta um aumento na sensibilidade dos receptores D2, os quais, quando estimulados, têm ação inibitória na via indireta, podendo desencadear hipercinesias. Essa teoria é bem demonstrada em modelos animais com ratos em uso crônico de haloperidol, que desenvolvem movimentos mastigatórios. No entanto, existe pouca evidência a favor dessa teoria com estudos em humanos.[15] Apesar de evidências de uma redução nas DT com uso de antipsicóticos atípicos, grandes estudos, como o *Clinical Antipsychotic Trials of Intervention Effectiveness* (CATIE) não demonstraram diferença na frequência de DT entre neurolépticos típicos e atípicos, fato que sugere outros mecanismos associados, além do bloqueio dos receptores D2.[16]

A procura de outros mecanismos tem gerado novas hipóteses que tentam explicar a fisiopatologia da DT, como neurodegeneração de interneurônios estriatais pelo estresse oxidativo, disfunção estriatal de neurônios gabaérgicos e alteração da plasticidade sináptica. A plasticidade sináptica é a capacidade de aumentar ou diminuir neurotransmissão, e é dependente do receptor N-metil D--aspartato (NMDA) e do influxo de cálcio intracelular. O uso crônico de bloqueadores do receptor de dopamina ocasionaria hipersensibilização dos receptores dopaminérgicos, além de uma disfunção na plasticidade sináptica cortical e estriatal, que mantém os movimentos hipercinéticos, mesmo após a retirada dos neurolépticos.[15]

O tratamento das DT é um desafio. A prevenção, evitando o uso indiscriminado de neurolépticos e outros agentes, principalmente em pacientes com fatores de risco, ainda é a melhor maneira de evitar esse efeito colateral de difícil solução. Uma vez identificada a DT, deve-se suspender, se possível, o agente causal ou trocar os antipsicóticos típicos por atípicos. Manter e até aumentar a dose dos neurolépticos diante de uma DT pode melhorar o quadro temporariamente, mas essa estratégia não é recomendada.

Entre os tratamentos com alguma evidência científica de melhora, temos benzodiazepínicos, ginkgo biloba, amantadina e tetrabenazina.[17] Outras opções usadas com alguma resposta clínica são propranolol, clozapina e toxina botulínica (Tabela 12.1). Para os casos refratários, já existem relatos que demonstram sucesso após implante de eletrodo cerebral profundo, com alvo no globo pálido.[14]

Os anticolinérgicos podem piorar as DT, e não devem ser usados exceto nos casos de distonia tardia. Os benzodiazepínicos, agonistas gabaérgicos, de preferência o clonazepam, podem ser usados com nível de evidência B. Efeitos depressores do sistema nervoso central, como sonolência, podem limitar seu uso. Entre os medicamentos com efeito antioxidante, o ginkgo biloba foi o único que demonstrou alguma eficácia. A amantadina, bloqueador de receptor NMDA, pode ser usada, com atenção ao risco de confusão mental e alucinação em idosos. A tetrabenazina, depletor dopaminérgico, tem relatos de boa resposta e é considerada, por alguns especialistas, a melhor opção de tratamento. Seus efeitos colaterais incluem sonolência, parkinsonismo e depressão. Amantadina e tetrabenazina são indicados como tratamento no último consenso da Associação Americana de Neurologia, com nível de evidência C. O propranolol em pequenas doses não tem eficácia comprovada em estudos recentes, mas seu perfil de segurança e sua boa tolerabilidade justificam a tentativa.[14,17]

Muitas outras medicações já foram usadas com bons resultados no tratamento das DT, mas ainda sem evidência científica para sua indicação. Entre elas está a clozapina, que é uma alternativa ao tratamento com neurolépticos típicos e apresenta alguns relatos de melhora, e a toxina botulínica, usada principalmente nos casos de discinesias orais e distonias tardias. Outras drogas, como baclofeno, levetiracetam, alfametildopa, acetazolamida, vitamina E, vitamina B6 e melatonina também não apresentam respaldo científico para serem usadas no tratamento das DT.[17]

Tabela 12.1 - Tratamento para discinesias tardias

Drogas	Dose diária
Amantadina	100-300 mg
Clonazepam	0,5-6 mg
Clozapina	25-400 mg
Ginkgo biloba	80-240 mg
Propranolol	20-160 mg
Tetrabenazina	25-150 mg

Fonte: adaptada de Mehta et al, 2015; Correll e Schenk, 2008; Lieberman et al., 2005.[4,14,17]

TREMOR

O tremor secundário ao uso de drogas pode estar presente sob a forma de PID, com tremor de repouso associado a rigidez e bradicinesia, apesar de não ser muito comum; tremor tardio, quando é predominantemente postural e de ação, e tremor associado ao uso de bloqueadores do receptor de dopamina, que também é pouco frequente. Mas o tremor predominantemente cinético pode ser efeito colateral de muitas drogas, resultando às vezes na exacerbação de um tremor fisiológico ou por efeito medicamentoso isolado. Algumas drogas que não são bloqueadores diretos do receptor de dopamina e podem causar tremor são citadas na Tabela 12.2.

Tabela 12.2 - Outras drogas que podem causar tremor

Classes	Medicamentos
Antiarrítmicos	Amiodarona, procainamida
Antibióticos, antifúngicos e antivirais	Anfotericina B, sulfametoxazol-trimetoprim
Antidepressivos e estabilizadores de humor	Amitriptilina, ISRS, lítio
Antiepilépticos	Ácido valproico
Broncodilatadores	Salbutamol, salmeterol, teofilina
Drogas de abuso	Álcool, cocaína, nicotina
Hormônios	Levotiroxina, calcitonina, medroxiprogesterona
Imunossupressores	Tacrolimo, ciclosporina
Quimioterápicos	Citosina arabinosídeo, ifosfamida, talidomida, tamoxifeno

Fonte: adaptada de Burkhard, 2014; Mehta et al., 2015.[1,4]

TRANSTORNOS DO MOVIMENTO ASSOCIADOS A PSICOESTIMULANTES E DROGAS DE ABUSO

Os estimulantes clássicos são anfetamina, metanfetamina, cocaína e catinona. Derivados ou similares a essas drogas são usados para diversos tratamentos, como déficit de atenção e hiperatividade, distúrbios do sono, depressão e congestão nasal, e também de maneira recreativa. Os estimulantes interagem com os sistemas de neurotransmissão dopaminérgicos, noradrenérgicos, gabaérgicos e serotoninérgicos, e podem causar transtornos do movimento, os quais podem ser agudos, causando síndrome neuroléptica maligna, síndrome serotoninérgica ou reações distônicas agudas, ou subagudos e crônicos, dos mais variados.[18]

A síndrome neuroléptica maligna é caracterizada por hipertermia, rigidez, confusão mental, rabdomiólise, disfunção autonômica e disfunção renal. Pode cursar com tremores e mioclonias, além do quadro de rigidez. Trata-se de uma reação idiossincrática aguda aos bloqueadores do receptor de dopamina, mas também pode ocorrer com outras drogas.[2]

A síndrome serotoninérgica clinicamente é muito semelhante, porém, em geral, não acarreta aumento de enzimas musculares e leucocitose.

Outros transtornos de movimentos associados aos estimulantes são exemplificados na Tabela 12.3.

Tabela 12.3 - Transtornos do movimento associados a estimulantes

Droga	Transtorno do movimento
Anfetamina	Tremor, coreoatetose, distonia, ataxia, discinesias
Metanfetamina	Coreoatetose, distonia, tremor, bruxismo
MDMA (*ecstasy*)	Tremor, distonia, bruxismo, síndrome das pernas inquietas, parkinsonismo
Metilfenidato	Movimentos estereotipados
Catinona	Tremor
Mefedrona	Tremor, mioclonia, coreoatetose
Efedrona	Parkinsonismo, distonia de face e membros, distúrbios de marcha
Cocaína	Tiques, tremor, opsoclonus-mioclonus, distonia, discinesias orofaciais, coreia, acatisia, parkinsonismo

Fonte: Bhidayasiri et al., 2013.[18]

DISCINESIAS INDUZIDAS PELA LEVODOPA

A levodopa ainda é o melhor tratamento disponível para a DP. Pacientes com DP ao longo da evolução da doença apresentam complicações motoras, entre elas as discinesias induzidas pela levodopa. Os estudos mostram que as discinesias começam em geral após 6 a 7 anos de doença.[19] As discinesias induzidas pela levodopa são caracterizadas por movimentos coreicos, distônicos ou balísticos, que ocorrem no paciente com DP durante o tratamento com levodopa. Podem ocorrer com outras drogas dopaminérgicas, e mais raramente sob a forma de discinesias oculares, como crise oculógira, discinesias respiratórias e mioclonias.[20] As discinesias mais comuns são de pico de dose, ou seja, ocorrem durante o pico plasmático da levodopa e da melhora dos sintomas parkinsonianos. Podem ocorrer também discinesias de início de dose, de fim de dose, em onda quadrada, que ocorrem durante todo o período de efeito da levodopa, período *ON*, e discinesias/distonia do *OFF*, que ocorrem no período sem efeito da levodopa, predominantemente pela manhã e em membros inferiores. Mais raramente podem ocorrer discinesias bifásicas associadas a baixos níveis plasmáticos de levodopa e ocorrem durante o final e o início do efeito da levodopa.[2]

Os fatores de risco associados ao aparecimento das discinesias são: idade precoce de início da DP, maior tempo de doença, exposição crônica à levodopa, dose cumulativa da droga, sexo feminino e fatores genéticos.[20] O tratamento com altas doses de levodopa nas fases iniciais também é um fator de risco já bem documentado (ELLDOPA – *earlier versus later levodopa therapy in Parkinson disease).*[21] Com relação à exposição crônica à levodopa, ao que tudo indica, as discinesias parecem estar mais relacionadas com a duração da doença e dose da droga. Um trabalho longitudinal com duração de quatro anos, que comparou pacientes com DP de Gana, com média de 4,2 anos de doença, e pacientes da Itália, com média de 1,8 ano de doença, sem tratamento prévio com levodopa, mostrou que os pacientes de Gana desenvolviam discinesias de forma mais precoce e ambos os grupos desenvolviam discinesias em proporção semelhante de acordo com a duração da doença. Nesse estudo, os principais fatores de risco foram altas doses de levodopa e longo tempo de DP.[19]

A fisiopatologia das discinesias induzidas pela levodopa está associada a fatores relacionados com a doença e a farmacocinética da droga. Estudos experimentais mostram que a gravidade da depleção dopaminérgica aumenta o risco de discinesias. Na prática, também observamos que o lado do corpo mais comprometido é também o que apresenta mais discinesias. Por outro lado, a estimulação pulsátil crônica da levodopa, por sua curta meia-vida, também contribui para essas complicações motoras.[19,20]

De maneira geral, esses movimentos involuntários parecem estar relacionados com uma hiperatividade da via direta estriatal. Essa via sofre influências excitatórias de projeções glutamatérgicas vindas do córtex, mas diversos outros sistemas atuam na regulação da via direta e no surgimento das discinesias, como os sistemas adrenérgico, serotoninérgico, histamínico e canabinoide.[20]

O tratamento das discinesias na DP tem como base sua classificação. Primeiro, é preciso identificar que tipo de discinesia está ocorrendo, de acordo com o momento de aparecimento após a tomada da levodopa (discinesia de início de dose, de pico de dose, de onda quadrada, discinesia/distonia do *OFF* e discinesia bifásica). A partir disso, deve ser feito o manejo das drogas antiparkinsonianas. As discinesias de pico de dose, principalmente, melhoram com a redução e o fracionamento da dose da levodopa. O uso de agonistas dopaminérgicos pode ajudar nessa estratégia. Já no caso das discinesias/distonia do *OFF* e discinesias bifásicas, devem-se usar formulações prolongadas noturnas e aumentar a dose de levodopa.[2]

COREIA INDUZIDA POR ANTICONCEPCIONAIS ORAIS

A coreia pode ocorrer em pacientes em uso de anticoncepcional oral, condição já bem reconhecida, porém rara. Os casos descritos apresentam predominantemente hemicoreia, ocorrem em mulheres jovens e muitas vezes estão relacionados com uma reativação da coreia de Sydenham. Sua fisiopatologia não está completamente definida. Já foram propostas algumas teorias que incluem autoimunidade, efeito direto hormonal na modulação dopaminérgica e mecanismos vasculares. É importante a investigação de causas de autoimunidade, como o lúpus eritematoso sistêmico, e exclusão de outras causas, como hipertireoidismo e doença de Wilson. A maioria dos casos é autolimitada e os sintomas cessam com a suspensão do anticoncepcional oral. Nos casos persistentes podem ser usados neurolépticos típicos temporariamente. As pacientes que apresentam esse quadro têm maior risco de apresentarem coreia durante a gravidez e vice-versa.[22]

OUTRAS HIPERCINESIAS INDUZIDAS POR DROGAS

Além dos transtornos do movimento e drogas já abordados no capítulo, existem diversos relatos de casos que descrevem movimentos involuntários desencadeados ou exacerbados por drogas de uso muito comum na prática clínica (Tabela 12.4).

Tabela 12.4 - Outras hipercinesias induzidas por drogas

Hipercinesias	Medicamentos
Coreia	Anticolinérgicos, antidepressivos (ISRS e tricíclicos), anticonvulsivantes (carbamazepina, fenitoína), anti-histamínicos, agonistas dopaminérgicos, lítio, estimulantes, hormônios (levotiroxina, estrógeno), digoxina, baclofeno, aminofilina, cimetidina
Mioclonia	Anestésicos (propofol, etomidato), antibióticos (cefalosporina, quinolonas, imipenem, penicilina), antiepiléticos (carbamazepina, gabapentina, lamotrigina, fenitoína), antidepressivos, clorambucil, ifosfamida, bloqueadores do canal de cálcio, agonistas dopaminérgicos, estimulantes, agentes de contraste
Tiques	Carbamazepina, lamotrigina, heroína, cocaína, anfetaminas, levodopa, fleoxetina, sertralina

Fonte: Mehta et al., 2015.[4]

REFERÊNCIAS

1. Burkhard PR. Acute and subacute drug-induced movement disorders. Parkinsonism Relat Disord. 2014 Jan;(20 Suppl 1):S108-12.
2. Fahn S, Jankovic J, Hallett M. Principles and practice of movement disorders. 2. ed. Philadelphia: Elsevier Saunders; 2011.
3. Pierre JM. Extrapyramidal symptoms with atypical antipsychotics: incidence, prevention and management. Drug Saf. 2005;28(3):191-208.
4. Mehta SH, Morgan JC, Sethi KD. Drug-induced movement disorders. Neurol Clin. 2015 Feb;33(1):153-74.
5. Sachdev P. The epidemiology of drug-induced akathisia: Part I. Acute akathisia. Schizophr Bull. 1995;21(3):431-49.
6. Praharaj SK, Kongasseri S, Behere RV, Sharma PS. Mirtazapine for antipsychotic-induced acute akathisia: a systematic review and meta-analysis of randomized placebo-controlled trials. Ther Adv Psychopharmacol. 2015 Oct;5(5):307-13.
7. Stryjer R , Rosenzcwaig S, Bar F, Ulman AM, Weizman A, Spivak B. Trazodone for the treatment of neuroleptic induced acute akathisia: a placebo controlled, double blind, crossover study. Clin Neuropharmacol. 2010 Sep-Oct;33(5):219-22.
8. Brigo F, Erro R, Marangi A, Bhatia K, Tinazzi M. Differentiating drug-induced parkinsonism from Parkinson's disease: an update on non-motor symptoms and investigations. Parkinsonism Relat Disord. 2014 Aug;20(8):808-14.
9. Erro R, Bhatia KP, Tinazzi M. Parkinsonism following neuroleptic exposure: A double-hit hypothesis? Mov Disord. 2015 May;30(6):780-5.

10. Foubert-Samier A, Helmer C, Perez F, Le Goff M, Auriacombe S, Elbaz A et al. Past exposure to neuroleptic drugs and risk of Parkinson disease in an elderly cohort. Neurology. 2012 Oct 9;79(15):1615-21.

11. Booth TC, Nathan M, Waldman AD, Quigley AM, Schapira AH, Buscombe J. The role of functional dopamine-transporter SPECT imaging in parkinsonian syndromes, part 2. AJNR Am J Neuroradiol. 2015 Feb;36(2):236-44.

12. American Psychiatric Association. Manual Diagnóstico e Estatístico de Transtornos Mentais (DSM-5). Porto Alegre: Artmed, 2014. p.709-14.

13. Correll CU, Schenk EM. Tardive dyskinesia and new antipsychotics. Curr Opin Psychiatry. 2008;21(2):151-6.

14. Aquino CC, Lang AE. Tardive dyskinesia syndromes: current concepts. Parkinsonism Relat Disord. 2014 Jan;20(Suppl 1):S113-7.

15. Teo JT, Edwards MJ, Bhatia K. Tardive dyskinesia is caused by maladaptive synaptic plasticity: a hypothesis. Mov Disord. 2012 Sep 1;27(10):1205-15.

16. Lieberman JA, Stroup TS, McEvoy JP, Swartz MS, Rosenheck RA, Perkins DO et al. Clinical Antipsychotic Trials of Intervention Effectiveness (CATIE) Investigators. Effectiveness of antipsychotic drugs in patients with chronic schizophrenia. N Engl J Med. 2005 Sep 22;353(12):1209-23.

17. Bhidayasiri R, Fahn S, Weiner WJ, Gronseth GS, Sullivan KL, Zesiewicz TA; American Academy of Neurology. Evidence-based guideline: treatment of tardive syndromes: report of the Guideline Development Subcommittee of the American Academy of Neurology. Neurology. 2013 Jul 30;81(5):463-9.

18. Asser A, Taba P. Psychostimulants and movement disorders. Front Neurol. 2015 Apr 20;6:75.

19. Cilia R, Akpalu A, Sarfo FS, Cham M, Amboni M, Cereda E et al. The modern pre-levodopa era of Parkinson's disease: insights into motor complications from sub-Saharan Africa. Brain. 2014 Oct;137(Pt 10):2731-42.

20. Fabbrini G, Brotchie JM, Grandas F, Nomoto M, Goetz CG. Levodopa-induced dyskinesias. Mov Disord. 2007 Jul 30;22(10):1379-89.

21. Fahn S, Oakes D, Shoulson I, Kieburtz K, Rudolph A, Lang A et al. The Parkinson Study Group. Levodopa and the progression of Parkinson's disease. N Engl J Med. 2004 Dec 9;351(24):2498-508.

22. Miranda M, Cardoso F, Giovannoni G, Church A. Oral contraceptive induced chorea: another condition associated with anti-basal ganglia antibodies. J Neurol Neurosurg Psychiatry. 2004;75:327-8.

CAPÍTULO 13

Transtornos do Movimento Secundários às Doenças Autoimunes e Infecciosas

Carolina Candeias da Silva
Vanderci Borges

INTRODUÇÃO

Os transtornos do movimento fazem parte do quadro clínico de muitas doenças autoimunes e infecciosas. É de suma importância o reconhecimento precoce dessas etiologias, pois o tratamento rápido, na maioria dos casos, está associado à melhora clínica e à reversão dos movimentos involuntários. Neste capítulo, discutiremos quadros importantes de transtornos do movimento associados a doenças autoimunes e infecciosas.

TRANSTORNOS DO MOVIMENTO SECUNDÁRIOS ÀS DOENÇAS AUTOIMUNES

Coreia de Sydenham

A coreia de Sydenham (CS) é a principal causa de coreia na infância e adolescência. É mais comum no sexo feminino e é considerada um critério maior da febre reumática.[1] É uma manifestação imune da doença, que é causada por mimetismo molecular entre antígenos do estreptococo beta-hemolítico do grupo A e antígenos neuronais, mais especificamente dos núcleos da base. Entre 50 e 90% dos pacientes com CS apresentam anticorpos contra os núcleos da base, mas a patogenicidade desses anticorpos ainda não foi confirmada e eles podem representar apenas um epifenômeno.[2]

A coreia é caracterizada por movimentos involuntários abruptos, imprevisíveis e anárquicos, que podem envolver face, língua, tronco e membros. A coreia pode ser sutil ou incapacitante. Além da coreia, podem ocorrer hipotonia, irritabilidade e labilidade emocional, entre outros sintomas neuropsiquiátricos. Sua prevalência varia de 5 a 36%, entre os pacientes com febre reumática, e geralmente é uma manifestação tardia da infecção estreptocócica. A redução do tônus pode ser muito grave, levando à incapacidade de marcha; esses casos são denominados coreia paralítica.[1] O diagnóstico é clínico, e deve ser sempre suspeitado em crianças acima de cinco anos com coreia aguda. Nesses casos, deve-se buscar evidência de uma infecção prévia pelo estreptococo beta-hemolítico do grupo A, por meio de culturas de orofaringe, detecção de antiestreptolisina O (ASLO) e anticorpos anti-DNAse.[2] É comum a associação com cardite e artrite. Em casos de coreia isolada, é indicada a pesquisa de autoanticorpos associados ao lúpus eritematoso sistêmico e à síndrome de anticorpo antifosfolípide. Os sintomas, em geral, remitem espontaneamente após 6 a 9 meses, mas podem recorrer. Apesar de ser considerada relativamente benigna, em estudo brasileiro, já foi descrita persistência de coreia significativa em até 50% dos casos seguidos após dois anos.[3]

O tratamento consiste em sintomáticos para a coreia, profilaxia com penicilina benzatina e tratamento imunomodulador, em quadros mais graves. O ácido valproico e bloqueadores dopaminérgicos, como haldol, risperidona e pimozida, podem ser usados para melhora da coreia. Há relatos de uso de outras medicações, como carbamazepina. A profilaxia pode ser feita com penicilina benzatina mensal, ou penicilina oral diária por 10 anos ou até 40 anos de idade em casos de cardite, e por cinco anos ou até 21 anos, em casos não associados à cardite, o que ocorrer primeiro.[2] O tratamento imunomodulador pode ser realizado com pulsoterapia com metilprednisolona 25 mg/kg/dia em crianças e 1 g/dia em adultos por cinco dias, com posterior introdução de corticosteroide oral, como prednisona 1 mg/kg/dia, com redução gradual de acordo com a melhora clínica do paciente, ou apenas com corticoide oral, prednisona 2 mg/kg/dia, durante quatro semanas, com redução gradual. Outras opções são o uso de imunoglobulina intravenosa (IGIV) ou plasmaférese.[3,4] Um estudo randomizado, com 18 pacientes com CS persistente, comparou os três tratamentos (imunoglobulina intravenosa, plasmaférese e prednisona). Não houve diferença estatisticamente significativa entre os grupos, mas os grupos que usaram IGIV e plasmaférese tiveram melhora mais rápida e robusta. A tentativa de tratamento imunomodulador é justificada pelo mecanismo autoimune da CS, pelo comprometimento da qualidade de vida de muitos pacientes, mesmo com tratamento sintomático, e pelo risco de efeitos adversos com o uso de neurolépticos típicos.[3,4]

PANDAS

O acrônimo PANDAS (distúrbios neuropsiquiátricos autoimunes pediátricos associados à infecção estreptocócica, do inglês *pediatric autoimmune neuropsychiatric disorders associated with streptococcal infections*) foi criado no final da década de 1990, a partir da identificação de um grupo de crianças que apresentava transtorno obsessivo-compulsivo (TOC) e tiques após infecções estreptocócicas.[5] Os tiques são movimentos ou sons abruptos, arrítmicos, rápidos, semelhantes aos movimentos voluntários, mas que ocorrem de maneira repetida e sem contexto, associados a uma urgência ou necessidade de executá-los, mas que podem ser inibidos voluntariamente por um curto período.[6]

O mecanismo fisiopatológico dos PANDAS é creditado a um mimetismo molecular, semelhante ao que ocorre na CS. Foram definidos cinco critérios diagnósticos para identificação desse grupo (Quadro 13.1). Porém, a existência dessa entidade ainda é controversa. Alguns argumentos que alimentam essa controvérsia são: uma vez que as infecções estreptocócicas são muito prevalentes na infância, esse poderia ser um achado incidental em alguns pacientes com TOC ou tiques; os critérios diagnósticos não foram validados e não diferenciam PANDAS de pacientes com síndrome de Tourette; outro questionamento pertinente é a possibilidade de pacientes com CS leve estarem equivocadamente incluídos nesse grupo.[7]

O manejo desses casos também é controverso. Porém, os especialistas que defendem a existência dos PANDAS preconizam a pesquisa de anticorpos associados ao estreptococo beta-hemolítico do grupo A e cultura de orofaringe em crianças com surgimento de tiques e sintomas de TOC de maneira abrupta. Não há evidência para o uso de antibióticos profiláticos, diferente da CS. Devem ser usados antibióticos apenas na evidência de infecção aguda. Alguns trabalhos mostram melhora dos sintomas neuropsiquiátricos com o uso de antibióticos. Mas o melhor manejo dos sintomas neuropsiquiátricos é obtido com a utilização de antidepressivos e neurolépticos. O tratamento imunomodulador, com plasmaférese ou IGIV, mostrou benefício em um pequeno grupo de pacientes com PANDAS, e não é utilizado habitualmente, mas pode ser considerado em casos graves.[2]

Quadro 13.1 - PANDAS - critérios diagnósticos

1. Pacientes com critérios diagnósticos para TOC e/ou tiques.
2. Idade entre 3 anos e início da puberdade.
3. Sintomas com curso episódico: início dos sintomas e exacerbações abruptas.
4. Exacerbações do quadro estão temporalmente associadas a infecções pelo estreptococo beta-hemolítico do grupo A (cultura de orofaringe positiva e elevados títulos de anticorpos relacionados com a infecção estreptocócica).
5. Outras manifestações neurológicas (hiperatividade motora, movimentos coreicos discretos).

Fonte: Swedo et al., 1998.[5]

Encefalites autoimunes

Nos últimos 10 anos, o reconhecimento das encefalites autoimunes cresceu de maneira significativa. Em geral, cursam com alterações de memória, sintomas psiquiátricos e rebaixamento do nível de consciência, de forma subaguda, com progressão rápida em até três meses. Podem ocorrer crises convulsivas, sinais neurológicos focais e transtornos do movimento. Na investigação, é comum que a ressonância magnética de crânio seja normal, ou com alterações tênues na fase inicial, mas no seguimento pode revelar alterações típicas, e o estudo do liquor pode apresentar pleocitose ou hiperproteinorraquia.

As encefalites autoimunes podem ou não estar associadas à neoplasia e, nesse caso, são divididas em paraneoplásicas e não paraneoplásicas. Outro modo de classificação está ligado ao tipo de anticorpos relacionados: anticorpos intracelulares; anticorpos contra proteínas ou canais iônicos de membrana; ou sinápticos. Os principais anticorpos intracelulares são conhecidos como onconeuronais, por sua forte associação com neoplasia, e são encontrados em síndromes paraneoplásicas com resposta limitada à imunoterapia. Os anticorpos sinápticos têm associação variável com tumores e os de membrana estão menos associados às síndromes paraneoplásicas[8,9] (Tabela 13.1).

Diversos tipos de transtorno do movimento podem ocorrer nas encefalites autoimunes ou paraneoplásicas, como ataxia, tremor, distonia, estereotipia e coreoatetose. Alguns exemplos são detalhados a seguir.

Degeneração cerebelar paraneoplásica

A ataxia é o sinal mais proeminente, que pode se apresentar como ataxia pura, de instalação subaguda, comum em mulheres, e associada principalmente a câncer de mama e de ovário. Frequentemente é identificado o anticorpo, anti-Yo. Também ocorre em um fenótipo mais amplo, com sinais de encefalomielite disseminada, ou encefalite límbica, associada frequentemente ao anti-Hu. Alguns casos de ataxia pura, de predomínio masculino, estão associados ao linfoma de Hodgkin, e precedem o diagnóstico do linfoma em apenas 30% dos casos. A síndrome cerebelar também pode ocorrer no contexto da síndrome miastênica de Lambert-Eaton.[10]

Tabela 13.1 - Encefalites autoimunes paraneoplásicas e não paraneoplásicas

Anticorpo	Síndrome	Frequência de associação com tumor	Câncer	Transtorno do movimento
Anticorpos contra antígenos intracelulares (onconeuronais)				
Anti-Hu (ANNA1)	Encefalite límbica, encefalomielite, DCP, neuronopatia sensitiva	> 70%	CPPC	Ataxia, pseudoatetose
Anti-CV2/ CRMP5	Encefalomielite, mielopatia, coreia, retinite, neuropatias	> 70%	CPPC, timoma	Coreia, ataxia, distonia, hemibalismo
Anti-Ma2	Encefalite límbica, encefalite de tronco, narcolepsia	> 70%	Tumor testicular, CPPC, câncer de mama	Parkinsonismo, paralisia supranuclear do olhar, cataplexia, ataxia
Anti-Ri (ANNA2)	Encefalite de tronco, opsoclonus-mioclonus	> 70%	Câncer de mama, CPPC	Opsoclonus--mioclonus, distonia de mandíbula, laringoespasmo, ataxia
Anti-Yo (PCA)	DCP	> 70%	Câncer de ovário e mama	Ataxia
Antianfifisina	Síndrome do homem rígido, encefalomielite, neuronopatia sensitiva	> 70%	CPPC e câncer de mama	Mioclonias, hipertonia
Anti-Tr	DCP	> 70%	Linfoma de Hodgkin	Ataxia
Anticorpos contra antígenos de membrana e sinápticos				
Anti-NMDAr	Encefalite anti-NMDA	58% (em maiores de 18 anos)	Teratoma ovariano	Discinesias orofaciais, coreoatetose, distonia, rigidez, catatonia
Anti-LGI1	Encefalite límbica	5-10%	Timoma	Mioclonias, estereotipias, neuromiotonia
Anti-CASPR2	Encefalite límbica, síndrome de Morvan	20-50%	Timoma	Mioquimia, neuromiotonia

(Continua)

(Continuação)

Anticorpos contra antígenos intracelulares (onconeuronais)				
Anticorpo	**Síndrome**	**Frequência de associação com tumor**	**Câncer**	**Transtorno do movimento**
Anti-AMPAr	Encefalite límbica	60%	Timoma, CPPC, câncer de mama	Ataxia leve (incomum)
Anti-GABAa	Encefalite	< 5%	Timoma	_
Anti-GABAb	Encefalite límbica	50%	CPPC	Movimentos orolinguais (incomum)
Anti-mGluR5	Encefalite	70%	Linfoma de Hodgkin	Ataxia
Anti-GAD*	Encefalite límbica, encefalite de tronco, síndrome da pessoa rígida	25% (nos casos de encefalite límbica)	Timoma	Ataxia, hipertonia

AMPAr: receptor alfa-amino-3-hidroximetil-5-4-isoxazolpropiônico; ANNA 1: anticorpo antineuronal nuclear tipo 1; ANNA2: anticorpo antineuronal nuclear tipo 2; CASPR2: proteína associada à contactina 2; CPPC: carcinoma de pulmão pequenas células; CRMP: proteína mediadora da resposta à colapsina-5; DCP: degeneração cerebelar paraneoplásica; GABAa: receptor ácido gama-aminobutírico A; GABAb: receptor ácido gama-aminobutírico B; GAD: ácido glutâmico descarboxilase; LGI-1: glioma inativado-1 rico em leucina; mGluR5: receptor metabotrópico de glutamato 5; NMDAr: receptor N-metil-D-aspartato; PCA: anticélulas de Purkinje.

*O anti-GAD é principalmente associado à síndrome da pessoa rígida, e na maioria dos casos não está associado a tumor.

Fonte: adaptada de Graus et al., 2016; Graus e Dalmau, 2012; Grant e Graus, 2009.[8-10]

Encefalite anti-NMDA (anti N-metil D-aspartato)

Síndrome descrita principalmente em jovens, com predomínio em mulheres (4:1), mas que também ocorre em crianças e adultos acima de 45 anos. Na fase inicial, predominam as alterações psiquiátricas e cognitivas que evoluem para mutismo acinético, catatonia, crises convulsivas e disautonomia. Os transtornos do movimento são frequentes na fase mais tardia, e incluem mioarritmias, discinesias ou estereotipias orofaciais, movimentos coreoatetoides e distônicos de membros e tronco, até opistótono. Nas crianças, predominam os transtornos do movimento e as crises convulsivas.[8]

Encefalite límbica associada a LGI-1

Além dos sintomas de encefalite límbica (déficits de memória e alterações psiquiátricas), os pacientes apresentam crises epilépticas com fenomenologia típica, representadas por movimentos distônicos faciobraquiais, que podem ser confundidos com transtornos do movimento de origem não epiléptica.[8]

Encefalomielite paraneoplásica

Alguns casos de encefalomielite paraneoplásica podem apresentar coreoatetose ou distonia, frequentemente unilateral ou assimétrica. Essa apresentação é rara, aguda, com evolução rápida e refratária ao tratamento. O anticorpo mais frequentemente associado é o anti-CRMP5/CV2.[9] O parkinsonismo paraneoplásico é muito raro, mas pode ocorrer no contexto de uma encefalomielite, que pode estar associada a anticorpos anti-Ma2.[10]

Encefalopatia responsiva a esteroides

Esse quadro ainda tem etiologia incerta e existência questionável, sendo conhecido anteriormente como encefalopatia de Hashimoto. É caracterizada por crises epilépticas, episódios *stroke-like*, tremor, mioclonias, alucinações, altos títulos de anticorpos, como antitireoperoxidase (anti-TPO) e antitireoglobulina. Predomina no sexo feminino, em qualquer faixa etária. Sua marcada resposta ao tratamento com corticosteroides sugere origem autoimune.[8]

Síndrome da pessoa rígida (*stiff person syndrome*)

Caracterizada por rigidez axial, evoluindo para hiperlordose, espasmos, muitas vezes dolorosos, e mioclonias. Está associada ao anti-GAD em 50 a 90% dos casos. Pode ser de origem autoimune, idiopática e paraneoplásica, mas esta última só ocorre em cerca de 5% dos casos. Os quadros com neoplasia subjacente são mais frequentemente associados ao anticorpo anfifisina. As variantes da síndrome da pessoa rígida incluem síndrome do membro rígido, quando apenas um membro é afetado, e encefalite progressiva com rigidez e mioclonia PERM, do inglês *progressive encephalomyelitis with rigidity and myoclonus*.[10]

Síndrome de opsoclonus-mioclonus

É rara e caracterizada por sácades caóticas, multidirecionais e arrítmicas, associadas a mioclonias em face, tronco e membros. Está associada ao neuroblastoma em crianças em mais de 50% dos casos. Porém apenas 2% dos pacientes com neuroblastoma apresentam essa síndrome. Também pode ser de etiologia pós-infecciosa ou idiopática. Em adultos, os casos associados à neoplasia são mais frequentes em maiores de 50 anos e quando há encefalopatia. Podem estar associados ao anticorpo anti-Ri, e nesses casos é comum a ocorrência de distonia de mandíbula e laringoespasmo.[9,10]

O tratamento das encefalites autoimunes, de uma maneira geral, é baseado na retirada ou tratamento do tumor, no caso das síndromes paraneoplásicas, e na terapia imunomoduladora. A pulsoterapia com metilprednisolona 1 g/dia por cinco dias é o tratamento inicial de escolha, que pode ser seguido por IGIV ou plasmaférese. Nos casos refratários, recomenda-se ciclofosfamida, sob a forma de pulsos mensais, ou rituximabe, que em alguns serviços já é usado como tratamento de primeira linha.[11]

Doenças desmielinizantes

A presença de transtornos do movimento em doenças desmielinizantes, como esclerose múltipla (EM) e neuromielite óptica (NMO), era considerada incomum, e um sinal de alerta para outros diagnósticos diferenciais. Porém, ao longo dos últimos anos, cresceu na literatura o número de trabalhos científicos com descrição de movimentos involuntários nessas doenças. Já existe evidência de que alguns transtornos do movimento são mais comuns, como tremor, seguido, em menor frequência, pelo espasmo tônico (ou distonia paroxística). O transtorno do movimento mais frequente na EM é o tremor, o que remonta à tríade clínica descrita por Charcot em pacientes com EM: nistagmo, tremor e fala escandida. Sua prevalência pode variar de 25,5 a 58%. De acordo com a literatura, os principais tipos de tremor descritos na EM são o tremor postural e de intenção. Mas existem raros relatos de tremor de Holmes. Múltiplas estruturas anatômicas (cerebelo e conexões, núcleos talâmicos, núcleo denteado e núcleo rubro) já foram citadas como provável causa do tremor na EM, mas a fisiopatologia do tremor ainda não está bem esclarecida.[12]

O tremor é incapacitante em uma pequena parcela dos pacientes com EM, cerca de 3 a 15%, com grande comprometimento nas atividades diárias.[12] Esses casos são um desafio do ponto de vista terapêutico. O tratamento medicamentoso desse tipo de tremor é descrito na literatura por meio de relatos de caso e estudos não controlados, em sua maioria, e em geral falha em alcançar melhora funcional e de qualidade de vida. Além disso, está associado a elevada frequência de efeitos colaterais. Opções terapêuticas que demostraram algum benefício são primidona, baclofeno intratecal, isoniazida e toxina botulínica. A resposta ao propranolol e à ondansetrona é duvidosa. Outros medicamentos que já foram testados, mas não apresentam evidência de melhora funcional, são carbamazepina, topiramato e levotiracetam.[12,13] Nesse contexto, têm crescido a indicação do tratamento cirúrgico. Duas opções são viáveis: a talamotomia estereotáxica e a cirurgia com eletrodo de estimulação cerebral profunda. Atualmente, o núcleo ventral intermédio (VIM) tem sido o principal alvo para a estimulação cerebral profunda e para a talamotomia. A melhora funcional é extremamente variável, e muitos trabalhos não apresentam esses dados. Os principais efeitos adversos descritos nesses procedimentos cirúrgicos são hemorragia, infecção, déficit motor e disartria.[12,13]

O segundo distúrbio de movimento mais comum na EM é o espasmo tônico ou distonia paroxística. Ele se caracteriza por episódios curtos, recorrentes e dolorosos, de posturas anormais, geralmente nos membros, e com resposta dramática à carbamazepina. Sua descrição vem crescendo em outras doenças desmielinizantes, como na NMO.[12] Geralmente é transitório durante o curso da doença, melhorando após algumas semanas espontaneamente, ou com corticoterapia, como sintoma de um surto, mas em alguns casos só melhora após tratamento específico. Por ser um evento paroxístico, ele é muitas vezes subdiagnosticado nos pacientes com EM, ou confundido com crise epiléptica, fadiga, transtorno funcional e outras síndromes dolorosas. A fisiopatologia do espasmo tônico não está completamente esclarecida. O tratamento de escolha para a distonia paroxística são os anticonvulsivantes, e geralmente há resposta dramática à carbamazepina. Existem também relatos de remissão do quadro com o uso de acetazolamida, ácido valproico, fenitoína, gabapentina, *cannabis* e toxina botulínica.[12]

No caso da ADEM (encefalomielite aguda disseminada, do inglês *acute disseminated encephalomyelitis*), também é comum a presença de ataxia, com tremor associado. A ADEM pode ocorrer após infecções, virais ou bacterianas, como infecções estreptocócicas, ou após vacinação. Em cerca de 10% dos casos podem ocorrer coreoatetose, hemidistonia e mioclonias, entre outros. O tratamento com pulsoterapia gera melhora significativa dos transtornos do movimento.[12]

Outras doenças autoimunes associadas a transtornos do movimento

O lúpus eritematoso sistêmico (LES) é uma doença autoimune que pode apresentar diversas manifestações neurológicas. Cerca de 2% dos casos de LES apresentam coreia, e em cerca de 20% deles, a coreia precede esse diagnóstico. Os pacientes com LES e coreia apresentam maior frequência de anticorpos antifosfolípides. Porém, estudos de imagem e anatomopatológicos não mostram alterações sugestivas de etiologia vascular; acredita-se que a coreia no LES e na síndrome antifosfolípide tenha etiologia imunológica. Há descrição de melhora com bloqueadores dopaminérgicos e corticosteroides. O parkinsonismo também já foi descrito associado ao LES, mas é raro. Outras vasculites e doenças autoimunes, que podem apresentar coreia, parkinsonismo ou distonia, são a doença de Behçet e a síndrome de Sjögren. Nesses casos, a fisiopatologia é atribuída à vasculopatia e o tratamento é realizado com corticosteroides e outros imunossupressores.[2]

A doença celíaca, enteropatia disabsortiva associada à sensibilidade ao glúten, é descrita como causa de ataxia e mioclonias de mecanismo autoimune. Existem ainda casos de pacientes sem manifestação intestinal, que apresentam ataxia e possuem anticorpos (antitransglutaminase e antigliadina) no soro. A maioria dos pacientes têm entre 40 e 50 anos e, em alguns deles, pode ser identificada atrofia cerebelar. No entanto, a relação causal entre doença celíaca e ataxia ainda não está bem determinada, uma vez que a antigliadina e a antitransglutaminase já foram identificadas em pacientes com ataxias hereditárias e degenerativas. O tratamento recomentado é a restrição de glúten na dieta, e há relatos de melhora com IGIV.[6]

TRANSTORNOS DO MOVIMENTO SECUNDÁRIOS ÀS DOENÇAS INFECCIOSAS

Um dos principais mecanismos dos transtornos do movimento secundários às doenças infecciosas são lesões estruturais nos núcleos da base, cerebelo e suas vias. Estas podem ser causadas por cistos, abscessos e granulomas associados a infecções como meningite bacteriana complicada, neurotoxoplasmose, neurocriptococose, neurocisticercose, entre outras. Esses quadros podem ocorrer em pacientes imunossuprimidos ou não. Assim, pela compressão direta dessas estruturas, ou indireta, na hidrocefalia, alguns pacientes podem apresentar, no curso de uma infecção do sistema nervoso central (SNC), diversos transtornos do movimento, como parkinsonismo, tremor, ataxia, coreia, balismo e distonia. Além disso, a agressão celular causada por alguns vírus e pela resposta imunológica desencadeada por eles, muitas vezes com tropismo pela região de tronco e núcleos da base, leva ao surgimento de movimentos involuntários em encefalites virais. Algumas infecções têm diversos mecanismos e devem ser lembradas como causa de movimentos involuntários, destacando-se o HIV (vírus da imunodeficiência humana) e a Aids (síndrome da imunodeficiência adquirida). A associação entre mioarritmia oculomastigatória e doença de Whipple também não pode ser esquecida.[6,14]

Encefalites virais

A doença de von Economo ou encefalite letárgica, descrita na década de 1920, apesar de poder estar relacionada com a pandemia de influenza concomitante, não tem sua etiologia bem definida, mas acredita-se em uma etiologia viral. Esse é o quadro mais ilustrativo de uma encefalite viral causando transtorno do movimento. O quadro clínico inicial era caracterizado por febre, sonolência, paralisia supranuclear do olhar e pleocitose no liquor. A mortalidade era alta, chegando a 40% dos casos. Entre os sobreviventes, de 50 a 80% desenvolviam parkinsonismo. Esse quadro ficou conhecido como parkinsonismo pós-encefalítico, causado pela degeneração dos neurônios da substância negra, e diferencia-se da doença de Parkinson pela presença de outros movimentos involuntários, como crises oculógiras, distonia, tiques e coreia. O tratamento com levodopa, que surgiu após algumas décadas, ocasionou melhora sintomática significativa. Atualmente, são raras as descrições de quadros semelhantes.[6]

Centenas de vírus causam encefalite atualmente: herpes simples e outros vírus da família herpes, vírus da encefalite japonesa, do sarampo, da caxumba, da dengue, do Nilo ocidental, e outros arbovírus, entre muitos outros. Destes, o vírus da encefalite japonesa, prevalente no sudeste da Ásia, é o mais associado a transtornos do movimento (aproximadamente 70% dos casos), o que provavelmente deve-se ao envolvimento da região do tronco encefálico, tálamo e núcleos da base. O parkinsonismo é o transtorno do movimento mais frequente nesses casos, não tem boa resposta à levodopa, mas apresenta recuperação espontânea após cerca de seis meses. Já os casos associados à distonia têm pior prognóstico.[15]

Os transtornos do movimento podem surgir em cerca de 30% dos casos de encefalite, de uma maneira geral. São mais comuns em homens, em pacientes com maior gravidade inicial segundo a escala de coma de Glasgow e com alterações na ressonância magnética de crânio. Em geral, ocorrem após a fase de recuperação do coma. São raros na encefalite da dengue e na encefalite herpética.[15]

Entretanto, alguns pacientes que apresentam encefalite herpética podem apresentar recorrência dos sintomas de encefalite, após semanas do primeiro episódio, a despeito do tratamento antiviral adequado, com movimentos involuntários frequentes, principalmente coreoatetose. Na maioria das recorrências, não há identificação viral, e atualmente são atribuídas a uma etiologia autoimune. Em alguns casos foram identificados anticorpos anti-NMDA. Além de um novo ciclo antiviral, o tratamento com corticosteroides e imunossupressores deve ser considerado.[16]

HIV e Aids

As complicações neurológicas são comuns em pacientes com Aids, sendo descritas em até 60% dos casos. É descrito que a progressão da doença aumenta a chance de movimentos involuntários, ocorrendo em até 50% dos pacientes. A etiologia dos transtornos do movimento nesses pacientes está relacionada com infecções oportunistas, encefalopatia associada ao HIV ou ação direta do vírus, leucoencefalopatia multifocal progressiva, linfoma primário do SNC e como efeito adverso do tratamento. A neurotoxoplasmose é a principal causa de transtornos do movimento focais e unilaterais.[17] Entre os transtornos, destacam-se:

- Tremor: em geral, postural, de baixa a média amplitude, que raramente interfere nas atividades diárias. Quando requer tratamento, pode-se tentar propranolol, primidona ou clonazepam. Raramente são descritos tremor de repouso e tremor de Holmes.[17]
- Parkinsonismo: pode ocorrer em infecções oportunistas com lesões nos núcleos da base, ou no contexto da encefalopatia do HIV, associado a demência, ataxia e mioclonias. Pode-se tentar levodopa ou outros medicamentos dopaminérgicos, em geral com resposta limitada.[17]
- Hemicoreia-hemibalismo: movimentos coreicos e balísticos, unilaterais, em sua maioria desencadeados por infecções oportunistas, neurotoxoplasmose. Quando os movimentos persistem, a despeito do tratamento infeccioso, podem ser usados bloqueadores dopaminérgicos.[17]
- Opsoclonus-mioclonus: existem relatos dessa síndrome em pacientes em fase de soroconversão ou associados à síndrome de reconstituição imune. Além do opsoclonus e das mioclonias generalizadas, podem ocorrer também encefalopatia, ataxia e tremor. Pode-se tentar imunoterapia (corticosteroides) e benzodiazepínicos.[18]

Outras hipercinesias, como mioclonia, distonia e tiques, também são descritas. O manejo desses quadros é baseado principalmente no tratamento específico das infecções oportunistas, quando identificadas, e na terapia antirretroviral. Tratamento sintomático também pode ser usado, como exemplificado nos casos descritos.[17]

Leucoencefalopatia multifocal progressiva

A leucoencefalopatia multifocal progressiva (LEMP) é uma doença desmielinizante subaguda causada pelo vírus JC (John Cunningham) ou poliomavírus humano. Esse vírus causa uma infecção assintomática em imunocompetentes, geralmente na infância, permanecendo depois latente em diversos órgãos. Quando os pacientes são submetidos à imunossupressão grave (uso de imunossupressores, doenças linfoproliferativas ou Aids), podem sofrer reativação do vírus e desenvolver LEMP. A doença é caracterizada por infecção dos oligodendrócitos e comprometimento progressivo de substância branca, com múltiplos déficits neurológicos de instalação subaguda, culminando com demência. A ataxia é o transtorno do movimento mais comum. Mioclonias também podem ocorrer. O diagnóstico em um contexto clínico adequado é confirmado pela identificação do DNA viral no liquor ou por biópsia cerebral. O uso crescente de anticorpos monoclonais no tratamento de doenças autoimunes tem aumentado a frequência de LEMP. Não há tratamento específico; nos casos associados ao uso de anticorpos monoclonais, corticosteroides, plasmaférese e IGIV podem estabilizar o quadro, assim como a terapia antirretroviral no caso da Aids.[11]

Neurossífilis

Após uma queda na incidência até os anos 1990, a sífilis vem apresentando aumento no número de casos, o que é motivo de grande preocupação. Essa é uma doença que pode mimetizar vários outros diagnósticos. O envolvimento cerebral pode ser subagudo ou tardio. No curso subagudo causa cefaleia, meningite, paquimeningite e envolvimento de nervos cranianos. No curso tardio, causa acometimento meningovascular, parenquimatoso e tabes dorsalis. Os transtornos do movimento ocorrem em torno de 5% dos casos. A alteração de marcha, ataxia sensitiva, é uma das principais características da mielopatia sifilítica, mas também pode ocorrer ataxia cerebelar decorrente de isquemia, associada ao quadro meningovascular, assim como coreia, distonia e tremor. O parkinsonismo está geralmente associado ao acometimento de tronco. Diagnóstico e tratamento precoces determinam um melhor prognóstico e melhora dos movimentos involuntários.[11,19]

Doença de Whipple

A doença de Whipple é uma infecção bacteriana rara, causada pela bactéria *Tropheryma whipplei.* Os sintomas mais comuns são febre, diarreia, dor abdominal, artralgias e perda de peso. Manifestações neurológicas são frequentes, como declínio cognitivo, paralisia supranuclear do olhar, rebaixamento do nível de consciência e crises convulsivas. A mioarritmia oculomastigatória ocorre em até 20% dos casos.[20,21] É caracterizada por movimentos lentos (1-3 Hz), repetitivos e assimétricos de face e musculatura ocular. Podem ocorrer também ataxia e mioclonias.[21] O envolvimento do SNC acarreta pior prognóstico, com mortalidade de 25%.[20]

Diante de um quadro suspeito, deve ser solicitada ressonância magnética de crânio, que pode mostrar múltiplas lesões nodulares com realce ao gadolínio, ou lesões maiores com efeito de massa. O diagnóstico definitivo é feito por biópsia cerebral, de trato gastrintestinal ou de linfonodos acometidos, que mostram macrófagos corados com o ácido periódico de Schiff (PAS-positivos), ou pela técnica de PCR (reação em cadeia da polimerase, do inglês *polymerase chain reaction*) no liquor. O tratamento é realizado inicialmente com ceftriaxona por 2 a 3 semanas, seguida de sulfametoxazol-trimetoprim por 12 meses. Também podem ser utilizadas doxiciclina e hidroxicloroquina, tetraciclina ou cloranfenicol. A associação dos antibióticos com propranolol, ácido valproico ou benzodiazepínicos pode melhorar a mioarritmia. É importante lembrar que a mioarritmia oculomastigatória é muito específica, mas pacientes com encefalite por listeria e encefalite anti-NMDA podem apresentar mioarritmia craniana.[20,21]

Panencefalite esclerosante subaguda

A panencefalite esclerosante subaguda (PEES) é uma complicação neurológica grave causada pelo vírus do sarampo. Geralmente está associada à infecção pelo sarampo em crianças menores de um ano. O vírus permanece latente no SNC, replica-se e induz alterações celulares, inflamatórias e degenerativas. Os sintomas surgem após anos da infecção inicial, e a doença é mais prevalente entre 5 e 14 anos, mas também já foi descrita em adultos jovens. O quadro clínico é caracterizado por alteração comportamental, apatia, letargia, sintomas psiquiátricos, mioclonias multifocais e generalizadas, que ocasionam quedas e alterações da marcha, e evoluem com crises convulsivas, demência e óbito. O diagnóstico é feito a partir do quadro clínico, associado à elevação das taxas de anticorpos antissarampo no soro e aumento da imunoglobulina G (IgG) no liquor, presença de complexos periódicos de intervalo longo no estudo eletroencefalográfico, e em alguns casos por biópsia cerebral. A sobrevida geralmente é curta e não há tratamento eficaz, mas é descrito o uso de amantadina, ribavirina, interferon, isoprinosina (imunomodulador e antiviral) e IGIV. Para o tratamento sintomático das mioclonias, recomenda-se o uso de carbamazepina, mas várias outras drogas podem ser usadas.[6,22]

Tuberculose

A neurotuberculose pode se apresentar em diversas formas e complicações: meningite, tuberculomas, hidrocefalia e lesões isquêmicas e hemorrágicas secundárias à vasculite. Todos esses mecanismos podem contribuir para o aparecimento dos transtornos do movimento, que são descritos em até 16% dos casos. Podem ocorrer: tremor, coreia-balismo, mioclonia, distonia e parkinsonismo. O tratamento com tuberculostáticos por no mínimo nove meses, associado ao corticosteroide nas primeiras 4 a 8 semanas, leva a melhora dos transtornos do movimento após algumas semanas.[14]

Malária

A malária cerebral é uma complicação da malária grave, causada pelo *Plasmodium falciparum*, que pode levar a encefalopatia, hipertensão intracraniana e convulsões. O transtorno de movimento mais frequente é a ataxia, e ocorre de maneira progressiva. Sua fisiopatologia não está bem estabelecida, mas parece estar relacionada com fatores imunológicos. Deve ser pensada em pacientes com quadro de ataxia subaguda, associada a quadro febril, proveniente de áreas endêmicas. O tratamento de suporte e com atimaláricos deve ser instituído.[14]

REFERÊNCIAS

1. Sociedade Brasileira de Cardiologia. Diretrizes brasileiras para o diagnóstico, tratamento e prevenção da febre reumática. Arq Bras Cardiol. 2009 Set;93(3 Supl. 4):1-18.
2. Baizabal-Carvallo JF, Jankovic J. Movement disorders in autoimmune diseases. Mov Disord. 2012 Jul;27(8):935-46.
3. Cardoso F, Maia D, Cunningham MC, Valença G. Treatment of Sydenham chorea with corticosteroids. Mov Disord. 2003 Nov;18(11):1374-7.
4. van Immerzeel TD, van Gilst RM, Hartwig NG. Beneficial use of immunoglobulins in the treatment of Sydenham chorea. Eur J Pediatr. 2010 Sep;169(9):1151-4.
5. Swedo SE, Leonard HL, Garvey M, Mittleman B, Allen AJ, Perlmutter S et al. Pediatric autoimmune neuropsychiatric disorders associated with streptococcal infections: clinical description of the first 50 cases. Am J Psychiatry. 1998 Feb;155(2):264-71.
6. Fahn S, Jankovic J, Hallett M. Principles and practice of movement disorders. 2. ed. Philadelphia: Elsevier Saunders; 2011.
7. Kurlan R, Kaplan EL. The pediatric autoimmune neuropsychiatric disorders associated with streptococcal infection (PANDAS) etiology for tics and obsessive-compulsive symptoms: hypothesis or entity? Practical considerations for the clinician. Pediatrics. 2004 Apr;113(4):883-6.

8. Graus F, Titulaer MJ, Balu R, Benseler S, Bien CG, Cellucci T et al. A clinical approach to diagnosis of autoimmune encephalitis. Lancet Neurol. 2016 Apr;15(4):391-404.

9. Graus F, Dalmau J. Paraneoplastic neurological syndromes. Curr Opin Neurol. 2012 Dec;25(6):795-801.

10. Grant R, Graus F. Paraneoplastic movement disorders. Mov Disord. 2009 Sep 15; 24(12):1715-24.

11. Daroff RB, Fenichel GM, Jankovic J, Mazziotta JC. Bradley's neurology in clinical practice. 6. ed. Philadelphia: Elsevier Saunders; 2012.

12. Mehanna R, Jankovic J. Movement disorders in multiple sclerosis and other demyelinating diseases. J Neurol Sci. 2013 May 15;328(1-2):1-8.

13. Labiano-Fontcuberta A, Benito-León J. Understanding tremor in multiple sclerosis: prevalence, pathological anatomy, and pharmacological and surgical approaches to treatment. Tremor Other Hyperkinet Mov (NY). Epub 2012 Sep 14;1-10.

14. Alarcón F, Giménez-Roldán S. Systemic diseases that cause movement disorders. Parkinsonism Relat Disord. 2005 Jan;11(1):1-18.

15. Misra UK, Kalita J. Spectrum of movement disorders in encephalitis. J Neurol. 2010 Dec;257(12):2052-8.

16. Hacohen Y, Deiva K, Pettingill P, Waters P, Siddiqui A, Chretien P et al. N-methyl-D-aspartate receptor antibodies in post-herpes simplex virus encephalitis neurological relapse. Mov Disord. 2014 Jan;29(1):90-6.

17. Cardoso F. HIV-related movement disorders: epidemiology, pathogenesis and management. CNS Drugs. 2002;16(10):663-8.

18. Kanjanasut N, Phanthumchinda K, Bhidayasiri R. HIV-related opsoclonus myoclonus-ataxia syndrome: report on two cases. Clin Neurol Neurosurg. 2010;112(7):572-4.

19. Shah BB, Lang AE. Acquired neurosyphilis presenting as movement disorders. Mov Disord. 2012 May;27(6):690-5.

20. Peregrin J, Malikova H. Primary Whipple disease of the brain: case report with long-term clinical and MRI follow-up. Neuropsychiatr Dis Treat. 2015 Sep 25;11:2461-9.

21. Baizabal-Carvallo JF, Cardoso F, Jankovic J. Myorhythmia: phenomenology, etiology, and treatment. Mov Disord. 2015 Feb;30(2):171-9.

22. Häusler M, Aksoy A, Alber M, Altunbasak S, Angay A, Arsene OT et al. A multinational survey on actual diagnostics and treatment of subacute sclerosing panencephalitis. Neuropediatrics. 2015 Dec;46(6):377-84.

CAPÍTULO 14

Mioclonias Primárias e Secundárias

Patrícia Maria de Carvalho Aguiar
Lorena Broseghini Barcelos

INTRODUÇÃO

Mioclonia é um movimento involuntário caracterizado por um rápido abalo muscular causado por contração muscular ativa (mioclonia positiva) ou por sua breve inibição (mioclonia negativa), e ambas as formas podem coexistir. Sua origem pode se dar em diferentes níveis do sistema nervoso central (SNC), como o córtex, o tronco cerebral, medula espinhal ou no sistema nervoso periférico (SNP).[1,2] Na literatura, ainda se discute se lesões periféricas podem ou não gerar mioclonia. Por exemplo, alguns autores consideram que o espasmo hemifacial, decorrente de lesão do nervo periférico, é uma forma de mioclonia, enquanto outros preferem denominar esse tipo de movimento de mioclonia-*like*.[1-5]

Mioclonias podem acometer qualquer segmento corporal, tendo distribuição focal, segmentar ou generalizada. Podem ser intermitentes ou contínuas, arrítmicas ou rítmicas e, neste caso, podem ser confundidas com tremor.[3] Estes movimentos podem ser desencadeados espontaneamente ou induzidos por uma ação. Com relação às causas, elas podem ser as mais diversas, desde lesões estruturais bem estabelecidas de origem vascular, neurodegenerativa, infecciosa, tumoral etc., ou distúrbios predominantemente neurofisiológicos de causa metabólica, medicamentosa, genética ou desconhecida.

Do ponto de vista fisiopatológico, as mioclonias corticais são as mais investigadas. Algumas hipóteses apontam para uma hiperexcitabilidade do córtex somatossensitivo, decorrente, entre outros fatores, da redução da inibição intracortical de intervalo curto, da redução da inibição inter-hemisférica e do aumento da facilitação intracortical. A perda da função inibitória do cerebelo sobre o córtex (via cerebelo-tálamo-cortical) vem sendo cada vez mais aceita como uma possível causa de mioclonia.[6] A neurotransmissão gabaérgica, particularmente a ligada ao GABA(A), está envolvida na etiopatogenia das mioclonias corticais. Estudos em modelo animal e em humanos sugerem que uma deficiência na transmissão gabaérgica está ligada à origem das mioclonias.[6-8]

A identificação do sítio de origem da mioclonia, bem como sua etiologia, consiste nos principais desafios na prática clínica.

CLASSIFICAÇÃO

Existem várias formas de classificação das mioclonias, muitas das quais se sobrepõem, levando em consideração aspectos clínicos, eletrofisiológicos, distribuição corporal, evolução temporal e etiologia.

Quanto à etiologia, as mioclonias podem ser classificadas como (Quadro 14.1):

a) Primárias: quando não há um fator causal identificável.

- Fisiológica (p. ex., mioclonias hípnicas, soluço).
- Essencial (idiopática ou hereditária).
- Epiléptica.

b) Secundárias: quando as mioclonias ocorrem como consequência de uma doença/lesão de base ou na presença de fatores tóxico-metabólicos. Uma extensa lista de doenças/condições que cursam com mioclonias encontra-se no Quadro 14.1. Dentre estas, destacamos alguns tipos de epilepsias, doenças neurodegenerativas, doenças autoimunes, medicamentos, neuroinfecção, doenças de depósito e outros distúrbios metabólicos. Por limitações de espaço, apenas algumas dessas condições serão descritas mais adiante.

Quadro 14.1 - Principais etiologias das mioclonias

1. Mioclonia fisiológica
• Mioclonias hípnicas • Soluços • Abalo fisiológico (*startle*)
2. Mioclonia essencial
• Distonia-mioclonia (DYT11, DYT15 e DYT26) • Outras formas familiares • Esporádicas
3. Mioclonia epiléptica
a) Epilepsias mioclônicas da infância • Espasmos infantis • Síndrome de Lennox-Gastaut • Epilepsia mioclônica grave da infância (síndrome de Dravet) • Epilepsia mioclônica-astática (síndrome de Doose) • Epilepsia mioclônica criptogênica (síndrome de Aicardi) **b) Epilepsias generalizadas idiopáticas** • Com crises de ausência e mioclonias • Epilepsia mioclônica juvenil **c) Epilepsia mioclônica progressiva** • Mioclonia báltica (Unverricht-Lundborg) • MERRF (*myoclonus epilepsy and ragged-red fibres* - mioclonias, epilepsia e fibras vermelho-rasgadas à biopsia muscular)

(Continua)

(Continuação)

4. Encefalopatias autoimunes
• Encefalopatia de Hashimoto • Encefalopatia eosinofílica • Doença celíaca
5. Síndromes paraneoplásicas
6. Mioclonias pós-hipóxia (síndrome de Lance-Adams)
7. Doenças neurodegenerativas
• Síndrome de Ramsay-Hunt tipo I • Ataxia-telangiectasia • Ataxia de Friedreich • Ataxias espinocerebelares 2, 3 e 17 • Doença de Alzheimer • Doença de Parkinson • Atrofia de múltiplos sistemas • Doença dos corpos de Lewy • Degeneração corticobasal • Paralisia supranuclear progressiva • Doença de Huntington • Demência frontotemporal ligada ao cromossomo 17 • Doença de Wilson • Atrofia dentato-rubro-pálido-luisiana (DRPLA) • Doença de Alexander • Neurodegeneração associada à pantotenato quinase • Doença de Creutzfeldt-Jakob • Outras doenças priônicas
8. Causas metabólicas
• Insuficiência renal • Insuficiência hepática • Hipertireoidismo • Hipoglicemia • Hiperglicemia não cetótica • Hipóxia • Distúrbio hidroeletrolítico • Deficiência de biotina • Deficiência de vitamina E • Alcalose metabólica
9. Causas tóxicas e medicamentosas
• Álcool • Tolueno • Alumínio (síndrome dialítica) • Metilbrometo • Levodopa • Benzodiazepínicos • Antidepressivos • Anticonvulsivantes • Lítio

(Continua)

(Continuação)

• Clozapina • Propofol • Opioides • Salicilato de bismuto • Antibióticos (quinolonas, cefalosporinas) • Bloqueadores do canal de cálcio • Antiarrítmicos
10. Doenças de depósito
• Lipofuccinose ceroide neuronal • Doença de Tay-Sachs • Doença de Sandhoff • Doença de Krabbe • Sialidose • Doença de Lafora • Doença de Gaucher tipo III
11. Lesões estruturais do SNC
• Acidente vascular encefálico • Neoplasias • Traumatismo • Lesões desmielinizantes • Outras
12. Causas infecciosas
• Doença de Whipple • Doença de Lyme • Encefalite por arbovírus • Encefalite herpética • HIV • Neurossífilis • Leucoencefalopatia multifocal progressiva • Panencefalite esclerosante subaguda • Encefalite arboviral • Encefalite herpética • Vírus lintrofotrópico de células T humano tipo I (HTLV-I) • Neurotoxoplasmose • Malária • Neurocriptococose • Neurotuberculose • Encefalite letárgica (von Economo)
13. Mioclonias psicogênicas

Fonte: elaborado pelas autoras.

A seguir, apresentamos a classificação das mioclonias de acordo com seus locais de origem, bem como algumas das condições encontradas na prática clínica.

Mioclonia cortical

Causada por descargas anormais no córtex sensitivo e motor, é a forma mais comum de mioclonia. Essas descargas ocorrem espontaneamente (mioclonia espontânea), em resposta a um estímulo periférico (mioclonia cortical reflexa) ou durante uma ação específica (mioclonia cortical de ação).[2,4]

O ponto de origem pode ser único, causando mioclonia focal, e neste caso quase sempre indica uma lesão no córtex sensitivo-motor. Existem relatos de casos em que nenhuma lesão foi identificada, como na série de pacientes descrita por Alvarez e Caviness,[9] na qual indivíduos acima de 65 anos apresentavam mioclonia cortical progressiva, sem qualquer doença de base (mioclonia progressiva primária do envelhecimento).

Quando há espraiamento da descarga anormal para outras áreas, por exemplo, pela via transcalosa, pode haver acometimento de áreas contralaterais, levando a mioclonias generalizadas. Em algumas situações, há vários geradores corticais, dando origem a mioclonias multifocais. A síndrome de Lance-Adams (mioclonias pós-hipóxia) e a epilepsia mioclônica progressiva são exemplos de mioclonias multifocais. Poliminimioclonias são manifestações clínicas encontradas principalmente nas síndromes parkinsonianas, como a atrofia de múltiplos sistemas e a degeneração corticobasal.[5] Estudos eletrofisiológicos demonstraram padrões eletroencefalográficos (EEG) com descargas do tipo ponta, poliponta ou ponta-onda que precedem ou, em alguns casos, antecedem as mioclonias.[10] A eletromiografia (EMG) evidencia contrações musculares de 10 a 50 ms, precedidas por descargas corticais que ocorrem 15 a 40 ms antes. Em pacientes com epilepsia mioclônica progressiva, observou-se que o potencial evocado somatossensitivo (PESS) é composto por ondas bifásicas de alta amplitude, com componente negativo e positivo, sendo N33 de grande amplitude (potencial gigante) e o componente N62 ausente. Esses achados não foram observados na mioclonia essencial.[10]

A epilepsia mioclônica juvenil é uma das formas mais conhecidas de epilepsias que cursam com mioclonias. É um tipo de epilepsia generalizada primária, que acomete adolescentes e adultos jovens. Os abalos mioclônicos podem ser assimétricos e até mesmo unilaterais, predominam nos membros superiores, na região cefálica e no tronco. O EEG apresenta um padrão característico de descargas polifásicas do tipo posta-onda de 3,5 a 4 Hz e é uma ferramenta importante no diagnóstico.

Entre as diversas formas de mioclonia pós-anóxia, destaca-se a síndrome de Lance-Adams, descrita pela primeira vez em 1963 por Lance e Adams em quatro pacientes que se recuperaram de um coma por hipóxia, mas ficaram incapacitados por mioclonias de ação e de intenção. Essa síndrome pode ocorrer dias a semanas após um episódio de anóxia grave, como uma parada cardiorrespiratória.[2] É composta por mioclonias positivas e negativas, com grande suscetibilidade aos estímulos e à ação. Alguns autores consideram que essas mioclonias são subcorticais.[1,3]

Asterixe é uma forma de mioclonia negativa, clinicamente caracterizada por uma perda rápida e súbita da sustentação postural, seguida de um abalo que leva a mão de volta à posição pregressa. Um dos locais em que é mais facilmente observado é na mão, quando, à extensão dos membros superiores, vemos um movimento do tipo bater de asas nas mãos (*flapping*). A perda da sustentação está associada a pausas intermitentes da atividade eletromiográfica que, por sua vez, são precedidas por um período de silêncio de 50 a 200 ms no EEG, seguidas de uma atividade eletromiográfica correspondente ao abalo que restabelece a postura. É intermitente e arrítmico, acomete qualquer músculo esquelético envolvido na manutenção de uma postura, como os da região cervical, membros superiores, flexores do quadril etc. Também podemos observar um padrão rítmico, com frequência de 6 a 11 Hz.[4] Na maior parte das vezes está associado a distúrbios metabólicos, como encefalopatia hepática, insuficiência renal, distúrbios hidroeletrolíticos (hiponatremia, hipocalemia, hipercalcemia), septicemia e *delirium tremens*, mas também pode ser decorrente de lesões corticais e subcorticais.[2] Essa forma de mioclonia pode coexistir com mioclonias positivas, como no caso da síndrome de Lance-Adams, em que os dois componentes são encontrados. A mioclonia negativa também é encontrada em algumas epilepsias, geralmente associada a outros tipos de crises, como parciais motoras (principalmente rolândicas), crises de ausências ou atônicas, crises mioclônico-astáticas.[4]

Mioclonias subcorticais

Originam-se entre o córtex e a medula espinhal. Podem ter distribuição segmentar ou generalizada, ocorrem em repouso ou durante a ação, e não é incomum que estímulos auditivos sejam fatores desencadeantes. Do ponto de vista eletrofisiológico, as atividades eletroencefalográficas descritas nas mioclonias corticais não são identificadas.

As mioclonias de origem no tronco cerebral são caracterizadas pela distribuição generalizada e quase sempre são sensíveis ao estímulo auditivo.[4] A resposta ao estímulo pode ser fisiológica (p. ex., um sobressalto na presença de um ruído súbito e intenso) ou patológica, quando ocorre de forma exagerada em resposta aos estímulos (hiperplexia). No sobressalto fisiológico, que ocorre ao estímulo auditivo, observa-se contração muscular proximal e distal bilateral simultaneamente, levando a um movimento súbito e brusco de contração da musculatura facial, abdução e flexão dos membros superiores, flexão cervical, do tronco e dos membros inferiores. A hiperplexia é uma resposta exagerada e não fisiológica aos estímulos auditivos, não apresentando habituação à sua repetição, como ocorreria em um contexto fisiológico.[11] Também pode ocorrer em resposta a estímulos somatossensitivos nas regiões proximais, como face, pescoço e região superior do tórax. Sua origem pode ser idiopática, genética ou decorrente de lesões no tronco cerebral.[4] Nas gangliosidoses, como as doenças de Tay-Sachs e de Sandhoff, a hiperplexia é um sintoma comum. Inúmeras outras condições, como encefalites, doenças desmielinizantes, doenças vasculares, sarcoidose, traumatismo e distúrbios metabólicos, podem cursar com esse sintoma.[2]

A mioclonia reticular reflexa também é uma forma de mioclonia generalizada. Difere da hiperplexia pela ocorrência frequente de mioclonias espontâneas e por sensibilidade aos estímulos somatossensitivos nas regiões mais distais dos membros. Estudos eletrofisiológicos de Hallet et al. observaram a sequência temporal de eventos, sugerindo que a atividade mioclônica tem origem na região inferior do tronco cerebral, ascendendo para músculos com inervação craniana, e descendo via medula espinhal para outros músculos distais.[12] As causas mais comuns dessa forma de mioclonia são a anóxia, as encefalites e a uremia.[2,4]

Tremor palatal, antes tradicionalmente chamado de mioclonia palatal, será discutido aqui, pois ainda existe debate na literatura sobre a natureza desse movimento.[2,4,8] Entre os autores que o consideram como mioclonia, esse movimento é classificado como uma mioclonia segmentar, com origem no tronco cerebral. Pode ser essencial, quando a etiologia não é identificada, ou sintomático, quando há lesões no triângulo de Guillain-Mollaret. Os movimentos do palato mole são rítmicos, na frequência de 1 a 2 Hz. A contração do tensor do véu do palato leva a movimentos repetitivos de abertura e fechamento do tuba de Eustáquio, provocando um clique auditivo. Essa é uma característica marcante da mioclonia essencial do palato que não aparece nos casos sintomáticos. Outra diferença observada entre as formas essenciais e sintomáticas é que, nas formas essenciais, os movimentos desaparecem durante o sono, o que não ocorre nas formas sintomáticas. As formas sintomáticas são as mais frequentes, e as causas mais comuns são lesões vasculares, desmielinizantes e tumorais no tronco cerebral. A síndrome de ataxia progressiva e tremor palatal (PAPT), muitas vezes manifestação inicial da doença de Alexander, e neuroferritinopatia por mutações no gene *NFL*, são causas mais raras de mioclonia do palato.

Mioclonia espinhal

Pode ser classificada como segmentar ou proprioespinhal (MPE). Caracteriza-se por movimentos repetitivos, normalmente da musculatura flexora, acometendo o tronco e/ou membros.

Estruturas supraespinhais não costumam influenciar esse tipo de mioclonia, que pode ou não persistir durante o sono e aparece tanto em repouso quanto durante a ação, podendo ou não ser sensível ao estímulo.[4] Na mioclonia segmentar há contrações espontâneas rítmicas (30 a 110/min), restritas a grupos musculares inervados por um ou mais segmentos medulares contíguos. Há descrição de casos em que o movimento é irregular, de menor frequência (até 1/min), ou mesmo paroxístico.[2] As descargas EMG duram cerca de 100 ms. Na maior parte dos casos, identifica-se uma lesão medular, e as etiologias são das mais variadas, como traumatismo medular, espondilose, tumores, siringomielia, lesões desmielinizantes, lesões vasculares, siderose superficial, neuroinfecções e pós-anestesia subdural ou raquidiana, entre outras.[2,4]

Na MPE, presume-se que a atividade mioclônica tenha origem em segmentos medulares e que se propague de maneira ascendente e descendente pelas vias proprioespinhais.[13] Os abalos musculares predominam na musculatura axial (pescoço, tronco, quadril), com uma frequência de 1 a 6 Hz, e duração de vários milissegundos. Podem ser sensíveis ao estímulo tátil no abdome ou nos membros inferiores, por exemplo, durante a pesquisa de reflexos profundos, mas não são sensíveis ao estímulo auditivo. Esta última característica, e o fato de poupar a face, contribui para diferenciar a MPE da mioclonia de origem no tronco cerebral. Com relação à etiologia, a MPE raramente tem causa identificável. Em estudo recente, van der Salm et al.[13] chamam a atenção para a alta porcentagem de casos funcionais (58%). Estes tendem a ser irregulares e desaparecem durante o sono. Os estudos EMG mostram achados inconsistentes e a presença do *Bereitschaftspotential*, que normalmente não ocorre na MPE idiopática ou secundária.

Mioclonias periféricas

Têm distribuição focal e são causadas por lesões periféricas em qualquer ponto a partir da raiz ao nervo periférico. O espasmo hemifacial é umas das formas mais comuns, e há diversos relatos de mioclonias secundárias a lesões de plexo por causas traumáticas, compressivas, lesões tumorais etc.[2,5] Os abalos podem ser rítmicos, semirrítmicos ou arrítmicos. A polimiografia mostra descargas de curta duração, menores que 50 ms. O mecanismo que gera as descargas anormais ainda é pouco conhecido, e a geração de impulso ectópica, transmissão efática ou brotamento neuronal aberrante são possibilidades consideradas.[2,5]

ELETROFISIOLOGIA

Exames eletrofisiológicos são importantes para definir a natureza do movimento, e muitas vezes auxiliam na definição do local de origem. A abordagem eletrofisiológica deve incluir a EMG (para musculatura agonista e antagonista) e o EEG simultaneamente, além de potencial evocado somatossensitivo. Alguns tipos de mioclonia, particularmente as de origem cortical, mostram uma correlação ao EEG. À observação direta do traçado, essa correlação pode não ser identificada, sendo necessário fazer a análise do padrão eletroencefalográfico um pouco antes do abalo mioclônico com uma técnica específica, *jerk-locked back-averaging*.[10] O registro eletromiográfico pode, por exemplo, auxiliar no diagnóstico de mioclonias psicogênicas. Não é possível produzir voluntariamente contrações musculares inferiores a 50 ms, abalos com duração menor que esta são sugestivos de causa orgânica, enquanto a presença de potenciais eletroencefalográficos logo antes do movimento (*Bereitschaftspotentials*) indica origem psicogênica.[4]

Mioclonias corticais podem ter as seguintes características: descargas EMG com menos de 70 ms, EEG com pontas ou outro tipo de padrão precedendo a mioclonia em 20 a 35 ms, PESS gigante, espraiamento das mioclonias nos membros no sentido proximal para distal, com velocidade compatível à das fibras motoras alfa. A ausência de descarga cortical ao EEG não exclui a hipótese de mioclonia cortical; muitas vezes a técnica de *back averaging* deve ser utilizada para detectar descargas que tenham uma relação temporal com as mioclonias.[4,10]

O registro simultâneo de EMG de superfície de vários músculos pode ajudar a identificar o padrão de distribuição das mioclonias, auxiliando na identificação daquelas com origem no tronco cerebral, onde se verificam contrações inicialmente no músculo esternocleidomastóideo ou no trapézio, com espraiamento para regiões cranianas e caudais. Nas mioclonias subcorticais não se evidencia o PESS gigante.[4]

Nas mioclonias proprioespinhais, as descargas duram de 50 ms a 4 s, os abalos surgem em seguimentos cervicais, torácicos ou abdominais e podem caminhar no sentido craniocaudal, poupando músculos da face. Nas mioclonias espinhais, os abalos ficam restritos a um ou dois seguimentos medulares contíguos.[4]

DIAGNÓSTICO

O diagnóstico é baseado na apresentação clínica e nos estudos eletrofisiológicos. Deve-se procurar sempre os fatores associados, identificando a provável etiologia da mioclonia. É importante observar a idade de início, suas características de início (aguda ou progressiva), os fatores precipitantes, a presença de história familiar e outros sintomas, como epilepsia, ataxia, distonia ou declínio cognitivo.

A idade de início pode chamar atenção para o diagnóstico da principal categoria da doença. O início da mioclonia na infância ou no adulto jovem, com crises epilépticas generalizadas, declínio cognitivo e ataxia progressiva, sugere o diagnóstico de epilepsia mioclônica progressiva. Por outro lado, no caso de início em idade avançada com a presença de mioclonia e declínio cognitivo, devem-se investigar doenças neurodegenerativas, como a demência por corpos de Lewy, degeneração corticobasal e a doença de Alzheimer em estágios avançados. Quando ocorre de forma rapidamente progressiva, suspeita-se fortemente das doenças priônicas. A síndrome opsoclonus-mioclonus na infância é tipicamente associada a tumores do tipo neuroblastoma ou meduloblastoma e, na idade adulta, ocorre mais frequentemente como manifestação paraneoplásica do carcinoma pulmonar de pequenas células ou melanoma, mas também pode ter origem medicamentosa ou pós-infecciosa, associada à doença celíaca.

Quanto à natureza de início da mioclonia, o início agudo pode ser observado em distúrbios tóxico-metabólicos, como na insuficiência hepática e renal, tireotoxicose, alterações eletrolíticas (p. ex., hiponatremia, hipoglicemia ou hiperglicemia), algumas doenças neuroinfecciosas (encefalite herpética ou neurobrucelose), após lesão cerebral hipóxica, nas síndromes paraneoplásicas e intoxicações medicamentosas. A introdução de uma nova droga ou o aumento de sua dosagem devem sempre ser considerados como uma possível causa de mioclonia de início agudo. Quando o início ocorre de forma insidiosa e tem evolução crônica, o quadro é mais característico de doenças neurodegenerativas e das mioclonias epilépticas.[4]

Um forte exemplo de melhora dos movimentos mioclônicos é a resposta dramática ao álcool na distonia-mioclonia (DYT11), o que colabora para o diagnóstico clínico desse tipo de mioclonia subcortical de herança autossômica dominante com penetrância variável.

A história familiar com um modo de herança autossômico recessivo encontra-se presente na epilepsia mioclônica progressiva ou em distúrbios metabólicos hereditários, como na gangliosidose GM1 e na doença de Gaucher. A herança autossômica dominante é vista na distonia mioclônica, DRPLA ou no tremor cortical familiar. A herança mitocondrial é característica para a MERRF.

Durante o exame neurológico, é importante verificar se a mioclonia aparece em repouso, na postura ou na ação, e observar sua distribuição. A mioclonia em repouso indica uma fonte espinhal ou no tronco cerebral, enquanto a de ação sugere uma origem cortical. Os abalos focais e multifocais, que ocorrem durante ação voluntária, são típicos da mioclonia cortical. A mioclonia espinhal segmentar é focal, não é induzida pela ação, e ocasionalmente é sensível a estímulos. A mioclonia que ocorre de modo generalizado é geralmente a subcortical, e menos frequentemente cortical. A amplitude da mioclonia também varia consideravelmente e, quando muito pequenas e distais (poliminimioclonias), são típicas da atrofia de múltiplos sistemas, enquanto as de grande amplitude são típicas da epilepsia mioclônica progressiva.

As mioclonias sensíveis a estímulos podem ser examinadas com um toque suave dos dedos estendidos para desencadear o movimento, com aplausos, para exacerbar as mioclonias sensíveis a estímulos auditivos, ou mesmo os sons presentes na sala de exame podem ser suficientes para desencadear mioclonias em pacientes suscetíveis.

Dada a extensa lista de diferentes causas de mioclonia, é importante obter uma boa história e utilizar os achados clínicos adicionais, a fim de evitar possíveis investigações diagnósticas desnecessárias.

TRATAMENTO

Para uma boa resposta terapêutica, é necessário identificar o tipo de mioclonia e sua etiologia, corrigindo condições desencadeantes. As causas reversíveis de mioclonia incluem alguns distúrbios metabólicos, intoxicação por drogas ou lesões cirurgicamente tratáveis. Uma abordagem útil é estabelecer a fisiopatologia da mioclonia (cortical, subcortical, espinal ou periférica), uma vez que as medicações são direcionadas para os diferentes tipos de mioclonia.

A monoterapia raramente controla completamente os movimentos mioclônicos, portanto, várias combinações medicamentosas podem ser necessárias. Em geral, drogas antiepilépticas, como o valproato de sódio, o levetiracetam e piracetam, são eficazes na mioclonia cortical, mas pouco efetivas nas outras formas de mioclonia. O clonazepam é uma opção que pode ser útil em todos os tipos de mioclonias.

Mioclonia cortical

O tratamento de mioclonia cortical é destinado a melhorar a deficiente neurotransmissão inibitória GABAérgica.[14] Como regra, a mioclonia cortical é tratada com uma combinação de drogas. Com relação às drogas GABAérgicas, o valproato de sódio é o mais eficaz. Os benzodiazepínicos também são muito úteis, especialmente clonazepam em doses mais elevadas, podendo chegar até 15 mg/dia. O piracetam e o levetiracetam são duas drogas com eficácia bem demonstrada na mioclonia cortical, embora seu mecanismo de ação ainda seja mal compreendido.[15] O uso de piracetam ou levetiracetam pode ser combinado com o valproato de sódio ou o clonazepam. A primidona e o fenobarbital raramente são efetivos. Não é recomendado o uso de fenitoína, carbamazepina, lamotrigina e vigabatrina na mioclonia cortical, pois podem paradoxalmente agravá-la. O tratamento da epilepsia mioclônica progressiva é bastante desafiador, visto que as drogas para a terapêutica das crises epilépticas generalizadas podem piorar a mioclonia e vice-versa.

Mioclonia subcortical

As drogas antiepilépticas utilizadas na mioclonia cortical não apresentam boa resposta na mioclonia subcortical. O clonazepam é útil nas formas com hiperplexia, e parcialmente eficaz na mioclonia reticular reflexa e na distonia-mioclonia. Nos casos graves de distonia-mioclonia, pode ser recomendada a cirurgia de estimulação cerebral profunda em globo pálido interno ou no tálamo, como possíveis alvos cirúrgicos.[16]

Mioclonia negativa

A mioclonia negativa epiléptica em crianças portadoras de epilepsia idiopática parcial pode apresentar boa resposta ao tratamento com a etossuximida e o levetiracetam.[17] Quando se encontra associada a epilepsias sintomáticas ou criptogênicas, geralmente é menos sensível às drogas antiepilépticas e pode piorar com carbamazepina, ácido valproico, fenitoína, lamotrigina e oxcarbazepina. Na mioclonia pós-hipóxia, a terapia responde melhor no controle dos movimentos nos membros superiores que nos membros inferiores, podendo prevalecer os distúrbios da marcha e quedas frequentes.

Mioclonia espinhal

O tratamento farmacológico é insatisfatório na mioclonia espinhal. A droga de primeira escolha para ambos os tipos de mioclonia segmentar ou proprioespinhal é o clonazepam. Estudo de relato de caso com o levetiracetam demostrou eficácia em uma série de três pacientes com mioclonia espinhal segmentar.[18]

Mioclonia periférica

No tratamento da mioclonia periférica, as drogas são pouco eficazes, embora algum efeito benéfico possa ser evidenciado com a carbamazepina. O espasmo hemifacial apresenta excelente resposta com a aplicação de toxina botulínica.[19]

REFERÊNCIAS

1. Faught E. Clinical presentations and phenomenology of myoclonus. Epilepsia. 2003;44(Suppl. 11):7-12.
2. Donaldson I, Marsden CD, Schneider S, Bhatia K. Myoclonus. In: Marsden's book of movement disorders. Oxford: Oxford University Press; 2012. p.949-1089.
3. Espay AJ, Chen R. Myoclonus. Continuum (Minneap Minn). 2013;19(5):1264-86.
4. Kojovic M, Cordivari C, Bhatia K. Myoclonic disorders: a practical approach for diagnosis and treatment. Ther Adv Neurol Disord. 2011;4(1):47-62.
5. Zutt R, van Egmond ME, Elting JW, van Laar PJ, Brouwer OF, Sival DA et al. A novel diagnostic approach to patients with myoclonus. Nat Rev Neurol. 2015;11(12):687-97.
6. Ganos C, Kassavetis P, Erro R, Edwards MJ, Rothwell J, Bhatia KP. The role of the cerebellum in the pathogenesis of cortical myoclonus. Mov Disord. 2014;29(4):437-43.
7. Matsumoto RR, Truong DD, Nguyen KD, Dang AT, Hoang TT, Vo PQ et al. Involvement of GABA(A) receptors in myoclonus. Mov Disord. 2000;15(Suppl. 1):47-52.
8. Shibasaki H, Thompson PD. Milestones in myoclonus. Mov Disord. 2011;26(6):1142-8.
9. Alvarez M, Caviness JN. Primary progressive myoclonus of aging. Mov Disord. 2008;23(12):1658-64.
10. Shibasaki H, Yamashita Y, Kuroiwa Y. Electroencephalographic studies myoclonus. Brain. 1978;101:447-60.
11. Brown P, Rothwell JC, Thompson P, Britton TC, Day BL, Marsden CD. The hyperekplexias and their relationship to the normal startle reflex. Brain. 1991;114:1903-28.
12. Hallett M, Chadwick D, Adam J, Marsden CD. Reticular reflex myoclonus: a physiological type of human post-hypoxic myoclonus. J Neurol Neurosurg Psychiatry. 1977;40(3):253-64.
13. van der Salm SM, Erro R, Cordivari C, Edwards MJ, Koelman JH, van den Ende T et al. Propriospinal myoclonus: clinical reappraisal and review of literature. Neurology. 2014;83(20):1862-70.

14. Caviness JN. Parkinsonism and related disorders. Myoclonus. Parkinsonism Relat Disord. 2007;13:S375-S384.

15. Genton P, Gelisse P. Antimyoclonic effect of levetiracetam. Epileptic Disord. 2000;2:209-12.

16. Magarinos-Ascone CM, Regidor I, Martinez-Castrillo JC, Gomez-Galan M, Figueiras MR. Pallidal stimulation relieves myoclonus-dystonia syndrome. J Neurol Neurosurg Psychiatry. 2005;76:989-91.

17. Gelisse P, Crespel A, Genton P, Baldy MM. Dramatic effect of levetiracetam on epileptic negative myoclonus. Acta Neurol Scand. 2003;107:302-3.

18. Keswani SC, Kossoff EH, Krauss GL, Hagerty C. Amelioration of spinal myoclonus with levetiracetam. J Neurol Neurosurg Psychiatry. 2002;73:457-8.

19. Costa J, Espirito Santo C, Borges A, Ferreira JJ, Coelho M, Moore P. Botulinum toxin type A therapy for hemifacial spasm. Cochrane Database Syst Rev. 2005;1:CD004899.

SEÇÃO 3

Ataxias

CAPÍTULO 15

Ataxias Adquiridas e Esporádicas

Pedro Braga Neto
Orlando G. Povoas Barsottini
José Luiz Pedroso

INTRODUÇÃO

A ataxia é definida pelo conjunto de sinais e sintomas que ocasionam prejuízo no equilíbrio e coordenação. Podemos então dizer que ataxia é um diagnóstico sindrômico com múltiplas causas. De maneira didática, podemos dividir as ataxias em três grandes grupos de doenças: hereditárias, adquiridas e esporádicas. Este capítulo abordará as principais causas de ataxias adquiridas e esporádicas. A "ataxia adquirida", também denominada "ataxia secundária", é resultante de causas exógenas ou endógenas não hereditárias. Podemos incluir nesse contexto causas tóxicas, paraneoplásicas, imunomediadas, nutricionais e infecciosas. Além disso, podemos citar lesões focais no cerebelo ou suas conexões originadas de uma lesão vascular, neoplásica, inflamatória ou desmielinizante. Estas últimas não serão citadas neste capítulo.

As ataxias esporádicas, por outro lado, são grupos de ataxias que se desenvolvem geralmente após os 40 anos de idade, com história familiar negativa para sintomas de ataxia ou seus sinais e sintomas associados. Consequentemente, um correto diagnóstico de ataxia esporádica leva à exclusão de causas genéticas e adquiridas de ataxia. Nesse sentido, abordaremos as ataxias adquiridas e esporádicas, que são importantes no raciocínio clínico e diagnóstico diferencial das ataxias e muitas vezes são um desafio para o diagnóstico. A Tabela 15.1 resume as principais causas de ataxia esporádica e adquirida que serão abordadas neste capítulo.[1,2]

Tabela 15.1 - Principais ataxias adquiridas e esporádicas com quadro clínico, exames laboratoriais e de neuroimagem listados

Etiologia	Achados clínicos	Achados laboratoriais	Achados de neuroimagem
Degeneração cerebelar alcoólica	Ataxia grave com predomínio na marcha e membros inferiores; neuropatia	Inespecífico	Atrofia cerebelar com envolvimento preferencial do vérmis cerebelar superior
Outras causas de ataxias tóxicas	História de abuso ou exposição a determinadas substâncias	Níveis séricos aumentados de substâncias como fenitoína ou lítio	Inespecífico; atrofia cerebelar em estágios tardios
Deficiência de vitamina B1 (tiamina)	Ataxia, confusão e oftalmoparesia (encefalopatia de Wernicke), degeneração cerebelar alcóolica	Baixos níveis plasmáticos de tiamina; vitamina B1 normal não exclui a doença	Alterações simétricas no tálamo, corpos mamilares, teto mesencefálico e área periaquedutal
Deficiência de vitamina B12	Ataxia sensitiva, prejuízo da sensibilidade profunda, neuropatia periférica e sinais piramidais de liberação	Anemia com VCM elevado, níveis séricos baixos de vitamina B12 e/ou níveis altos de homocisteína e ácido metilmalônico	Alterações de sinal na coluna posterior cervical e torácica
Deficiência de vitamina E	Ataxia progressiva, perda da propriocepção, arreflexia e sinal de Babinski	Níveis plasmáticos reduzidos de vitamina E	Atrofia cerebelar é incomum
AMS-C	Ataxia cerebelar, alterações da motricidade ocular, disartria e disfunção autonômica	Inespecífico	Hipersinal nos pedúnculos cerebelares, atrofia olivopontocerebelar e sinal da cruz
Degeneração cerebelar paraneoplásica	Ataxia de instalação subaguda em semanas com rápida progressão	Níveis elevados de anticorpos anti-HU, anti-Yo, anti-Tr, anti-mGluR1, anti-VGCC; liquor com leve pleocitose e elevados níveis de proteína	Alterações de sinal, particularmente no vérmis superior; atrofia cerebelar em estágios tardios
Ataxia associada ao anti-GAD	Ataxia cerebelar de instalação lenta ao longo de meses e anos	Altos níveis séricos do anticorpo anti-GAD; bandas oligoclonais no liquor	Atrofia cerebelar

(Continua)

(Continuação)

Etiologia	Achados clínicos	Achados laboratoriais	Achados de neuroimagem
Ataxia associada ao glúten	Ataxia cerebelar de instalação lenta ao longo de meses e anos	Anticorpo antigliadina, antiendomísio e transglutaminase	Inespecífico; atrofia cerebelar em estágios tardios
Encefalopatia responsiva a corticosteroides	Alterações cognitivas subaguda, isquemia cerebral, mioclonias, crises epilépticas, sintomas psiquiátricos e ataxia	Altos níveis séricos dos anticorpos antitireoperoxidase e tireoglobulina; liquor com leve pleocitose e aumento de proteína	Lesões do lobo temporal medial, múltiplas lesões subcorticais isquêmicas ou pode ser normal
Cerebelite infecciosa	Ataxia de tronco mais proeminente; ataxia de membros, nistagmo e disartria menos evidentes	Liquor com pleocitose linfocítica. Sorologia e/ou PCR positivo para vírus varicela-zóster, vírus da caxumba, *Mycoplasma pneumonieae*, Epstein--Barr, enterovírus e parvovírus B19	Ressonância magnética de encéfalo com hipersinal T2 e FLAIR no cerebelo e realce leptomeníngeo
Doença de Whipple	Febre, perda de peso, artrite, diarreia, sintomas psiquiátricos, déficit cognitivo e ataxia	PCR sérico ou liquórico para *Tropheryma whipplei*	Alterações de sinal no T2 e mais evidentes no FLAIR unilateral ou bilateral localizados na região mesial temporal, mesencéfalo, hipotálamo e tálamo
Neurossífilis	Ataxia puramente sensitiva associada a dor, disfunção vesical e alterações nos reflexos pupilares	Testes sorológicos e liquóricos positivos para sífilis	Alterações de sinal na coluna posterior cervical e torácica
HIV	Ataxia subaguda que progride em meses	Testes sorológicos positivos para HIV	Atrofia cerebelar
Doença de Creutzfeldt--Jakob	Demência rapidamente progressiva com cegueira cortical, mioclonias e ataxia cerebelar	Proteína liquórica 14-3-3 e enolase neurônio-específica	Hipersinal bilateral no núcleo pulvinar em sequências T2, FLAIR e difusão (sinal do pulvinar); alterações de sinal FLAIR e difusão no caudado e putâmen ou regiões corticais (*cortical ribboning*)

(Continua)

(Continuação)

Etiologia	Achados clínicos	Achados laboratoriais	Achados de neuroimagem
Siderose superficial	Perda auditiva neurossensorial, ataxia cerebelar e sinais piramidais	Inespecífico	Hipossinal no tronco cerebral, cerebelo e medula espinhal
Histiocitose do sistema nervoso central	Ataxia, sinais piramidais e déficit cognitivo	Inespecífico	Alterações de sinal na substância branca cerebelar, assim como anormalidades no tronco cerebral e núcleos da base
Ataxia de Friedreich de início tardio	Ataxia, sinais piramidais de liberação, espasticidade	Teste genético positivo para Friedreich	Atrofia cerebelar leve em estágios tardios
FXTAS	Ataxia de início na fase adulta associado a tremor e leve déficit cognitivo	Teste genético positivo para a pesquisa de pré-mutação do gene para X frágil (repetições CGG entre 55 e 200)	Hipersinal no núcleo denteado estendendo-se para o pedúnculo cerebelar médio, assim como alterações na substância branca cerebral profunda
Doença de Alexander na fase adulta	Sinais piramidais progressivos, ataxia cerebelar, tremor palatal e paralisia bulbar	Mutação no gene *GFAP*	Atrofia do bulbo e da medula espinhal

AMS-C: atrofia de múltiplos sistemas – forma cerebelar; FXTAS: síndrome tremor-ataxia associada ao X frágil; GAD: descarboxilase do ácido glutâmico; GFAP: proteína glial fibrilar ácida; VCM: volume corpuscular médio.

Fonte: modificada de Barsottini et al., 2014.[1]

ATAXIA DE ORIGEM TÓXICA

O álcool pode ser considerado a principal causa de ataxia de origem tóxica. A degeneração cerebelar alcoólica, em geral, ocorre em homens de meia-idade e com consumo exagerado e crônico de álcool. O processo degenerativo ocorre preferencialmente no córtex superior e nos hemisférios adjacentes. O quadro clínico é caracterizado por ataxia, geralmente de evolução lenta e crônica, envolvendo especialmente os membros inferiores e pouco os membros superiores, e com quase nenhum envolvimento da fala e da motricidade ocular. O mecanismo exato dessa degeneração não é conhecido, mas acredita-se que seja misto, incluindo uma ação tóxica direta do álcool e uma deficiência secundária de tiamina (vitamina B1). A ressonância de crânio pode mostrar uma atrofia do vérmis cerebelar superior e, em fases mais avançadas, uma atrofia difusa cerebral. O tratamento é feito com a abstinência do álcool e o uso da tiamina, que, por vezes, pode resultar em melhora clínica dos pacientes.

Além do álcool, o uso ou a exposição a outras substâncias também pode causar ou agravar a ataxia já preexistente. As principais substâncias envolvidas são lítio, fenitoína, amiodarona, tolueno, mercúrio e subsalicilato de bismuto, além de quimioterápicos como 5-fluorouracil e citosina. No nosso meio, devemos destacar o uso crônico da fenitoína; a intoxicação aguda por essa droga produz lesão cerebelar permanente, com atrofia de vérmis e hemisférios cerebelares, que pode ser evidenciada por meio de exames de neuroimagem. Além disso, o uso abusivo de substâncias como a cocaína deve ser lembrado. Quando há suspeita de uma causa tóxica, esta deve ser suspensa imediatamente. O prognóstico é variável, podendo ocasionar melhora ou estabilização dos sintomas.[1-5]

ATAXIA POR DEFICIÊNCIA NUTRICIONAL

As ataxias por deficiência nutricional estão intimamente associadas a deficiência de vitaminas, em especial, B1, B12 e vitamina E. A deficiência da vitamina B1 pode causar a encefalopatia de Wernicke, caracterizada por uma combinação de ataxia, visão dupla, neuropatia periférica, crise convulsiva e confusão mental. Do ponto de vista neuropatológico, há presença de hemorragia nas regiões ao redor do terceiro ventrículo, corpos mamilares e núcleos talâmicos. Há também, na maioria das vezes, reversão parcial ou completa do quadro após altas doses de tiamina.

A deficiência de B12 ocorre associada à anemia macrocítica, polineuropatia e degeneração combinada de medula, com predomínio de ataxia sensitiva decorrente de alteração no cordão posterior da medula. O diagnóstico é feito pela detecção de níveis séricos baixos de vitamina B12. No entanto, como a sensibilidade e a especificidade desse teste são baixas, a presença de níveis elevados de ácido metilmalônico e homocisteína pode ajudar no diagnóstico final. O tratamento é feito com vitamina B12 injetável em altas doses, com melhora da mielopatia.

A deficiência de vitamina E acontece normalmente em síndromes de má absorção intestinal e pode estar associada à doença celíaca, atresia biliar e fibrose cística. O quadro clínico é caracterizado por ataxia lentamente progressiva, associada a mielopatia e neuropatia periférica. O tratamento é feito com vitamina E intramuscular, na dose de 100 a 200 mg ao dia, com boa resposta clínica e prevenção da progressão dos sintomas.[1-4]

ATAXIAS IMUNOMEDIADAS

O cerebelo, especialmente as células de Purkinje, é um importante alvo de doenças imunológicas associadas a doenças sistêmicas. As principais ataxias imunomediadas incluem: ataxia associada ao glúten, ataxia associada ao anticorpo antidescarboxilase do ácido glutâmico (anti-GAD), encefalopatia esteroide responsiva associada aos anticorpos antitireoidianos e à degeneração cerebelar paraneoplásica. A seguir, cada uma delas será citada separadamente.[1,2]

Ataxia associada ao glúten

A relação causal entre doença celíaca e ataxia ainda não é bem esclarecida na literatura. No entanto, vários relatos têm demonstrado a presença de anticorpos relacionados com doença celíaca em pacientes com ataxia de início na idade adulta. O diagnóstico de doença celíaca é baseado na presença dos anticorpos antiendomísio, antigliadina e/ou antitransglutaminase, ou achados típicos na biópsia do intestino (padrão de referência), associados ao quadro clínico de ataxia. Um novo anticorpo, conhecido como anti-TG6, parece estar relacionado com casos de doença celíaca associada à ataxia. É importante ressaltar que o quadro de ataxia pode vir isolado, sem manifestação intestinal, e a ataxia pode coexistir com sintomas de mioclonia, coreia e tremor palatal. O tratamento consiste na dieta livre de glúten. Além disso, estudos clínicos sugerem o benefício do uso de imunoglobulina humana com melhora do equilíbrio e da impressão global do paciente nos sintomas.[6]

Degeneração cerebelar paraneoplásica

A degeneração cerebelar paraneoplásica é um distúrbio degenerativo imunomediado acometendo o córtex cerebelar, normalmente associado a câncer de pequenas células do pulmão, câncer de mama, ovário e linfoma de Hodgkin. Nesses quadros, a instalação dos sintomas costuma ser subaguda na maioria das vezes. Alguns autores dividem a degeneração cerebelar paraneoplásica em quatro subgrupos:

1. Ataxia cerebelar acompanhada de sinais mais difusos de envolvimento do sistema nervoso (encefalomielite): convulsões, mudanças de humor e personalidade, alterações de memória, coreia, encefalite límbica e neuropatia periférica. É associada à presença do anticorpo anti-Hu e câncer de pulmão.
2. Ataxia cerebelar pura em mulheres e associada à presença do anticorpo anti-Yo e tumores ginecológicos ou de mama. Em 90% dos casos, elas se tornam dependentes de cadeira de rodas.
3. Síndrome cerebelar pura, mais comum em homens, associada à presença do linfoma de Hodgkin e dos anticorpos anti-Tr e mGluRI.
4. Síndrome cerebelar associada à síndrome de Lambert-Eaton (anti-VGCC) na presença de câncer de pulmão. O anticorpo anti-Ri pode se associar a tumor pulmonar de pequenas células e tumores ginecológicos e de mama.

A investigação inicial com exame de neuroimagem é geralmente frustrante, pois os achados de ressonância magnética são inespecíficos. A atrofia cerebelar se desenvolve em casos tardios. O exame de liquor geralmente mostra leve pleocitose, associada a aumento da proteína no liquor. Deve-se realizar a dosagem dos anticorpos neuronais para mais esclarecimentos.

Os pacientes com degeneração cerebelar paraneoplásica podem apresentar melhora do quadro neurológico com a retirada do tumor. Além disso, alguns relatos têm demonstrado melhora da ataxia com o uso de imunoglobulina humana intravenosa, uso de esteroides e plasmaférese.[1,2,7]

Ataxia associada ao anti-GAD

A descarboxilase do ácido glutâmico (GAD) é uma enzima importante para a produção do ácido gama-aminobutírico (GABA), o principal neurotransmissor do sistema nervoso central. Altos níveis de anticorpos anti-GAD podem ser encontrados em doenças como a síndrome da pessoa rígida, ataxias cerebelares, encefalites límbicas e síndrome epilépticas. A ataxia associada ao anti-GAD é a segunda apresentação mais comum desse espectro de desordens neurológicas associadas ao anti-GAD. O quadro clínico se caracteriza por ataxia progressiva, com evolução de meses ou anos, atrofia cerebelar em metade dos pacientes e bandas oligoclonais no liquor. O diagnóstico pode ser sugerido pela identificação de anticorpos anti-GAD bastante elevados no sangue, em pacientes com ataxia progressiva sem outras causas, principalmente em associação com *diabetes mellitus* tipo 1. Alguns relatos de casos têm demonstrado melhora dos sintomas neurológicos, com aplicação de imunoglobulina humana, corticosteroides ou azatioprina.[8]

Encefalopatia responsiva a corticosteroides

A encefalopatia responsiva a corticosteroides, associada à tireoidite autoimune, também chamada de encefalopatia de Hashimoto, é uma síndrome caracterizada por alterações cognitivas, tremor, mioclonia, ataxia e distúrbios do sono, com evolução subaguda. A presença de anticorpos antitireoperoxidase (anti-TPO) ou antitireoglobulina elevados no sangue e a melhora considerável com o uso de corticosteroides devem despertar essa possibilidade diagnóstica. Porém, alguns pacientes podem apresentar uma evolução crônica dos sintomas e não responder de maneira sustentada ao uso de corticosteroides. A ressonância do crânio pode mostrar alterações de sinal em porções mediais dos lobos temporais. O liquor, em geral, apresenta elevação dos níveis de proteínas, com leve pleocitose linfocítica. O tratamento na fase aguda consiste em pulsoterapia com corticosteroide em altas doses com boa resposta clínica, seguido de corticosteroide oral ou diferentes medicamentos imunossupressores como azatioprina, metotrexato, ciclofosfamida ou imunoglobulina.[1-3]

ATAXIA ASSOCIADA A INFECÇÃO DO SISTEMA NERVOSO CENTRAL

As cerebelites infecciosas ocorrem com maior frequência em crianças jovens e mais raramente em adolescentes e adultos. Pode ocorrer como resultado de infecção direta ou como quadro parainfeccioso ou pós-infeccioso. Nas crianças, o vírus varicela-zóster corresponde a cerca de ⅓ dos casos. Outros agentes patogênicos incluem: vírus da caxumba, *Mycoplasma pneumoniae*, vírus Epstein-Barr, enterovírus e parvovírus B19. Nos adultos, os vírus varicela-zóster e Epstein-Barr são as causas mais frequentes. Ataxias de caráter progressivo podem raramente ser causadas por infecções crônicas do sistema nervoso central. As infecções que mais comumente se relacionam com ataxia progressiva são: neurossífilis, doença de Whipple, borreliose de Lyme e HIV (ver Tabela 15.1).

O quadro clínico das cerebelites infecciosas é bastante variável, mas a ataxia de tronco é geralmente predominante, sendo ataxia de membros, disartria e nistagmo menos proeminentes. Sintomas unilaterais já foram descritos. Em casos mais graves, podem ocorrer sintomas de hipertensão intracraniana, com cefaleia, náuseas, vômitos e rebaixamento do nível de consciência. O exame de neuroimagem é tipicamente normal, mas pode demonstrar captação de contraste leptomeníngeo e hipersinal cerebelar em T2 na RM. A análise do liquor pode demonstrar pleocitose linfocítica, associada a aumento da proteína em cerca de metade dos casos. Na maioria dos casos as cerebelites infecciosas são autolimitadas. Pode ser considerada terapia antimicrobiana ou antiviral na suspeita de quadro bacteriano ou viral.[1,2,9]

DOENÇAS PRIÔNICAS

Na maior parte das ocorrências de doença priônica, a apresentação é esporádica, tendo como principal representante a doença de Creutzfeldt-Jakob (DCJ). Deve-se levantar a hipótese de doença priônica quando o paciente apresentar quadro de ataxia com evolução rapidamente progressiva, principalmente se associada a demência e mioclonias. A ataxia pode ser a primeira manifestação em alguns casos. Um exemplo é a síndrome de Gerstmann-Straussler-Scheinker, que, embora seja uma forma hereditária de doença priônica, tem a ataxia como um dos principais sinais neurológicos, com evolução mais lenta que a DCJ e também acompanhada de síndrome demencial.

A ressonância magnética do crânio pode revelar alterações típicas que sugerem doença priônica, como restrição à difusão no córtex insular e temporal e alterações de sinal nos núcleos da base. Nas formas clássicas, o eletroencefalograma pode mostrar complexos periódicos de alta voltagem e ponta-onda lenta em intervalos de 0,5 a 2 segundos. Além disso, as pesquisas da proteína 14-3-3 e da proteína enolase neurônio-específica podem colaborar para o diagnóstico em situações típicas.[1-4]

HISTIOCITOSE DO SISTEMA NERVOSO CENTRAL

A histiocitose compreende um grupo de doenças caracterizada pelo aumento de células imunes denominadas histiócitos. Existem três formas de histiocitose: células de Langerhans, não

Langerhans e malignas. Tanto a histiocitose de células de Langerhans como a não Langerhans podem apresentar alterações cerebelares por meio de uma síndrome paraneoplásica com leucoencefalopatia. O quadro clínico neurológico é caracterizado por ataxia, liberação piramidal e, algumas vezes, por disfunção cognitiva. Os achados de neuroimagem podem incluir alterações de sinal na substância branca cerebelar, tronco cerebral, núcleos da base e também de medula espinhal. Pacientes com lesão na substância branca cerebelar devem monitorar a possibilidade de histiocitose. O tratamento anti-histiocítico não parece influenciar o quadro neurodegenerativo.[1,10]

SIDEROSE SUPERFICIAL

A siderose superficial é uma condição neurológica rara, causada pela deposição de ferro e hemossiderina nas estruturas piais e subpiais do cérebro e da medula espinhal com o envolvimento de córtex cerebral e cerebelar, nervos cocleares e medula espinhal. O quadro clínico é caracterizado por uma ataxia lentamente progressiva, surdez neurossensorial, mielopatia e liberação piramidal. Os fatores causadores dessa entidade podem ser: hemorragia subaracnoide, tumores vasculares, procedimentos neurocirúrgicos e até doenças genéticas, como a deficiência primária de ceruloplasmina. Porém, a causa do sangramento pode não ser reconhecida em até 50% dos casos. O diagnóstico pode ser feito pela presença de uma hipointensidade linear na superfície do córtex cerebral, medula espinhal ou tronco cerebral (Figura 15.1), principalmente observada na sequência T2 da ressonância magnética. O liquor pode se mostrar hemorrágico ou xantocrômico. O tratamento é voltado para a eliminação do possível foco do sangramento. O uso da deferiprona, um quelante de ferro, tem sido reportado em diminuir o ferro depositado no sistema nervoso central, mas estudos mais definidores necessitam ser realizados.[1,11]

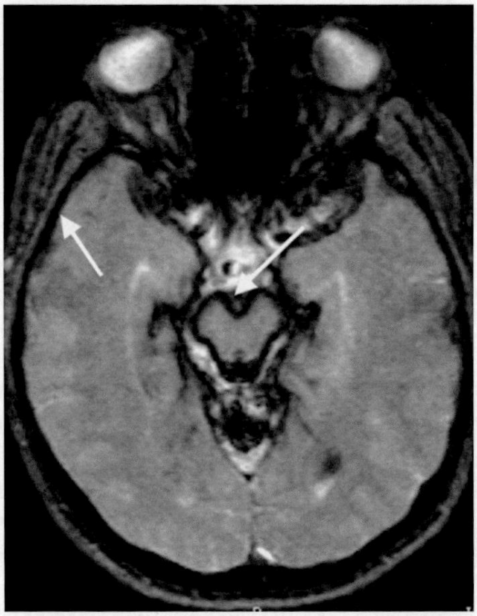

Figura 15.1 - Exame de ressonância magnética de uma paciente com siderose superficial. Sequência axial com hipersinal linear contornando o mesencéfalo e o córtex cerebral.

Fonte: acervo dos autores.

ATROFIA DE MÚLTIPLOS SISTEMAS - FORMA CEREBELAR

A atrofia de múltiplos sistemas (AMS) é uma doença neurodegenerativa idiopática caracterizada pela presença de parkinsonismo, ataxia cerebelar e distúrbios autonômicos. A doença pode ser dividida nas formas parkinsoniana (AMS-P) e cerebelar (AMS-C). Em ambos subtipos, é mandatória a presença de sinais piramidais e disfunção autonômica. Em razão da abundante presença de alfa-sinucleína semelhante à doença de Parkinson e à demência por corpúsculos de Lewy, a AMS é também considerada uma sinucleinopatia. Os sintomas da AMC-C são de uma ataxia progressiva associada a disartria, anormalidades oculares de instalação no adulto. Os sintomas autonômicos podem não estar presentes no início do quadro. A AMS-C não costuma responder ao tratamento com levodopa. Os achados de neuroimagem típicos da AMS-C incluem hipersinal nos pedúnculos cerebelares, atrofia olivopontocerebelar e o "sinal da cruz" que indica atrofia das fibras pontinas (Figura 15.2). Não existe tratamento específico para a doença, sendo apenas sintomático, com controle dos sinais de disautonomina como hipotensão ortostática, constipação e disfunção erétil.[1-4]

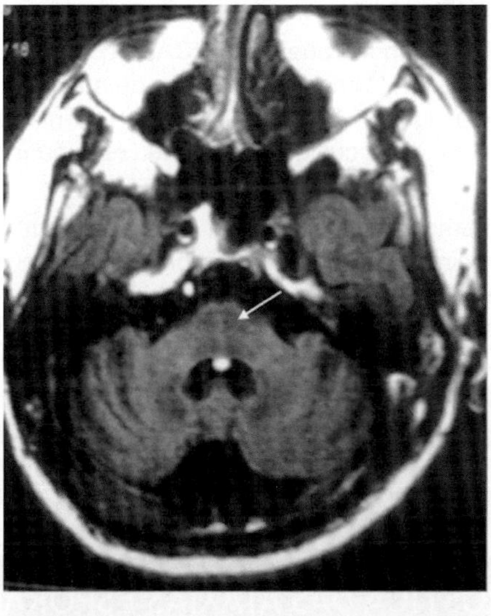

Figura 15.2 - Exame de ressonância magnética de um paciente com atrofia de múltiplos sistemas na forma cerebelar. Sequência axial FLAIR com a presença do "sinal da cruz".
Fonte: acervo dos autores.

ATAXIAS HEREDITÁRIAS COM APRESENTAÇÃO ESPORÁDICA

Apesar de incomum, as ataxias hereditárias podem se apresentar na idade adulta de maneira esporádica. A maioria dos casos é de doenças autossômicas recessivas e/ou mitocondriais. Um exemplo é a ataxia de Friedreich (AF), doença autossômica recessiva. Alguns pacientes iniciam o quadro clínico apenas na idade adulta, principalmente aqueles com pequenas expansões CAG. Aproximadamente 17% dos acometidos no Brasil com esse tipo de ataxia têm início da doença acima dos 25 anos de idade. A presença de deformidades ortopédicas associadas a espasticidade com preservação dos reflexos é o grande diferencial da forma típica de AF.[12]

As doenças de depósito são um outro grupo de doenças que podem se apresentar como forma esporádica de ataxia. Entre as doenças de depósito podemos citar a doença de Niemann-Pick tipo C (NPC) e a doença de Tay-Sachs. Pacientes com NPC podem apresentar instalação do quadro na infância ou na fase adulta. O quadro da doença inclui: ataxia, déficit cognitivo, crises epilépticas, cataplexia e paralisia do olhar vertical. Esta condição deve ser especialmente avaliada por ser uma das ataxias hereditárias com tratamento mais específico feito com miglustat. Pacientes com Tay-Sachs, por outro lado, apresentam quadro de ataxia, fraqueza, perda visual (mácula em cereja no fundo de olho) e déficit cognitivo.[1]

Algumas formas de doença mitocondrial também podem se apresentar com ataxia cerebelar e esses casos geralmente estão associados à mutação da polimerase-gama (POLG). As ataxias mitocondriais geralmente apresentam acometimento neurológico e não neurológico, como miopatia/oftalmoparesia, perda visual e auditiva, cardiopatia e neuropatia. Outras formas de ataxias recessivas, como ataxia com apraxia oculomotora, ataxia-telangiectasia e mutações do gene *SYNE1*, também podem ter início na fase adulta, como as ataxias esporádicas. A doença de Alexander é uma doença genética subdiagnosticada, caracterizada clinicamente como ataxia cerebelar, sinais de liberação piramidal, tremor palatal e paralisia bulbar. A doença é causada pela mutação da proteína glial fibrilar ácida (GFAP). A atrofia do bulbo e medula espinhal são os achados de neuroimagem encontrados.[1]

Por outro lado, as ataxias espinocerebelares (SCAs), com herança autossômica dominante, não devem ser testadas de rotina em formas esporádicas de ataxia de início no adulto. No entanto, alguns relatos têm demonstrado algumas SCAs com essa apresentação esporádica, principalmente a SCA6. Mutação *de novo*, paternidade duvidosa e pequenas expansões CAG podem ser algumas das explicações.[1]

Por último, a síndrome tremor-ataxia associada ao X frágil também deve ser considerada nos pacientes com ataxia de aparecimento esporádico. Ocorre em homens, apesar de raros relatos em mulheres, por mutação no gene *FMR1* e expansão do trinucleotídeo CGG entre 55 e 200 repetições, diferentemente da clássica síndrome do X frágil, que ocorre por expansão acima de 200 repetições. O quadro clínico inclui ataxia de início na idade adulta associada a tremor e déficit cognitivo, que, em geral, é leve. Nas mulheres, a única manifestação pode ser a falência ovariana precoce. A ressonância do crânio mostra, tipicamente, hipersinal em núcleo denteado estendendo-se para o pedúnculo cerebelar médio, além de alterações na substância branca cerebral. O diagnóstico definitivo somente é possível com identificação da pré-mutação entre 55 e 200 repetições no gene *FMR1*.[1]

ABORDAGEM DIAGNÓSTICA DAS ATAXIAS ESPORÁDICAS E ADQUIRIDAS

O grande número de possibilidades diagnósticas para as ataxias adquiridas e esporádicas do adulto pode tornar o diagnóstico etiológico dessas entidades um grande desafio para os clínicos que avaliam esses pacientes. Apesar de uma investigação extensa, cerca de 30 a 40% dos pacientes permanecem com o diagnóstico indefinido. Uma história clínica adequada e detalhada, incluindo aspectos familiares, medicamentosos, história médica pregressa, acometimento de outros sistemas, como gastrintestinal, oftalmológico ou cardíaco, além da exposição ambiental, pode ajudar a dar um grande passo rumo ao diagnóstico correto. Além disso, o exame neurológico deve ser bem detalhado, englobando uma análise completa de todos os sistemas. Exames de imagem como a ressonância magnética podem ajudar em muitos casos de ataxias esporádicas (como AMS, siderose superficial, doenças priônicas). Quando bem indicados, exames laboratoriais específicos (como anticorpos onconeuronais e anticorpos antitireoidianos) e mesmo testes moleculares, quando bem selecionados (X frágil, Friedreich), podem esclarecer casos de ataxias esporádicas. Apesar de um recente aumento do conhecimento sobre as etiologias dessas ataxias, ainda são poucos os pacientes que se beneficiam com alguma forma de tratamento. No entanto, o tratamento precoce para algumas delas potencialmente reversíveis pode minimizar danos irreversíveis ao cerebelo.[1-4]

REFERÊNCIAS

1. Barsottini OG, Albuquerque MV, Braga-Neto P, Pedroso JL. Adult onset sporadic ataxias: a diagnostic challenge. Arq Neuropsiquiatr. 2014;72(3):232-40.
2. Klockgether T. Sporadic ataxia with adult onset: classification and diagnostic criteria. Lancet Neurol. 2010;9(1):94-104.
3. Nachbauer W, Eigentler A, Boesch S. Acquired ataxias: the clinical spectrum, diagnosis and management. J Neurol. 2015;262(5):1385-93.
4. Teive HA, Ashizawa T. Primary and secondary ataxias. Curr Opin Neurol. 2015;28(4):413-22.
5. Yokota O, Tsuchiya K, Terada S, Oshima K, Ishizu H, Matsushita M et al. Frequency and clinicopathological characteristics of alcoholic cerebellar degeneration in Japan: a cross-sectional study of 1,509 postmortems. Acta Neuropathol. 2006;112(1):43-51.
6. Hadjivassiliou M, Sanders DS, Woodroofe N, Williamson C, Grünewald RA. Gluten ataxia. Cerebellum. 2008;7(3):494-8.
7. Shams'ili S, Grefkens J, de Leeuw B, van den Bent M, Hooijkaas H, van der Holt B et al. Paraneoplastic cerebellar degeneration associated with antineuronal antibodies: analysis of 50 patients. Brain. 2003;126(Pt 6):1409-18.
8. Pedroso JL, Braga-Neto P, Dutra LA, Barsottini OG. Cerebellar ataxia associated to anti-glutamic acid decarboxylase autoantibody (anti-GAD): partial improvement with intravenous immunoglobulin therapy. Arq Neuropsiquiatr. 2011;69(6):993.
9. Sawaish Y, Takada G. Acute cerebellitis. Cerebellum. 2002;1:223-8.
10. van der Knaap MS, Arts WF, Garbern JY, Hedlund G, Winkler F, Barbosa C et al. Cerebellar leukoencephalopathy: most likely histiocytosis-related. Neurology. 2008;71(17):1361-7.
11. Fearnley JM, Stevens JM, Rudge P. Superficial siderosis of the central nervous system. Brain. 1995;118(Pt 4):1051-66.
12. Martinez AR, Moro A, Abrahao A, Faber I, Borges CR, Rezende TJ et al. Nonneurological involvement in Late-Onset Friedreich Ataxia (LOFA): exploring the phenotypes. Cerebellum. Epub ahead of print, 2016.

CAPÍTULO 16

Ataxias Hereditárias

Maria Thereza Drumond Gama
José Luiz Pedroso
Orlando G. Povoas Barsottini

INTRODUÇÃO

As ataxias constituem um grupo heterogêneo de doenças que podem afetar indivíduos de todas as idades.[1,2] São caracterizadas por degeneração do cerebelo e das vias cerebelares, gerando sintomas de desequilíbrio e incoordenação motora, que podem estar associados a outros sintomas e sinais neurológicos e sistêmicos.[1,3] As ataxias, do ponto de vista etiológico, estão ligadas a fatores genéticos e não genéticos, podendo ser divididas nos seguintes grupos: ataxias adquiridas (esporádicas ou não hereditárias), ataxias hereditárias (autossômicas recessivas e autossômicas dominantes) e ataxias congênitas.[4,5]

O diagnóstico etiológico pode ser um desafio em muitos casos, em virtude da grande heterogenicidade dos fenótipos e de suas formas distintas de apresentação clínica.[6] Com o advento do exame de ressonância magnética, as síndromes cerebelares puderam ser mais bem caracterizadas do ponto de vista morfológico. Entretanto, o diagnóstico final de uma síndrome atáxica é feito diante de uma combinação de métodos de imagem, bioquímicos moleculares e genéticos.[7]

Os pacientes que possuem início dos sintomas na idade adulta, de caráter progressivo, sem história familiar prévia, são classificados dentro das formas de ataxias esporádicas, cujas causas são distribuídas, entre as adquiridas, como vascular, tóxico-metabolica, paraneoplásica, imunomediada, infecciosa e desmielinizante; e as de causa degenerativa, como atrofia de múltiplos sistemas do tipo cerebelar e ataxia cerebelar idiopática de início tardio.[5,6]

As formas congênitas caracterizam-se por síndromes raras não progressivas de ataxia cerebelar, pura ou associada a outros sintomas e sinais sistêmicos. Em geral, iniciam-se durante o processo de neurodesenvolvimento da infância. Mais da metade dos casos possui etiologia e herança desconhecidas, e os demais casos são decorrentes de malformações do cerebelo (herdadas ou não), hipoplasia do cerebelo ou adquiridas oriundas de processo infeccioso.[8]

Do ponto de vista genético, as ataxias podem ser diferenciadas de acordo com seu modo de transmissão e herança.[5] O início precoce dos sintomas, principalmente antes dos 25 anos de idade, exibe um modo de herança autossômico recessivo, enquanto a presença de história familiar em pelo menos três gerações sucessivas exibe um modo de herança autossômica dominante.[6]

ATAXIAS ESPINOCEREBELARES AUTOSSÔMICAS DOMINANTES

Ataxia espinocerebelar

As ataxias espinocerebelares (SCAs – *spinocerebellar ataxia*) fazem parte de um grupo de ataxias de origem genética, de herança autossômica dominante (mais de três gerações da mesma família acometidas) que geralmente se iniciam na vida adulta e cursam com atrofia cerebelar no exame de ressonância magnética (RM) do crânio[9] (Figura 16.1).

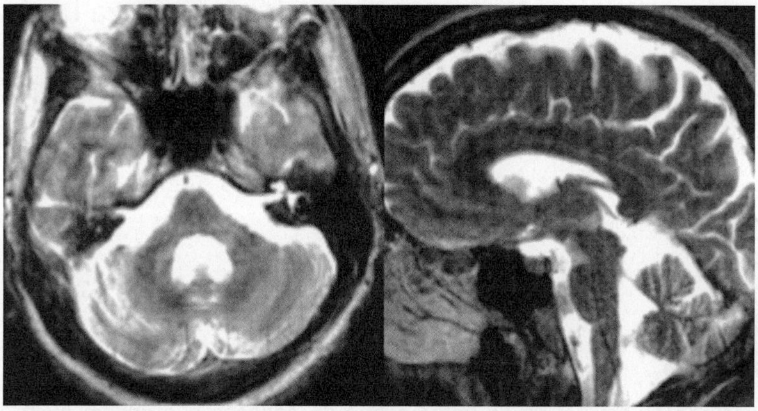

Figura 16.1 - Paciente com ataxia espinocerebelar do tipo 3. Ressonância magnética mostrando atrofia olivopontocerebelar.
Fonte: acervo dos autores.

A SCA3 ou doença de Machado-Joseph é a forma mais comumente encontrada nos estudos epidemiológicos mundiais e no Brasil.[10] Outras formas de SCA, como os subtipos 1, 2, 3, 6 e 7, somadas, têm uma prevalência de cerca de 2% dos casos.[9]

Até o presente momento existem 40 subtipos de SCAs já catalogadas e em 29 delas o defeito molecular já foi definido (Tabela 16.1).[11]

Tabela 16.1 - Ataxias espinocerebelares (SCAs)

SCA	Cromossomo	Mutação	Número normal de repetições	Expandido
SCA1	6p23	CAG	6-44	40-83
SCA2	12q24	CAG	14-31	34-59
SCA3	14q32	CAG	12-38	56-86

(Continua)

(Continuação)

SCA	Cromossomo	Mutação	Número normal de repetições	Expandido
SCA4	16q22			
SCA5	11q13	Deleção ou mutação de ponto		
SCA6	19p13	CAG	4-20	21-31
SCA7	3p14	CAG	7-17	38-200
SCA8	13q21	CTG	15-91	100-155
SCA9	?			
SCA10				
SCA11				
SCA12				
SCA13				
SCA14				
SCA 15,16,29	3p26	Deleção ou mutação de ponto		
SCA17	6q27	CAG	25-42	45-63
SCA18	7q31			
SCA19,22	1p21-q21			
SCA20	11			
SCA21	7p21			
SCA23	20p13-22			
SCA24 (SCAR4)				
SCA25	2p15-p21			
SCA26	19p13			
SCA27	13q34	Mutação de ponto		
SCA28	18p11			
SCA29	3p26			
SCA30	4q34			
SCA31	16q22	Mutação de ponto		
SCA33	?			
SCA34	6q12.3-q16.2			
SCA35	20p13	Mutação missense		

(Continua)

(Continuação)

SCA	Cromossomo	Mutação	Número normal de repetições	Expandido
SCA36	20q13	GGCCTG	3-14	650-2.500
SCA37	1p32			
SCA38	6p12.1			
SCA40	14q32.11-q32.12			
SCA42	17q21	CACNA1G		
SCA43	3q25.2	gene *MME*		
DRPLA	12p13	CAG	3-36	49-88

Fonte: Schols et al., 2004.[9]

Os seis principais subtipos de SCAs (1, 2, 3, 6, 7 e 17), além da atrofia dentato-rubro-pálido-luisiana (DRPLA), são causados pela expansão da repetição do trinucleotídeo CAG em seus respectivos genes, que vão codificar a proteína mutante ataxina, que é tóxica e induz o processo de perda de função neuronal e neurodegeneração.[9]

Uma característica desse tipo de ataxia é o fenômeno de antecipação genética, isto é, o acometimento mais precoce da doença nas gerações sucessivas. Dentre as SCAs, a SCA2 e a SCA7 são os subtipos em que esse fenômeno ocorre mais frequentemente.[12,13]

O quadro clínico é caracterizado pelos sintomas cerebelares como ataxia de marcha e apendicular, nistagmo e disartria, bem como sintomas não cerebelares: oftalmoparesia, liberação piramidal, neuropatia periférica, distúrbio do movimento (parkinsonismo, distonia, mioclonia, coreia), distúrbios visuais e epilepsia.[9,10] Em algumas situações, podemos, já no exame físico, levantar a suspeita do subtipo de SCA de acordo com o fenótipo, antes mesmo do teste genético, uma vez que essas características clínicas são mais comuns em determinados subtipos de SCAs.

Dicas clínicas com relação ao fenótipo:

- SCA1: ataxia + síndrome piramidal, oftalmoparesia.
- SCA2: ataxia + oftalmoparesia.
- SCA3: ataxia, neuropatia periférica, distonia, parkinsonismo, amiotrofia distal, síndrome piramidal.
- SCA6: quadro puramente cerebelar em pacientes de origem oriental.
- SCA7: ataxia + perda visual.
- SCA10: ataxia + crise convulsiva.

Atrofia dentato-rubro-pálido-luisiana

A atrofia dentato-rubro-pálido-luisiana (DRPLA) também é causada por uma expansão da repetição do trinucleotídeo CAG no cromossomo 12 e é mais prevalente entre os japoneses, afro-americanos e europeus.[14,15] Possui grande variabilidade fenotípica, podendo se apresentar como epilepsia mioclônica (início em adultos jovens e repetição > 65) e como ataxia com coreoatetose, alterações psiquiátricas e demência, lembrando um fenótipo da doença de Huntington.[16] Na RM de crânio, observamos atrofia cerebelar e atrofia do tronco cerebral. A idade de início dessa doença é inversamente proporcional ao número de repetições do CAG.

Ataxias episódicas

As ataxias episódicas são canalopatias oriundas de mutação genética e de herança autossômica dominante. São descritos sete subtipos, e as ataxias episódicas tipo 1 e 2 são as formas mais comuns.

A ataxia episódica tipo 1 é causada por mutações no gene *KCNA1* (canal de potássio voltagem-dependente). Caracteriza-se por episódios de ataxia, desequilíbrio de marcha e disartria de curta duração (segundos a minutos) e podem estar associados a mioquimias e serem induzidos por exercício físico ou estresse emocional.[17]

A ataxia episódica tipo 2 é causada por mutações no gene *CACNA1A* (canal de cálcio voltagem-dependente). Os episódios de ataxia de instabilidade para deambular e disartria têm duração mais prolongada, de minutos a horas. Quadros de ataxia progressiva podem ocorrer, associados a vertigem e nistagmo.[18]

Geralmente, as ataxias episódicas têm início na idade adulta, mas podem ocorrer também na infância.

Ataxias ligadas ao X

A síndrome de tremor e ataxia associada ao X frágil faz parte do grupo de distúrbios relacionados com a mutação do gene *FMR1*, que incluem ainda a síndrome do X frágil e a insuficiência ovariana primária relacionada com o *FMR1*. A doença é causada pela pré-mutação do gene *FMR1*, localizado no cromossomo X. Esse gene contém uma área não codificadora de repetições do trinucleotídeo CGG e quando o número de repetições está entre 55 e 200, denomina-se pré-mutação. A doença geralmente começa após os 50 anos de idade e é mais comum em homens. Os pacientes apresentam uma combinação de tremor cinético, ataxia de marcha, parkinsonismo, disfunção autonômica, polineuropatia e déficit cognitivo.[19]

A RM do crânio demonstra achados típicos caracterizados por hipersinal nos pedúnculos cerebelares médios. Não existe tratamento disponível.[20]

Ataxias mitocondriais

As doenças mitocondriais se apresentam como quadro de ataxia que pode ser o principal sintoma ou estar associada a outros sintomas diversos. Esse grupo inclui a ataxia com mutação no gene da polimerase gama (*POLG*); ataxia com deficiência de coenzima Q10; encefalomiopatia mitocondrial, acidose láctica e episódios similares a acidentes vasculares cerebrais (MELAS); neuropatia, ataxia e retinite pigmentosa (NARP); síndrome de Kearns-Sayre; síndrome de Leigh.[21-26] A Tabela 16.2 mostra o quadro clínico e as alterações genéticas relacionadas com ataxias mitocondriais.

Tabela 16.2 - Doenças mitocondriais e quadro clínico

Doença mitocondrial	Quadro clínico
Deficiência de coenzima Q10	Ataxia, epilepsia, sinais piramidais e miopatia
MELAS	Miopatia, encefalopatia, acidente vascular cerebral, acidose lática
NARP	Neuropatia, ataxia e retinose pigmentar
POLG-SANDO	Ataxia sensitiva, neuropatia, disartria e oftalmoparesia

(Continua)

(Continuação)

Doença mitocondrial	Quadro clínico
POLG-MIRAS	Ataxia de início precoce e epilepsia
Síndrome de Leigh	Déficit cognitivo, distúrbio do movimento, ataxia e hipotonia
Síndrome de Kearns-Sayre	Ataxia, oftalmoparesia, retinose pigmentar, cardiopatia, miopatia e surdez

Fonte: Finsterer, 2009.[23]

ATAXIAS RECESSIVAS

Ataxia de Friedreich

A ataxia de Friedreich (AF) é a forma recessiva mais comum. É causada por uma expansão anormal do trinucleotídeo GAA no gene *FXN*, localizado no cromossomo 9, que codifica a proteína frataxina.[27]

A idade média do aparecimento dos sintomas é dos 12 aos 18 anos. O quadro clínico caracteriza-se por ataxia de curso progressivo, que pode ter componente sensitivo e cerebelar, associado a polineuropatia periférica, arreflexia, disartria e sinais piramidais como o sinal de Babinski, além do déficit de fixação ocular (*square wave jerks*).[28]

Outros sinais clínicos não neurológicos estão associados, como escoliose, pés cavos (Figura 16.2), *diabetes mellitus* e miocardiopatia.

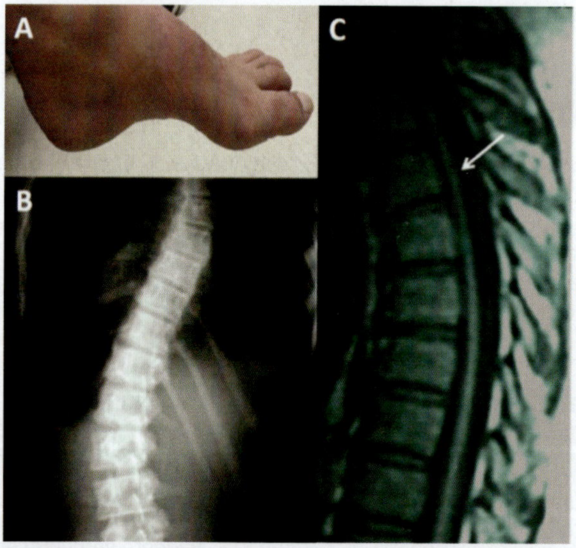

Figura 16.2. Paciente com ataxia de Friedreich. Observe a presença de pé cavo (A), escoliose (B) e atrofia da medula espinhal (C).
Fonte: acervo dos autores.

A partir do momento em que o teste genético diagnóstico ficou disponível, foi possível identificar outros fenótipos atípicos da doença, como é o caso da ataxia de Friedreich de início tardio (LOFA, do inglês *late-onset Friedreich ataxia*), em que o início dos sintomas acontece após 25 anos de idade e a espasticidade dos membros inferiores e a presença dos reflexos osteotendíneos são vistas com mais frequência, bem como o curso clínico tende a ser mais lento.[29]

O exame de ressonância magnética do crânio geralmente não demonstra atrofia do cerebelo nos primeiros anos da doença. Pode ser vista uma atrofia da medula espinhal decorrente do envolvimento das estruturas espinocerebelares (Figura 16.2). A eletroneuromiografia mostra polineuropatia sensitivo-motora axonal de caráter crônico.

O diagnóstico definitivo é realizado por meio do teste genético. Não existe tratamento específico para a doença até o momento e a reabilitação motora com fisioterapia tem papel fundamental no acompanhamento dos pacientes com AF.

Ataxia por deficiência de vitamina E

A ataxia por deficiência da vitamina E geralmente tem início na infância e pode cursar com manifestações de ataxia sensitiva e cerebelar. Ela á ocasionada por uma mutação no gene que codifica a proteína transportadora do alfatocoferol localizada no cromossomo 8q13.[27]

Ela possui um fenótipo semelhante a ataxia de Friedreich, mas apresenta um curso mais lentamente progressivo.

A RM de crânio geralmente é normal, sendo a atrofia do cerebelo um achado incomum.

Os sintomas melhoram com reposição contínua da vitamina E em altas doses, geralmente acima de 1.000 mg ao dia.[30]

Abetalipoproteinemia

As manifestações clínicas da abetalipoproteinemia têm início no primeiro ano de vida ou infância precoce e são caracterizadas por ataxia, retinite pigmentar, acantocitose, hepatomegalia e síndrome de má absorção de gordura com esteatorreia.[31] Ela ocorre por mutação no gene *MTP* localizado no cromossomo 4q24 e gera níveis permanentemente baixos de apolipoproteína B e do colesterol LDL.[27]

Os pacientes cursam com deficiência das vitaminas lipossolúveis, especialmente a vitamina E.

A RM de crânio não mostra atrofia de cerebelo. O diagnóstico baseia-se na análise do perfil lipídico do paciente e de seus pais para a determinação de LDL (< 0,10 g/L), triglicerídeos (< 0,20 g/L) e apolipoproteína B (< 0,10 g/L). A identificação da mutação do gene *MTP* confirma o diagnóstico.[31]

O prognóstico é ruim e o tratamento é feito pela modificação da dieta e reposição de vitaminas lipossolúveis em altas doses.[27]

Doença de Refsum

A doença de Refsum é uma doença rara, que tem início tipicamente antes dos 20 anos, porém, pode surgir mais tardiamente. É caracterizada pelo acúmulo de ácido fitânico nos tecidos, levando a danos neurológicos. O ácido fitânico é adquirido pela dieta em alimentos como carnes, peixes e laticínios.[27]

É causada pela mutação do gene *PHYH*, acarretando deficiência da enzima fitanoil-CoA hidroxilase, que participa da degradação do ácido fitânico no organismo.

O quadro clínico caracteriza-se por ataxia cerebelar, polineuropatia periférica, surdez neurossensorial, retinite pigmentar associada a anormalidades esqueléticas, iquitiose, miocardiopatia e arritmia. O exame de liquor mostra níveis muito elevados de proteína (> 100 mg/dL) e o exame de RM de crânio não cursa com atrofia cerebelar.

O diagnóstico é baseado nos níveis elevados de ácido fitânico (> 200 mcmol) e confirmado pelo teste genético (mutação do *PHYH*) ou identificação da deficiência da atividade da enzima fitanoil-CoA hidroxilase.

O tratamento é baseado na restrição dietética de ácido fitânico.[32]

Xantomatose cerebrotendínea

A xantomatose cerebrotendínea é uma doença rara, caracterizada pelo acúmulo de material lipídico (colestanol) em diversos tecidos do organismo e no sistema nervoso central.[33]

É causada por uma mutação do gene *CYP27* que codifica a enzima esterol 27-hidroxilase envolvida no metabolismo do colesterol.

Os sintomas neurológicos se iniciam por volta dos 20 anos e caracterizam-se por ataxia cerebelar, sinais extrapiramidais, epilepsia, alterações psiquiátricas e demência.[33] Outros sintomas relacionados são catarata juvenil, xantomas nos tendões, aterosclerose precoce e diarreia crônica.

A RM de crânio mostra atrofia global cerebral e cerebelar, hipersinal nos núcleos denteados e alterações da substância branca.

O diagnóstico é baseado na dosagem sérica do colestanol, que se encontra elevado e confirmado pelo teste genético que identifica a mutação do *CYP27*. O tratamento baseia-se na administração do ácido deoxicólico, que diminui a síntese de colesterol e colestanol, retardando a progressão da doença.[34]

SYNE1

A ataxia recessiva causada pela mutação do *SYNE1* foi inicialmente descrita na região de Quebec, no Canadá, em 2007.[35] Caracterizava-se por quadro de ataxia cerebelar pura associada a disartria, reflexos osteotendíenos preservados e média de idade de 31 anos (17 a 46 anos) para início dos sintomas.

A mutação do *SYNE1* foi identificada em homozigose na população brasileira (dados a serem publicados) e na população europeia. Os novos estudos que identificaram a mutação do *SYNE1* em outros países mostraram, além dos fenótipos de ataxia cerebelar pura, formas associadas a doença do neurônio motor e disfunção do tronco cerebral.[36] A RM do crânio geralmente demonstra atrofia pura do cerebelo.

Ataxia-telangiectasia

A ataxia-telangiectasia resulta da mutação do gene *ATM*, localizada no cromossomo 11.q22-23.[27]

Caracteriza-se por início precoce dos sintomas, por volta de 2 a 3 anos de idade, possui evolução progressiva e severa dos sintomas.

No exame físico, podem ser vistos, além da ataxia cerebelar, apraxia oculomotora, movimentos coreoatetóticos e telangiectasias na conjuntiva ocular e pavilhão auricular (Figura 16.3). Outras condições associadas são imunodeficiência em graus variados e o aumento do risco de câncer, como leucemia e linfoma.

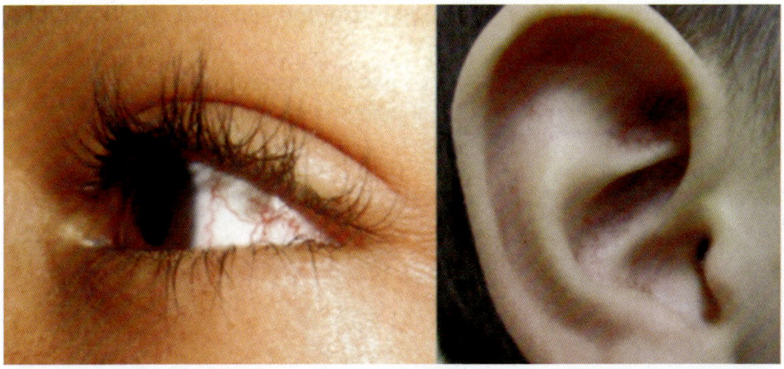

Figura 16.3 - Paciente com ataxia-telangiectasia. Observar as telangiectasias conjuntivais e no pavilhão auricular.

Fonte: acervo dos autores.

Um marcador laboratorial da doença é o aumento da alfafetoproteína no sangue.[34] Na RM de crânio observa-se atrofia do cerebelo.

Não há tratamento para evitar a progressão da doença e o enfoque é na reabilitação com fisioterapia.

Ataxia com apraxia oculomotora

Existem quatro formas de ataxias com apraxia oculomotora (AOA) descritas: 1, 2, 3 e 4.

A AOA tipo 1 caracteriza-se por início precoce dos sintomas (entre 2 e 10 anos de idade), ataxia cerebelar de curso lentamente progressivo, apraxia oculomotora que progride para oftalmoplegia e neuropatia periférica. Coreia e distonia podem ser encontradas. A RM de crânio mostra atrofia cerebelar. No exame de eletroneuromiografia, é vista uma polineuropatia motora axonal. Nos exames laboratoriais, encontramos baixos níveis de albumina, altos níveis de colesterol total e concentração normal de alfafetoproteína. O diagnóstico é confirmado pela identificação da mutação do gene *APTX*.[37,38]

A AOA tipo 2 caracteriza-se por início geralmente na adolescência (entre 8 e 25 anos de idade), ataxia cerebelar, neuropatia periférica e apraxia oculomotora. Apresenta atrofia cerebelar na RM de crânio e elevada concentração sérica de alfafetoproteína. O diagnóstico é confirmado pela mutação do gene *STX*.[39]

A AOA3 e AOA4 são formas raras, a primeira descrita em uma família da Arábia Saudita, relacionada com a mutação do gene *PIK3R5* e a última, em famílias portuguesas, relacionada com a mutação do gene *PNKP*.[40,41] A AOA4 é um diagnóstico diferencial da AOA1 por suas características clínicas, porém, ela pode cursar com aumento da alfafetoproteína no sangue.

Ataxia espástica de Charlevoix-Saguenay

A ataxia de Charlevoix-Saguenay foi inicialmente descrita no nordeste do Canadá, mas já foi identificada em outras regiões do mundo, como Europa, Japão e Brasil.[42]

Caracteriza-se por quadro de ataxia de cerebelar de curso progressivo, associada a sinais piramidais, espasticidade e neuropatia periférica sensitivo-motora com amiotrofia distal, pés cavos e hipermielinização da retina. A idade do início dos sintomas costuma ser precoce, entre 1 e 5 anos de idade.

A RM de crânio mostra uma atrofia do vérmis cerebelar superior e estrias na ponte (Figura 16.4). O gene envolvido na doença é o *SACS*, localizado no cromossomo 13q11.[43]

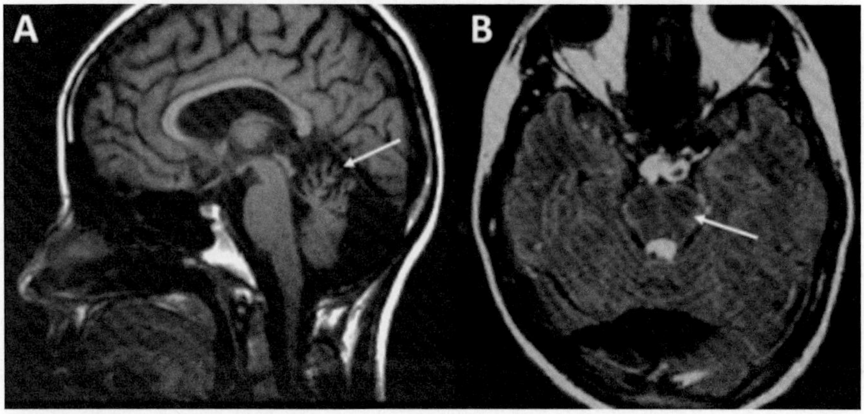

Figura 16.4. Paciente com ataxia de Charlevoix-Saguenay. Ressonância do crânio mostrando atrofia predominante no vérmis cerebelar superior (A) e estrias transversais com hipossinal na ponte (B).
Fonte: acervo dos autores.

Ataxia de Cayman

A ataxia de Cayman é caracterizada por quadro de hipotonia, atraso psicomotor, ataxia cerebelar e atrofia do cerebelo no exame de RM. Possui prevalência desconhecida na população geral, mas alta incidência na região das Ilhas Cayman, no Caribe, em virtude da mutação fundadora identificada nessa região. Ocorre por mutação no gene *ATCAY*.[44]

Síndrome de Marinesco-Sjögren

Trata-se de uma ataxia autossômica recessiva, de início precoce, caracterizada por déficit cognitivo, hipotonia, fraqueza muscular, catarata com início prematuro, baixa estatura e anormalidades esqueléticas, além dos sintomas cerebelares. O gene *SIL1* mutado é o único associado à doença.[45]

Outras ataxias recessivas

Com o avanço das técnicas diagnósticas, novos genes puderam ser identificados como causadores das ataxias previamente indeterminadas,[46,47] como é o caso dos genes *SACS*, *APTX*, *SETX*, *SPG7*, *ANO10*, *PNPLA6* e *STUB1*.

Pacientes com ataxia e hipogonadismo devem ser investigados para mutações nos genes *PNPLA6*, *POLR3A* e *RNF216*.[48-50] A tríade caracterizada por ataxia autossômica recessiva de início precoce, hipogonadismo hipogonadotrófico e retinite pigmentosa é característica da síndrome de Boucher-Neuhäuser; já a combinação de ataxia recessiva de início precoce e hipogonadismo é conhecida como síndrome de Gordon Holmes. Ambas são causadas pela mutação no gene *PNPLA6*.[48]

Pacientes com quadro de ataxia espástica devem ser testados para mutações nos genes *SACS* e *SPG7*, *ANO10* e *STUB1*.[51,52]

REFERÊNCIAS

1. Nemeth A, Kwasniewska A, Lise S, Lise S, Schenekenberg R, Becker E et al. Next generation sequencing for molecular diagnosis of neurological disorders using ataxia as model. Brain. 2013;1-13.
2. Ohba C, Osaka H, Iai M, Yamashita S, Suzuki Y, Aida N et al. Diagnostic utility of whole exome sequencing in patients showing cerebellar and/or vermis atrophy in childhood. Neurogenetics. 2013;14:225-32.
3. Warrenburg B, Gaalen J, Boesch S, Burgunder J, Durr A, Giunti P et al. EFNS/ENS Consensus on the diagnosis and management of chronic ataxias in childhood. Eur J Neurol. 2014;21:552-62.
4. Faruq M, Narang A, Kumari R, Pandey R, Garg A, Behari M et al. Novel mutations in typical and atypical genetic loci through exome sequencing in autosomal recessive cerebellar ataxia families. Clin Genet. 2014 Oct;86(4):335-41.
5. Barsottini O, Albuquerque M, Braga-Neto P, Pedroso J. Adult onset sporadic ataxias: a diagnostic challenge. Arq Neuropsiquiatr. 2014;72(3):232-40.
6. Klockgether T. Sporadic ataxia with adult onset: classification and diagnostic criteria. Lancet Neurol. 2010;9:94-104.
7. Manto M, Marmolino D. Cerebellar ataxias. Curr Opin Neurol. 2009;22(4):419-29.
8. Steinlin M. Non-progressive congenital ataxias. Brain Dev. 1998;20:199-208.
9. Schols L, Bauer P, Schimidt T, Schutle T, Riess O. Autosomal dominant cerebellar ataxias: clinical features, genetics and pathogenesis. Lancet Neurol. 2004;3:291-304.
10. Teive HAG, Arruda WO, Bittencourt PCT. Doença de Machado-Joseph: descrição de cinco membros de uma família. Arq Neuropsiquiatr. 1991:49172-9.
11. Tsoi H, Yu A, Chen Z, Ng N, Chan A, Yuen L et al. A novel missense mutation in CCDC88C activates the JNK pathway and causes a dominant form of spinocerebellar ataxia. J Med Genet. 2014;51:590-5.
12. Albuquerque M, Pedroso J, Braga Neto P, Barsottini O. Phenotype variability and early onset ataxia symptoms in spinocerebellar ataxia 7: comparison and correlation with other spinocerebellar ataxias. Arq Neuropsiquiatr. 2015;73:18-21.
13. Avelino M, Pedroso J, Braga Neto P, Orlacchio A, Barsottini O, Masruha M. Neonatal SCA2 Presenting with coreics movements and dystonia with dystonic jerks, retinitis, seizures and hypotonia. Mov Dis Clin Pract. 2014;73:18-21.
14. Klockgether T. Update of degenerative ataxias. Curr Opin Neurol. 2011;24:339-45.
15. Durr A. Autosomal dominant cerebellar ataxias: polyglutamine expansions and beyond. Lancet Neurol. 2010;9:885-94.
16. Soong B, Paulson H. Spinocerebelar ataxias an update. Curr Opin Neurol. 2007;20:438-46.

17. Graves T, Cha Y, Hahn A, Barohn R, Salajegheh M, Griggs R et al. Episodic ataxia type 1: clinical characterization, quality of life and genotype-phenotype correlation. Brain. 2014,137(Pt 4):1009-18.

18. Nachbauer W, Nocker M, Karner E, Stankovic I, Unterberger I, Eigentler A et al. Episodic ataxia type 2: phenotype characteristics of a novel CACNA1A mutation and review of the literature. J Neurol. 2014;261(5):983-91.

19. Chonchaiya W, Utari A, Pereira GM, Tassone F, Hessl D, Hagerman RJ. Broad clinical involvement in a family affected by the fragile X premutation. J Dev Behav Pediatr. 2009;30(6):544-51.

20. Basuta K, Narcisa V, Chavez A, Kumar M, Gane L, Hagerman R et al. Clinical phenotypes of a juvenile sibling pair carrying the fragile X premutation. Am J Med Genet A. 2011;155A(3):519-25.

21. Chinnery P. Mitochondrial disorders overview. In: Pagon R, Adam M, Ardinger H, Wallace S, Amemiya A, Bean L et al., editors. GeneReviews®. Seattle (WA): University of Washington (Seattle); 1993.

22. Emmanuelle V, Lopez L, Berardo A, Naini A, Tadese S, Wen B et al. Hetrogeneity of coenzyme Q10 deficiency: patient study and literature review. Arch Neurol. 2012; 69(8):978-83.

23. Finsterer J. Mitochondrial ataxias. Can J Neurol Sci. 2009;36(5):543-53.

24. Kerrison J, Biousse V, Newman NJ. Retinopathy of NARP syndrome. Arch Ophtalmol. 2000;11:298-9.

25. Leshinsky-Silver, Shuvalov R, Inbar S, Cohen S, Lev D, Lerman-Saige T. Juvenile Leigh syndrome, optic atrophy, ataxia, dystonia and epilepsy due to T14487C mutation in the mtDNA-ND6 gene: a mitochondrial syndrome presenting from birth to adolescence. J Child Neurol. 2011;26:476-81.

26. Rajakulendran S, Pitceathly R, Taanman J, Costello H, Sweeney M, Woodwa C et al. A clinical, Neuropathological an Genetic Study of Homozygous A46T POLG-Related Mitochondrial Disease. PLoS One. 2016;11(1):e0145500.

27. Fogel BL, Perlman S. Clinical features and molecular genetics of autosomal recessive cerebellar ataxias. Lancet Neurol. 2007;6:245-47.

28. Abrahao A, Pedroso J, Braga-Neto P, Bor-Seng-Shu E, Aguiar P, Barsottini O. Milestones in Friedreich ataxia: more than a century and still learning. Neurogenetics. 2015;16:151-60.

29. Martinez A, Moro A, Abrahao A, Faber I, Borges C, Rezende T et al. Nonneurological involvement in Late-Onset Friedreich Ataxia (LOFA): exploring the phenotypes. Cerebellum. 2017 Feb;16(1):253-6.

30. Gabsi S, Gouider-Khouja N, Belal S, Fki M, Kefi M, Turki I et al. Effect of vitamin E supplementation in patients with ataxia with vitamin E deficiency. Eur J Neurol. 2001;8(5):477-81.

31. Hentati F, El-Euch G, Bouhlal Y, Amouri R. Ataxia with vitamin E deficiency and abetalipoproteinemia. Handb Clin Neurol. 2012;103:295-305.

32. Sá MJS, Rocha J, Almeida M, Carmona C, Martins E, Miranda V et al. Infantile refsum disease: influence of dietary treatment on plasma phytanic acid levels. JIMD Rep. 2016;26:53-60.

33. Verrips A, Hoefsloot L, Steenbergen G, Theelen J, Wevers R, Gabreels F et al. Clinical and molecular genetic characteristics of patients with cerebrotendinous xanthomatosis. Brain. 2000;123:908-19.

34. Bjorkhem I. Cerebrotendinous xanthomatosis. Curr Opin Lipidol. 2013;24(4):283-7.

35. Gros-Louis F, Dupre N, Dion P, Fox A, Laurent S, Verreault S et al. Mutations in SYNE1 lead to a newly discovered form of autosomal recessive cerebellar ataxia. Nature Genet. 2007;39:80-5.

36. Synofzik M, Smets K, Mallaret M, Di Bella D, Gallenmüller C, Baets J et al. SYNE1 ataxia is a common recessive ataxia with major non-cerebellar features: a large multi-centre study. Brain. 2016;139:1378-93.

37. D'Arrigo S, Riva D, Bulgheroni S, Chiapparini L, Castellotti B, Gellera C et al. Ataxia with oculomotor apraxia type 1 (AOA1): clinical and neuropsychological features in 2 new patients and differential diagnosis. J Child Neurol. 2008;23(8):895-900.

38. Tada M, Yokoseki A, Sato T, Makifuchi T, Onodera O. Early-onset ataxia with ocular motor apraxia and hypoalbuminemia/ataxia with oculomotor apraxia 1. Adv Exp Med Biol. 2010;685:21-33.

39. Moreira MC, Koenig M. Ataxia with oculomotor apraxia type 2. In: Pagon RA, Adam MP, Ardinger HH, Wallace SE, Amemiya A, Bean LJH et al., editors. GeneReviews®. Seattle (WA): University of Washington (Seattle); 1993.

40. Al Tassan N, Khalil D, Shinwari J, Al Sharif L, Bavi P, Abduljaleel Z et al. A missense mutation in PIK3R5 gene in a family with ataxia and oculomotor apraxia. Hum Mutat. 2012;33(2):351-4.

41. Bras J, Alonso I, Barbot C, Costa M, Darwent L, Orme T et al. Mutations in PNKP cause recessive ataxia with oculomotor apraxia type 4. Am J Hum Genet. 2015;96(3):474-9.

42. Pedroso J, Braga-Neto P, Abrahao A, Rivero RL, Abdalla C, Abdala N et al. Autosomal recessive spastic ataxia of Charlevoix-Saguenay (ARSACS): typical clinical and neuroimaging features in a Brazilian family. Arq Neuropsiquiatr. 2011;69(2B):288-91.

43. Anheim M, Chaigne D, Fleury M, Santorelli FM, De Seze J, Durr A et al. Autosomal recessive spastic ataxia of Charlevoix-Saguenay: study of a family and review of the literature. Rev Neurol (Paris). 2008;164(4):363-8.

44. Horvers M, Anttonen AK, Lehesjoki AE, Morava E, Wortmann S, Vermeer S et al. Marinesco-Sjogren syndrome due to SIL1 mutations with a comment on the clinical phenotype. Eur J Paediatr Neurol. 2013;17(2):199-203.

45. Nystuen A, Benke PJ, Merren J, Stone EM, Sheffield VC. A cerebellar ataxia locus identified by DNA pooling to search for linkage disequilibrium in an isolated population from the Cayman Islands. Hum Mol Genet. 1996;5(4):525-31.

46. Ohba C, Osaka H, Iai M, Yamashita S, Suzuki Y, Aida N et al. Diagnostic utility of whole exome sequencing in patients showing cerebellar and/or vermis atrophy in childhood. Neurogenetics. 2013;14:225-32.

47. Warrenburg B, Gaalen J, Boesch S, Burgunder J, Durr A, Giunti P et al. EFNS/ENS Consensus on the diagnosis and management of chronic ataxias in childhood. Eur J Neurol. 2014;21:552-62.

48. Synofzik M, Gonzalez MA, Lourenco CM, Coutelier M, Haack TB, Rebelo A et al. PNPLA6 mutations cause Boucher-Neuhauser and Gordon Holmes syndromes as part of a broad neurodegenerative spectrum. Brain. 2014;137(Pt 1):69-77.

49. Terao Y, Saitsu H, Segawa M, Kondo Y, Sakamoto K, Matsumoto N et al. Diffuse central hypomyelination presenting as 4H syndrome caused by compound heterozygous mutations in POLR3A encoding the catalytic subunit of polymerase III. J Neurol Sci. 2012;320(1-2):102-5.

50. Margolin D, Kousi M, Chan Y, Lim E, Schamahmann J, Hadjivassiliou M et al. Ataxia, dementia, and hypogonadotropism caused by disordered ubiquitination. N Engl J Med. 2013,368:1992-2003.

51. Renaud M, Anheim M, Kamsteeg EJ, Mallaret M, Mochel F, Vermeer S et al. Autosomal recessive cerebellar ataxia type 3 due to ANO10 mutations: delineation and genotype -phenotype correlation study. JAMA Neurol. 2014;71(10):1305-10.

52. Synofzik M, Schule R, Schulze M, Gburek-Augustat J, Schweizer R, Schirmacher A et al. Phenotype and frequency of STUB1 mutations: next-generation screenings in Caucasian ataxia and spastic paraplegia cohorts. Orphanet J Rare Dis. 2014;9:57.

SEÇÃO 4

Outras Doenças Motoras com Envolvimento da Via Piramidal

CAPÍTULO 17

Esclerose Lateral Amiotrófica

Alberto Rolim Muro Martinez
Lucas de Melo Teixeira Branco
Ingrid Faber
Carlos Roberto Martins Jr
Marcondes Cavalcante França Jr

INTRODUÇÃO

As doenças do neurônio motor (DNM) incluem uma série de condições neurológicas que apresentam em comum o comprometimento do corno anterior da medula e das vias piramidais. Sua sintomatologia é predominantemente motora, com graus variados de paresia, atrofia muscular e alterações da marcha. O curso evolutivo e o prognóstico são bastante variáveis, sendo frequentemente associados a altas morbidade e mortalidade. Dentre as DNM, a esclerose lateral amiotrófica (ELA) é a mais relevante em adultos, pelo seu caráter progressivo e fatal.

A forma clássica da doença foi descrita em 1869 e publicada em 1874 por Jean-Martin Charcot.[1] Alguns anos mais tarde, estudos anatomopatológicos também conduzidos por Charcot pautaram as bases da nomenclatura hoje utilizada para a doença, em que o termo "esclerose lateral" refere-se ao comprometimento das regiões laterais da medula e a subsequente gliose sobrejacente e o termo "amiotrófica" descreve a atrofia evidente da musculatura esquelética. É ainda conhecida como doença de Charcot, especialmente na Europa, ou doença de Lou Gehrig, nos Estados Unidos, em referência ao jogador de beisebol, bastante conhecido em sua época, que desenvolveu essa condição em 1939, atraindo grande visibilidade para a doença.

Existem ainda outras variantes de DNM, como a atrofia muscular progressiva (doença de Duchenne-Aran), a esclerose lateral primária e a paralisia bulbar progressiva (doença de Fazio-Londe). Há grande controvérsia histórica a respeito da classificação dessas entidades como variantes da ELA ou como doenças distintas. Assim, o termo "doenças do neurônio motor" foi cunhado em referência a todo o grupo.[2] Assim, algumas características clínicas ajudam a diferenciar a ELA das outras DNM: sinais e sintomas atribuíveis à disfunção motora voluntária, progressão rápida em um mesmo segmento corporal e entre diferentes segmentos, expectativa de vida menor que cinco anos desde seu início, na grande maioria dos casos, e ausência de outra etiologia capaz de justificar as manifestações vigentes.[3]

As DNM são causas importantes de rápida limitação funcional, gerando dependência no autocuidado. Há ainda grande repercussão na qualidade de vida do indivíduo acometido, dos familiares e demais sujeitos envolvidos no cuidado. Desse modo, seu conhecimento por parte dos profissionais de saúde é essencial para que haja rápido diagnóstico e intervenção terapêutica precoce.

EPIDEMIOLOGIA

Incidência e prevalência

A incidência da ELA no mundo é estimada em 1,75 casos/100 mil pessoas-ano de seguimento,[4] variando de acordo com a população em estudo. Em termos palpáveis, especula-se que 3 a 4 casos de ELA sejam diagnosticados a cada dia na França.[5] A prevalência média de ELA na Europa é de 5,4 casos/100 mil pessoas, correspondendo a cerca de 40 mil casos em toda a população europeia, de acordo com estimativa realizada em 2013.[6]

Na população brasileira, a incidência é estimada em 0,58 casos/100 mil pessoas-ano de seguimento.[7] Na cidade de Porto Alegre, a prevalência de ELA foi estimada em 5 casos/100 mil indivíduos em 2010.[8] Esses dados epidemiológicos demonstram que as taxas de prevalência são compatíveis com as verificadas em outras populações, e as de incidência, ligeiramente inferiores. Entretanto, dispomos de poucos estudos epidemiológicos sobre ELA no Brasil, quando comparados ao número de estudos observados em populações europeias, por exemplo. Atribui-se a esse fato a falta de centros referenciados em doenças neuromusculares em algumas regiões brasileiras, bem como a deficiência no registro de casos em plataforma integrada em todo o território nacional, e reconhece-se que esses fatores podem subestimar os índices epidemiológicos de ELA em nosso país.

Algumas regiões geográficas historicamente apresentam maior incidência de ELA, com destaque para duas regiões específicas. Na população Chamorro, habitante na Ilha de Guam no oceano Pacífico, registrou-se incidência de 73 casos/100 mil pessoas-ano na década de 1950, atualmente encontrando-se em níveis compatíveis com o restante do mundo (1 a 2 casos/100 mil pessoas-ano).[9] Em regiões da península de Kii, localizada no Japão, a incidência entre 1960 e 2009 foi estimada em até 23,5 casos/100 mil pessoas-ano.[10] O fenótipo nessas regiões é um pouco distinto do verificado em outras partes do mundo, com associação entre ELA e parkinsonismo/demência. A provável explicação desse fato é a exposição a um aminoácido denominado BMAA, produzido por cianobactérias específicas dessas regiões.[11,12]

Idade de início e sobrevida

A idade de início da ELA varia entre 63 e 69 anos, de acordo com estudos populacionais europeus,[13] com pico de incidência na faixa etária de 60 a 75 anos.[6] As formas familiares de ELA apresentam idade de início bastante variável, admitindo-se um início aproximadamente 10 anos mais precoce em relação às formas esporádicas. O diagnóstico é retardado em média por 12 meses a partir da idade de início, de acordo com metanálise europeia.[6] No Brasil, a idade média de início é de 52 a 55 anos,[14] com início médio nas formas familiares estimado em 43 anos.[15] Os motivos pelos quais a população brasileira apresenta idade de início mais precoce em relação às populações europeias não são completamente conhecidos.

A sobrevida média dos pacientes com ELA é estimada em 3 a 5 anos após o início dos sintomas. Os maiores preditores do tempo de sobrevivência são o comprometimento ventilatório e de deglutição, que geralmente estão relacionados com a forma de início dos sintomas e ao fenótipo apresentado.[16] Desse modo, existe variabilidade entre as diferentes formas de apresentação, admitindo-se sobrevida média, a partir do início dos sintomas, de 10 anos para a esclerose lateral primária,[17] 3 anos para a paralisia bulbar progressiva[18] e 5 anos para a atrofia muscular progressiva.[19]

Fatores ambientais

A heterogeneidade dos índices epidemiológicos ao redor do mundo reforça a tese de que o desenvolvimento da ELA está intrinsecamente relacionado com a interação entre fatores genéticos e ambientais. Desse modo, diversos fatores já foram propostos e estudados como possivelmente associados à doença. Os fatores de risco estabelecidos são: ocorrência de ELA em familiares diretos (risco de 3 a 10 vezes maior);[20] idade elevada, com pico aos 75 anos de idade; gênero masculino (risco 1,5 vez maior).[21]

Acerca dos demais fatores estudados, as evidências são controversas. Entre possíveis fatores de risco, incluem-se o tabagismo,[22] a prática de atividades físicas intensas,[23] exposição a pesticidas, poluentes e chumbo,[24,25] e serviço militar.[26] Como fator de proteção, propõe-se a ingesta de antioxidantes, em especial a vitamina E, em período pré-mórbido.[27]

Fatores prognósticos

Reconhecem-se como fatores associados pior evolução e menor sobrevida nas formas esporádicas de ELA: idade de início tardia; início dos sintomas associado ao comprometimento bulbar e respiratório; declínio do estado psicológico; presença de alterações cognitivas; comprometimento do estado nutricional. Por outro lado, intervenções terapêuticas como a administração do riluzol, a realização de gastrostomia endoscópica percutânea e a utilização de assistência respiratória não invasiva melhoram o prognóstico dos pacientes quando feitas em momento propício.[16]

FISIOPATOLOGIA

A fisiopatologia exata da doença ainda não é conhecida, mas avanços têm sido obtidos, sobretudo com a identificação de genes relacionados com as formas genéticas da doença. Com os dados disponíveis atualmente, vários mecanismos distintos e às vezes superponíveis parecem confluir para uma via final de degeneração específica dos neurônios motores. Classicamente, um dos primeiros mecanismos descritos foi o da excitotoxicidade mediada pelo glutamato, mais tarde atribuída à disfunção em uma proteína transportadora de aminoácido expressa sobretudo em astrócitos (EAAT2). O déficit na recaptação do glutamato promoveria uma ativação neuronal preferencial via receptores NMDA acarretando apoptose por acúmulo de cálcio intraneuronal, ativação de caspases e consequente produção excessiva de radicais livres. Outros mecanismos, como o ganho de função tóxica por proteínas, déficit no transporte axonal, formação de agregados intracelulares, disfunção de canais iônicos transmembrana, alteração no metabolismo e processamento do RNA, disfunção de organelas (mitocôndria, complexo de Golgi, endossomo), angiogênese, neuroinflamação e déficit no reparo do DNA, também já foram descritos.[28]

A própria existência de vários mecanismos descritos deve ser encarada como um avanço significativo no entendimento da doença. Avanço esse que teve seu impulso inicial a partir das descrições feitas em 1993 relativas ao gene *SOD1*. A mutação nesse gene, pertencente à família das Cu/Zn superóxido dismutases, resulta no aumento do estresse oxidativo, disfunção do tráfego intracelular, disfunção mitocondrial e formação de agregados tóxicos intracelulares. Outro marco importante no entendimento da fisiopatologia da ELA foi dado com a descoberta de uma ligação biológica entre duas doenças neurodegenerativas: ELA e demência frontotemporal (DFT).[3,29] Essa ligação foi suscitada a partir de evidências clínicas, e confirmada a partir de achados anatomopatológicos e genéticos. Em estudos de autópsia, a identificação do conteúdo de inclusões citoplasmáticas contendo a proteína TDP-43 na maioria dos pacientes com ELA, inclusive em regiões não motoras, e também nos pacientes com DFT *tau* negativos, foi um grande marco. Essas descobertas iniciaram não só uma nova classificação ao nível da neuropatologia molecular, mas também forneceram pistas acerca de genes diretamente responsáveis por casos de ELA (*TARDBP* e *FUS*), além de genes cujo envolvimento provavelmente se dá por interação direta com a proteína TDP-43 (*TAF15* e *ATX2*).[29-33]

Mas foi em 2011 que a forma com a qual a ELA é estudada sofreu o maior impacto desde as descrições feitas por Charcot na segunda metade do século XIX. A demonstração de que a expansão intrônica de um hexanucleotídeo no até então desconhecido gene *C9orf72* (*chromosome 9 open reading frame 72*) poderia culminar no desenvolvimento de ELA e DFT, em conjunto ou isoladas, levou a uma quebra no paradigma da forma com que a ELA era estudada.[34] Enquanto indivíduos saudáveis possuem entre 2 e 30 repetições GGGGCC, expansões entre 700 e 2.400 são patológicas e trazem uma vasta variabilidade fenotípica.[35] O resultado dessa expansão acarreta dano neuronal por dois mecanismos principais: haploinsuficiência e alteração no metabolismo do RNA, resultando na formação de agregados tóxicos tanto citoplasmáticos como intranucleares.[36] De maneira simplificada, a relevância da descrição do gene *C9orf72* está no fato de que permitiu não só a ligação definitiva entre ELA e DFT, mas também passou a justificar 40% dos casos de ELA familiar (ELAf) e também quase 10% dos casos aparentemente esporádicos em populações europeias.[37] Clinicamente, além da correlação ELA-DFT, outros sinais e sintomas podem emergir nos indivíduos com essa mutação, como ataxia cerebelar, disfunção autonômica e coreia.[38]

Outro gene que merece destaque é o *VAPB*. Apesar de ser considerado como uma causa rara de ELA, sua importância se dá pelo fato de que foi descrito em famílias brasileiras, residentes na região sul do estado de Minas Gerais.[39] Sua herança é autossômica dominante e o dano neuronal nesses casos gera uma variabilidade fenotípica que inclui quadros com sinais de lesão do neurônio motor inferior (ver item "Aspectos clínicos") rapidamente progressivos, tremor postural, ELA lentamente progressiva e um quadro de amiotrofia espinhal de início tardio tipo Finkel.[39]

Os genes classicamente associados à ELA podem ser encontrados na Tabela 17.1[40,41] e podem segregar como traços de heranças autossômica dominante, autossômica recessiva e ligada ao cromossomo X. No entanto, as tentativas de correlação genótipo-fenótipo ainda têm se mostrado contraproducentes.

Tabela 17.1 - Genes relacionados com a ocorrência de ELA familiar

Gene	Lócus (cromossomo)	Ano descrito	Herança	Fenótipo
SOD1	ALS1 (21q22.11)	1993 (Rosen)	AD, AR	ELA, AMP, PBP (raro)
ALS2	ALS2 (2q33.2)	2001 (Hadano)	AR	ELA juvenil
SETX	ALS4 (9q34)	2004 (Chen)	AD	ELA, ataxia cerebelar
SPG11	ALS5 (15q21.1)	2010 (Orlacchio)	AR	ELA juvenil
FUS	ALS6 (16q11.2)	2009 (Vence, Kwiatkowski)	AD, AR	ELA, ELA-DFT
VAPB	ALS8 (20q13.3)	2004 (Nishimura)	AD	ELA, AMP, disautonomia
ANG	ALS9 (14q11.2)	2010 (Chen)	AD, AR (raro)	ELA, PBP, ELA-DFT

(Continua)

(Continuação)

Gene	Lócus (cromossomo)	Ano descrito	Herança	Fenótipo
TARDBP	ALS10 (1p36.2)	2008 (Gitcho, Sreedharan, Kabashi)	AD, AR (raro)	ELA, ELA-DFT
FIG4	ALS11 (6q21)	2009 (Chow)	AD	ELA, ELP
OPTN	ALS12 (10p15-p14)	2009 (van Es)	AD, AR	ELA
ATXN2	ALS13 (12q24)	2010 (Elden)	AD	Suscetibilidade a ELA, SCA2
VCP	ALS14 (9p13.3)	2010 (Johnson)	AD	ELA, ELA-DFT, miopatia
UBQLN2	ALS15 (Xp11.21)	2011 (Deng)	Ligada ao X	ELA, ELA-DFT
SIGMAR1	ALS16 (9p13.3)	2011 (Al-Saif)	AR	ELA juvenil
CHMP2B	ALS17 (3p11.2)	2006 (Parkinson)	AD	ELA, ELA-DFT
PFN1	ALS18 (17p13.2)	2012 (Wu)	AD	ELA
ERBB4	ALS19 (2q34)	2013 (Takahashi)	AD	ELA
HNRNPA1	ALS20 (12q13.13)	2013 (Kim)	AD	ELA, proteinopatia multissistêmica
MATR3	ALS21 (5q31.2)	2014 (Johnson)	AD	ELA, ELA-DFT, miopatia
TUBA4A	ALS22 (2q35)	2014 (Smith)	AD	ELA, ELA-DFT
C9orf72	FTDALS1 (9p21.2)	2011 (Renton, DeJesus-Hernandez)		
AD	ELA, ELA-DFT, DFT			
CHCHD10	FTDALS2 (22q11.23)	2014 (Bannwarth)	AD	ELA, ELA-DFT, DFT
SQSTM1	FTDALS3 (5q35.3)	2011 (Fecto)	AD	ELA, ELA-DFT, DFT, Doença de Paget
TBK1	FTDALS4 (12q14.2)	2015 (Cirulli, Freischmidt, Pottier)	AD	ELA, ELA-DFT, DFT

Fonte: Andersen et al., 2011; Souza et al., 2015.[41,42]

Nesse contexto, uma especial atenção tem sido dada aos genes ditos com potencial modificador fenotípico, cujo exemplo maior é o *ATXN2* no cromossomo 12q24.12. Expansões do tripleto CAG na região codificante desse gene são consideradas normais caso ocorram em número menor que 23 e causadoras de ataxia espinocerebelar tipo 2 nas expansões maiores que 34. Mas são os casos de expansões intermediárias (23-33) que têm especial relevância no estudo da ELA, já que podem ser consideradas como causadoras de ELA13 ou ainda podem ser condições facilitadoras para a lesão neuronal em indivíduos com outras mutações, como *C9orf72*.[32,42]

A despeito de que essa sucessão de genes pareça algo insólito e distante da realidade dos consultórios médicos, a realidade que se impõe requer uma rápida adaptação. Afinal, o avanço nos últimos anos de técnicas de sequenciamento de DNA levou ao incremento exponencial dos genes que potencialmente ocasionam a degeneração do neurônio motor e, consequentemente, a ELA. Bases de dados gênicas dão conta de cerca de 126 genes implicados em alguma forma de doença do neurônio motor e fenótipos de ELA propriamente dita ou, ainda, ELA-símiles.[43]

Apesar de a noção de que existem casos que podem ser de ocorrência intrafamiliar datarem de 1848 com os estudos de Aran, esse conceito perdeu força após os escritos de Charcot. Operacionalmente, durante os vários anos que se seguiram, utilizou-se como critério exclusivo a identificação de familiares os casos de ELA que tinham história familiar positiva para essa condição. Todavia, pela necessidade de uma maior sistematização científica, os conceitos atuais daquilo que se considera um caso de ELAf evoluíram e devem incluir a pesquisa ativa não somente de antecedentes de DNM, como também de DFT ou quadros coreicos. Os critérios atualmente utilizados para a definição de ELAf estão listados na Tabela 17.2.[44]

Tabela 17.2 - Critérios para nomenclatura dos casos de esclerose lateral amiotrófica (ELA) familiar

Categoria	Critérios - Paciente com ELA e:
Definida	• Pelo menos 2 familiares em 1° ou 2° grau com ELA; OU • Pelo menos 1 parente com ELA com um mesmo gene em segregação
Provável	• Familiar em 1° ou 2° grau com ELA
Possível	• Um parente distante (maior que 2° grau) com ELA; OU • Ausência de história familiar, mas identificação de gene relacionado com ELA; OU • 1 familiar com diagnóstico de demência frontotemporal

Nota: parentes em 1° grau: pais, filhos e irmãos; parentes em 2° grau: avós, tios/tias.
Fonte: Byrne et al., 2011.[44]

Dessa maneira, a importância da genética molecular no entendimento dos mecanismos que levam à ELA é incontestável. No entanto, apesar de recentes, alguns conceitos básicos já podem ser inferidos: a ELA deve ser encarada como uma condição oligogênica (mais de uma mutação causando influência no fenótipo final); a correlação genótipo-fenótipo ainda é bastante inespecífica; e a busca de mutações atualmente conhecidas é capaz de explicar somente a minoria dos casos esporádicos.

ASPECTOS CLÍNICOS

Classicamente, a ELA é uma doença que acomete de maneira simultânea o neurônio motor superior e inferior. Entretanto, o conceito de que se trata de uma condição que acomete exclusivamente a função motora está desatualizado. O corpo de evidências clínicas, genéticas e anatomopatológicas que se acumulou nos últimos anos coloca a ELA como doença multissistêmica, e abordagens que não a considerem como tal são apenas parciais.

Atualmente, a maioria dos casos de ELA é dita esporádica (ELAe), tendo uma frequência que varia entre 85 e 95% dos casos, enquanto as formas familiares (ELAf) respondem pelos 15 a 5% restantes.[28] Apesar da divisão clássica em formas clínicas de acordo com a presença ou não de casos familiares em ELAe e ELAf, nunca é demais destacar que ambos os grupos são fenotipicamente indistinguíveis, não existindo qualquer marcador clínico capaz de realizar essa distinção.

Todavia, mesmo antes do grande impulso de conhecimento gerado pela genética molecular, estudos advindos de populações orientais, em que os pacientes com ELA são mantidos com suporte ventilatório e nutricional intensivos, já eram capazes de fornecer informações importantes acerca da história natural da doença. O primeiro conceito é o de que a sensibilidade é preservada e que os núcleos motores da movimentação ocular extrínseca e o núcleo de Onuf medular, responsável pelo controle esfincteriano, são envolvidos apenas tardiamente no curso da doença.[45] O segundo é o de que a cognição também é significativamente envolvida.

Didaticamente, as manifestações clínicas da ELA serão aqui divididas em três grupos principais: manifestações motoras, manifestações cognitivas e outros sinais e sintomas.

Manifestações motoras

As alterações motoras constituem a principal manifestação clínica na ELA. A degeneração que ocorre no córtex motor primário, nas vias piramidais e no corno anterior da medula gera sinais e sintomas característicos de disfunção do primeiro (NMS) e do segundo (NMI) neurônios motores. É importante ressaltar que não raramente, no contexto da ELA, a atrofia é significativa a ponto de não serem observados os sinais da disfunção do NMS por perda de musculatura efetora, como é o caso do reflexo cutâneo plantar indiferente nos casos em que, além da disfunção do NMS, há atrofia marcada do músculo extensor do hálux.

A doença, em geral, se manifesta por fraqueza e atrofia progressivas, geralmente de início em membros e de forma assimétrica, podendo ter preponderância entre NMS ou NMI. Muitas vezes, o quadro insidioso de fraqueza e/ou cãibras pode promover retardo diagnóstico. Entretanto, a evolução com progressão dos déficits motores e da atrofia (Figura 17.1) aumenta a suspeição diagnóstica.

Outro ponto significativo nesses pacientes é a presença das fasciculações. Estas constituem a expressão de uma contração involuntária de uma unidade motora, que normalmente não gera

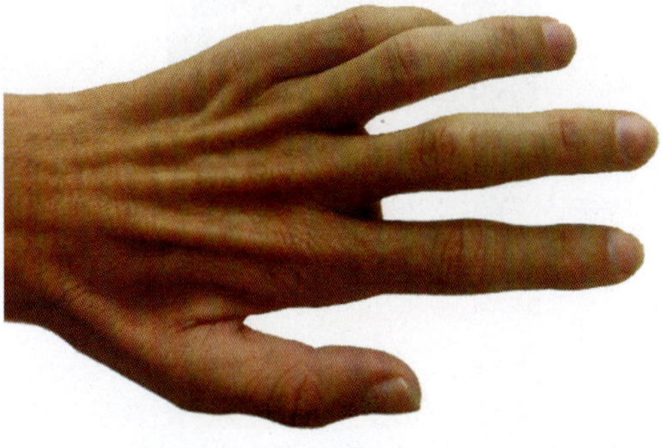

Figura 17.1 - Atrofia da musculatura intrínseca de mão em um paciente com esclerose lateral amiotrófica de início espinhal.
Fonte: acervo dos autores.

movimento articular (exceto em músculos pequenos) e é percebida como uma ondulação visível logo abaixo da superfície da pele. Embora possam estar presentes em pessoas saudáveis e no contexto de estresse ou privação de sono, nos casos de ELA reflete uma fase inicial de desnervação da unidade motora e normalmente vem associada a algum grau de fraqueza muscular. Na maioria das vezes, não trazem incômodo aos pacientes, sendo por vezes identificadas somente quando ativamente examinadas por olhos treinados ou quando já distribuídas difusamente.

Topograficamente, a doença se inicia com acometimento apendicular em cerca de 65% dos casos, disfunção da musculatura bulbar em cerca de 30% e impacto da função respiratória em cerca de 5%.[46,47] Considerando as tradicionais variantes clínicas da ELA, é possível estabelecer um espectro clínico que vai desde a esclerose lateral primária (acometimento exclusivo do NMS) até a atrofia muscular progressiva (acometimento exclusivo do NMI). Dessa maneira, independentemente de possuírem ou não início focal, apresentam progressão para acometimento generalizado, fazendo emergir oito fenótipos clínicos distintos de apresentação inicial da ELA:[47]

- **Início espinhal (60-73%):** acometimento dos segmentos cervical, torácico e/ou lombar como apresentação inicial. Sinais e sintomas relativos ao NMS e ao NMI ocorrem de maneira variável pelos quatro membros.
- **Paralisia bulbar progressiva (20%):** sinais e sintomas de NMS e NMI na musculatura de inervação bulbar como marco inicial da ELA. Disfagia, disfonia (podendo atingir a anartria), atrofia de língua (Figura 17.2) e afeto pseudobulbar (risos ou choro imotivados e incontroláveis) são os sintomas cardinais desse tipo de apresentação.
- **Atrofia muscular progressiva (2-10%):** síndrome de segundo neurônio motor com fraqueza muscular e atrofia somadas à hiporreflexia nos segmentos envolvidos, que geralmente são os quatro membros, e significativo envolvimento proximal.
- **Esclerose lateral primária (2-5%):** síndrome de primeiro neurônio motor progressiva sem evidência de explicação alternativa ou ainda sem evidências clínicas ou neurofisiológicas de envolvimento do NMI. Todavia, com a progressão da doença pode haver sinais leves de disfunção do NMI.

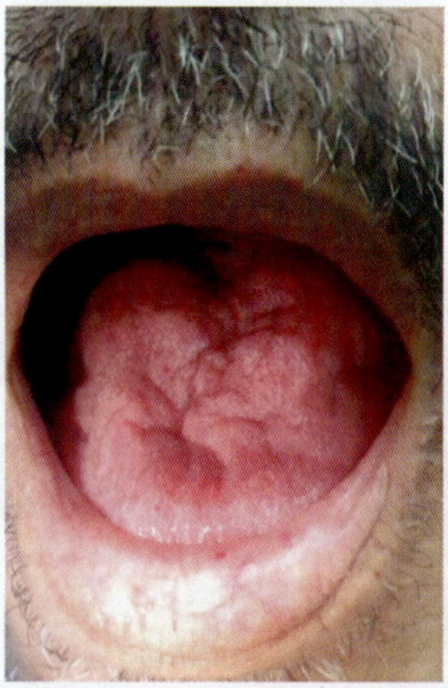

Figura 17.2 - Língua de um paciente com esclerose lateral amiotrófica demostrando diversas imperfeições e irregularidades de seu contorno. Tais achados denotam atrofia e muitas vezes, à inspeção, fasciculações podem ser identificadas.
Fonte: acervo dos autores.

- **ELA pseudopolineuropática (rara):** sinais de acometimento do NMI restritos às extremidades simulando um quadro de comprimento-dependência.
- **ELA hemiplégica (rara):** também chamada de síndrome de Mills.[48] Essa variante geralmente se inicia com sinais de NMS no membro inferior, com progressão lenta para o membro superior ipsilateral e relativa preservação da face. Após um período variável, há progressão para o lado contralateral.
- **Síndrome *flail arm* (rara):** frequentemente assimétrica no grau de envolvimento dos membros superiores, representa a expressão de disfunção grave do NMI restrito aos braços por um período mínimo de 18 meses, acarretando significativo déficit funcional. Sinais de lesão do NMS como hiper-reflexia ou espasticidades podem ser identificados nos membros inferiores.
- **Síndrome *flail leg* (rara):** semelhante à forma de *flail arm*, porém acometendo membro inferior, muitas vezes com marcada assimetria. Pode simular uma radiculopatia L5 ou S1 com pé caído, mas sem o déficit sensitivo esperado.

Apesar de didática, essa divisão enfatiza a propedêutica semiológica no reconhecimento dos casos em suas várias formas iniciais de apresentação. Inferências mais profundas relativas ao prognóstico são difíceis ao nível individual, uma vez que as curvas de sobrevida são semelhantes, sendo um pouco maiores para as formas de *flail arm* ou *flail leg.*[49] No entanto, quando avaliados por necropsia, aqueles 10% dos pacientes com sobrevida maior que 10 anos não possuem diferenças anatomopatológicas que os diferenciem dos pacientes com as formas clássicas de ELAe.[50]

Manifestações cognitivas

Especialmente a partir do estabelecimento do contínuo ELA-DFT, grande atenção foi dada para as alterações cognitivas e comportamentais em indivíduos portadores de ELA. Grandes estudos populacionais europeus descrevem que até 50% dos pacientes possuem algum grau de alteração cognitiva, ocorrendo o diagnóstico de demência em aproximadamente 15% dos pacientes.[51,52] Dados do serviço de doenças neuromusculares do HC-Unicamp demonstram uma prevalência de 31% de alterações cognitivas em pacientes com ELA sem diagnóstico de demência,[53] com 30% de prevalência de alterações comportamentais.

O perfil de alteração cognitiva mais frequente é o padrão frontotemporal. Desse modo, as alterações mais frequentes são de função executiva, e reconhece-se também que esse espectro pode incluir alterações de linguagem, cognição social e memória verbal.[54,55] As alterações comportamentais mais frequentes são apatia, desinibição, labilidade emocional e distúrbios alimentares.[56] A ocorrência dessas alterações não se restringe à forma clássica da doença, acometendo também as variantes paralisia bulbar progressiva,[57] atrofia muscular progressiva[58] e esclerose lateral primária,[59] não sendo explicadas pela progressão natural da doença. Desse modo, representam mais um dos fatores de variabilidade nas DNM, e não se sabe precisar porque alguns pacientes são afetados e outros não. Estudos longitudinais demonstraram que as alterações cognitivas não evoluem em grau com a progressão da doença, e sua instauração pode ocorrer até mesmo antes do diagnóstico da DNM.[60]

Sabe-se que a ocorrência de alterações cognitivas e comportamentais acarreta pior prognóstico, com sobrevida até um ano menor, especialmente pela menor adesão aos medicamentos e às intervenções terapêuticas.[61,62] Além disso, trazem grande prejuízo à qualidade de vida do indivíduo e seus cuidadores. Por conta dos vieses criados pela disartria e função motora, a investigação cognitiva é difícil, e os instrumentos classicamente utilizados para avaliação cognitiva na rotina clínica, como o Miniexame do Estado Mental e o MoCA, não são indicados. Recomenda-se a utilização de instrumentos de rastreio especificamente desenvolvidos para este fim já na primeira consulta clínica, bem como entrevista por meio de questionário estruturado com o acompanhante, sendo feita posteriormente uma avaliação neuropsicológica formal para confirmação do diagnóstico cognitivo.[63]

Outros sinais e sintomas

O conceito de ELA como doença multissistêmica gerou a necessidade de se investigar sintomas extramotores nesse grupo de pacientes. O conhecimento desse grupo de manifestações auxilia inclusive na maneira como esses pacientes são tratados. Dentre os inúmeros sinais e sintomas presentes nesses pacientes, destacamos os seguintes:

- **Dor:** embora poupe o sistema sensitivo, os pacientes com ELA, em até 75% dos casos, reportam queixas relativas a dor, em grande parte das vezes potencializadas pelo quadro de imobilidade.[64]
- **Fadiga:** refere-se à sensação subjetiva de falta de energia para a execução de atividades motoras e intelectuais. Nos casos de ELA, possui etiologia multifatorial, mas com um proeminente componente periférico.[65]
- **Sialorreia:** aproximadamente 50% dos pacientes apresentam queixas relativas à sialorreia. Características como disfagia, inabilidade em manter a postura cervical e na oclusão da boca atuam sinergicamente para a sialorreia, cuja identificação é fundamental, já que a inabilidade em lidar com a saliva, associada à fraqueza da musculatura orofaríngea, pode levar aos quadros de broncoaspiração.[66]
- **Distúrbios do sono:** incluem insônia, fragmentação do sono e aumento dos movimentos periódicos dos membros, além da esperada hipoventilação noturna.[67]
- **Desnutrição:** além do quadro de disfagia, que limita progressivamente o aporte nutricional, os pacientes apresentam déficits no metabolismo energético peculiares à ELA.[68]
- **Insuficiência respiratória:** secundária à fraqueza e atrofia da musculatura respiratória.
- **Transtornos psiquiátricos:** nesse campo encontram destaque os transtornos depressivos e os ansiosos. Os primeiros são facilmente atribuíveis ao diagnóstico de ELA em si e podem ser interpretados como parte do afeto pseudobulbar, porém, não devem ser limitados a tal, já que até 43% dos pacientes com ELA preenchem critérios para depressão em algum momento da doença.[69] Já os transtornos ansiosos, por sua vez, estão bastante relacionados com presença e gravidade da dispneia.

DIAGNÓSTICO

Não há a descrição de um único exame complementar que seja capaz de chegar ao diagnóstico de ELA sozinho. A investigação diagnóstica diante dessa suspeita tem dois objetivos principais: afastar diagnósticos alternativos e documentar o dano aos NMS e NMI. Diante disso, é importante salientar que, no contexto da ELA e das DNM em geral, tais sinais sejam buscados em quatro segmentos corporais: lombossacro, torácico, cervical e craniano/bulbar.

Embora a documentação referente ao dano do NMS seja feita com base no exame físico neurológico, o acometimento ao NMI pode se amparar na avaliação clínica ou em critérios neurofisiológicos definidos. Com o objetivo de tentar unificar os critérios de inclusão em estudos clínicos, especialistas se reuniram em El Escorial (Espanha) em 1990, quando surgiu então o primeiro grupo de trabalho que desenvolveu o consenso para o diagnóstico de ELA (critérios de El Escorial – EEC, do inglês *El Escorial criteria*).[70] Alguns anos mais tarde, com o surgimento do riluzol (ver "Tratamento"), o diagnóstico precoce passou a ser o foco no cuidado dos pacientes com ELA, o que levou à revisão dos EEC (Tabela 17.3).[71] Não tardou para que algumas limitações para os EEC revisados fossem apontadas: a alta especificidade com baixa sensibilidade acabava por limitar a participação de muitos pacientes em estágios iniciais da doença, em teoria, no momento em que a resposta à medicação seria a melhor possível, em estudos clínicos. Além disso, estima-se que somente 56%

dos pacientes com ELA atinjam a categoria de ELA definida por tais critérios e 10% dos pacientes chegam ao óbito sem atingirem os critérios diagnósticos de elegibilidade para os estudos clínicos.[72]

Tabela 17.3 - Critérios de El Escorial revisados (EECr) e critérios de Awaji para o diagnóstico de esclerose lateral amiotrófica

Categoria diagnóstica	EECr	Awaji
Definida	Evidência clínica ou neurofisiológica de disfunção do NMS e NMI em no mínimo 3 segmentos*	Evidência clínica ou neurofisiológica de disfunção do NMS e NMI em no mínimo 3 segmentos
Provável	Evidência clínica ou neurofisiológica de disfunção do NMS e NMI em no mínimo 2 segmentos com sinais de disfunção do NMS rostral aos sinais de NMI	Evidência clínica ou neurofisiológica de disfunção do NMS e NMI em no mínimo 2 segmentos com sinais de disfunção do NMS rostral aos sinais de NMI
Provável com suporte laboratorial	Evidência clínica ou neurofisiológica de disfunção do NMS e NMI em 1 segmento em conjunto com evidência neurofisiológica de disfunção do NMI em 2 segmentos	Não contemplado
Possível	Evidência clínica ou neurofisiológica de disfunção do NMS e NMI em 1 segmento ou sinais de disfunção do NMS em 2 segmentos ou disfunção do NMI rostral aos sinais de disfunção do NMS	Evidência clínica ou neurofisiológica de disfunção do NMS e NMI em 1 segmento ou sinais de disfunção do NMS em 2 segmentos ou disfunção do NMI rostral aos sinais de disfunção do NMS

*Segmentos: lombossacro, torácico, cervical e craniano/bulbar.

NMS: neurônio motor superior; NMI: neurônio motor inferior.

Fonte: Brooks, 1994; Brooks et al., 2000.[70,71]

Na tentativa de promover um aumento de sensibilidade para o diagnóstico, os EEC foram novamente revistos na ilha de Awaji (Japão), em 2006.[73] As duas principais modificações foram, em primeiro lugar, o fato de que a eletroneuromiografia passou a assumir papel de destaque junto à avaliação clínica, e em segundo lugar, a incorporação das fasciculações, particularmente as instáveis e complexas, aos critérios diagnósticos, como evidência de sinais agudos de desnervação muscular. Essas modificações aumentaram a sensibilidade de 29 para 60%, mantendo os mesmos 96% de especificidade.[74] Dessa maneira, os critérios neurofisiológicos para o acometimento do NMI na ELA são: músculos que mostram ao mesmo tempo desnervação crônica (potenciais de unidades motoras de grande amplitude, longa duração e polifásicos) e desnervação em curso (fibrilações, ondas positivas e/ou fasciculações), além de uma redução do padrão interferencial com aumento na frequência de disparo à contração voluntária máxima.[73] Para que um segmento seja considerado afetado, esses achados devem estar presentes em, no mínimo, dois músculos inervados por raízes nervosas diferentes para os segmentos cervical e lombossacro e, no mínimo, em um músculo nos segmentos torácico e craniano/bulbar.[73]

Além da neurofisiologia clínica, a neuroimagem também encontra seu valor nos casos em que existe suspeita clínica de ELA. Seu principal papel é investigar a presença de mielopatia cervical, a qual simula os achados motores semelhantes aos encontrados na ELA, sem, no entanto, envolver musculatura de inervação bulbar. Além disso, a neuroimagem por ressonância nuclear magnética é capaz de mostrar sinais indiretos de acometimento dos tratos piramidais não observados nas radiculopatias (Figura 17.3). Outro ponto bastante interessante, que auxilia na diferenciação entre essas condições, é o sinal de *split hand*.[75] Neste sinal, o envolvimento da musculatura intrínseca da mão ocorre de modo que a atrofia na região tenar e no músculo primeiro interrósseo dorsal é mais grave que o envolvimento da porção hipotenar, fato não observado, por exemplo, nas radiculopatias C8-T1, nas quais há um envolvimento mais global da musculatura intrínseca da mão.

Outros exames complementares fazem parte daquilo que se entende como fundamental para um amplo atendimento aos pacientes com ELA, ainda que não sejam condição fundamental para seu diagnóstico. É o caso de exames laboratoriais que incluem hemograma, velocidade de hemossedimentação, eletrólitos, eletroforese de proteínas séricas e urinárias, provas de função tireoidiana e paratormônio. Para alguns casos selecionados de acordo com história pregressa, avaliação do líquido cefalorraquidiano, dosagem de metais pesados, sorologias (HIV, hepatites B e C, sífilis, HTLV e borreliose), dosagem de CK, AST/TGO, ALT/TGP, LDH, dos títulos de anti-GM1 (30-80% dos pacientes com NMM) e atividade da beta-hexosaminidase (importante na suspeita de doença de Tay-Sachs) pode ser necessária.[76]

Não obstante, com a disseminação da possibilidade de investigação por genética molecular não mais restrita a centros acadêmicos e de pesquisa, a avaliação do DNA passou também a fazer parte do arsenal de investigação dos pacientes não somente com ELAf, mas também de alguns casos de ELA aparentemente esporádica (ver Tabela 17.1). Outro ponto é a exclusão de possíveis diagnósticos diferenciais como a doença de Kennedy, a qual é caracterizada pela expansão do tripleto CAG na região codificante do gene do receptor de andrógeno no cromossomo X.[46]

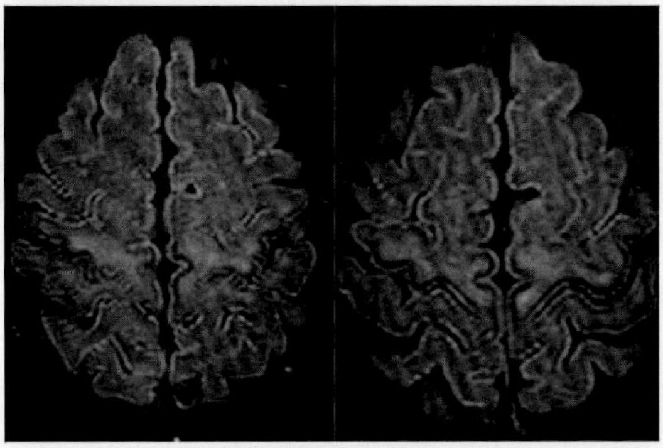

Figura 17.3 - Imagem de ressonância magnética de crânio ponderada em T2/FLAIR mostrando hipersinal na topografia dos giros pré-centrais correspondentes ao acometimento dos tratos piramidais em um paciente com esclerose lateral amiotrófica.

Fonte: acervo dos autores.

TRATAMENTO

Infelizmente, o fato de não existirem terapias curativas para o tratamento das pessoas com o diagnóstico ELA torna bastante delicada a abordagem dos pacientes desde o momento da comunicação do diagnóstico. Idealmente, o planejamento terapêutico deve sempre considerar a formação de uma equipe multidisciplinar, incluindo médicos, psicólogos, nutricionistas, fisioterapeutas, fonoaudiólogos e terapeutas ocupacionais. Outra peculiaridade é a progressão inexorável para perda das funções motoras e habilidades de comunicação nos estágios finais da doença, tornando fundamental a orientação do paciente e de seus acompanhantes. O encaminhamento para grupos de apoio e o fornecimento de meios informação acurados sobre a doença são fundamentais para que, cientes das características da doença e munidos de todas as informações pertinentes, os pacientes providos de sua autonomia possam realizar discussões e decisões que inevitavelmente terão de ser tomadas.

Apesar de incurável, uma série de medidas pode ser tomada visando à antecipação de possíveis complicações e à melhora da qualidade de vida dos pacientes. O seguimento da evolução clínica, muitas vezes por meio de escalas como a "Escala Funcional de Avaliação em ELA Revisada" (ALSFRS-R, do inglês *ALS Functional Rating Scale Revised*), auxilia na monitoração da evolução da doença com valores maiores que 0,5 ponto/mês, considerados como de evolução rápida.[77]

A terapia medicamentosa encontra no riluzol, na dose de 50 mg duas vezes ao dia, o único representante aprovado especificamente para o tratamento da ELA com impacto em sua história natural.[78] Trata-se de medicamento inibidor pré-sináptico da liberação do glutamato que tem como objetivo reduzir a apoptose neuronal pela redução da excitotoxicidade mediada por tal neurotransmissor. Como resultado, ao final do estudo que embasou seu uso, o riluzol foi capaz de aumentar a sobrevida dos pacientes em 3 a 6 meses,[79] com efeito aparentemente maior nos indivíduos com início bulbar. Em geral, sua tolerabilidade é aceitável, estando seus principais efeitos colaterais ligados a intolerância gastrintestinal, aumento da fadiga e por vezes hepatotoxicidade reversível.

Outra medida capaz de atuar positivamente na sobrevida desses pacientes é o manejo adequado da insuficiência respiratória. A instituição da ventilação não invasiva com pressão positiva (VNIPP), por exemplo, é capaz de prolongar a sobrevida em 19 meses, além de possuir impacto significativo sobre a qualidade de vida dos pacientes com ELA.[80] A recomendação do início da VNIPP passa por critérios clínicos como ortopneia, redução da capacidade vital forçada (CVF) em 50% do predito, pressão inspiratória < 60 mmHg, sinais de hipoventilação noturna e/ou sinais de hipercapnia como cefaleia matinal e confusão mental. Inicialmente o uso noturno é encorajado, com titulações subsequentes tanto dos níveis pressóricos de suporte como o número total de horas em uso.[80] Embora a VNIPP seja a abordagem mais tradicional, algumas técnicas prévias ao seu uso devem ser incentivadas, incluindo técnicas de hiperinsuflação pulmonar com Ambu® e o *cough assist*. Recentemente, o uso de marca-passo diafragmático tem sido implementado como nova modalidade respiratória para esses pacientes, porém ainda necessitando de melhor sistematização quanto à sua indicação.[81]

Outro ponto controverso no tratamento dos pacientes com ELA é a indicação de fisioterapia motora. A evidência vinda de trabalhos que estabelecem maior chance de desenvolver a doença com atividades físicas extenuantes[82] levou à falsa extrapolação para todos os tipos de atividade física. Na realidade, exercícios de baixo impacto e não fatigantes são recomendáveis mesmo para esse grupo de pacientes.

As demais abordagens infelizmente carecem de estudos controlados metodologicamente robustos para o manejo dos demais sinais e sintomas da ELA. Dessa maneira, a escolha da terapêutica apropriada muitas vezes passa pela experiência prática individual da equipe assistente.[83] A piora progressiva da doença exige uma constante reavaliação de objetivos e planejamento terapêutico, o que acaba por aumentar ainda mais o desafio no tratamento desses pacientes. Um exemplo é a terapia nutricional, fundamental nos pacientes com ELA, tendo em vista a alta frequência com a qual eles desenvolvem um quadro de desnutrição. Nesses casos, uma cooperação estreita com a equipe de fonoaudiologia é fundamental na adaptação da dieta, tanto em consistência quanto em valor calórico, antes da indicação de via alternativa de alimentação. Preferencialmente utiliza-se a gastrostomia percutânea, deixando o uso de sonda nasoenteral como medida temporária. Sua indicação é feita quando se observa risco iminente de broncoaspiração, engasgos frequentes ou queda do IMC > 20%, sendo realizada preferencialmente antes que a CVF caia a níveis menores que 50% do predito.

Outros sinais e sintomas que merecem abordagem especial estão resumidos na Tabela 17.4.[83-85]

Nos casos de suspeita de ELAf, a testagem molecular em busca da mutação específica relacionada com a doença encontra sua importância não somente ao propiciar o aconselhamento genético adequado, mas também no fato de que algumas formas de ELAf, em especial as relacionadas com as mutações no gene *SOD1,* estão sendo avaliadas para tratamento mutação-específico com oligonucleotídeos antisense intratecais, dando nova importância à testagem molecular.[86]

Por fim, por mais desconfortáveis que possam parecer, abordagens relativas ao morrer e ao processo de morte devem ser realizadas com todos os pacientes. Poucos são destemidos a ponto de tocarem espontaneamente no assunto, mas a abordagem gradual e de maneira aberta acaba por tornar natural decisões difíceis acerca do grau de cuidado nos momentos finais da doença.[3] Em geral, o medo do desconforto físico e de quadros dolorosos constitui grande parte da angústia dos pacientes, a qual pode ser dirimida com esclarecimento dos conceitos de cuidados paliativos e dos limites éticos da intervenção médica. O médico, por sua vez, deve sempre se colocar à disposição para discutir, informar e por vezes simplesmente se calar em vários momentos do paciente no seu complexo processo de doença.

Tabela 17.4 - Tratamento sintomático da esclerose lateral amiotrófica

Sintoma	Manejo
Câibras	Quinino, carbamazepina, fenitoína, alongamento
Sialorreia	Atropina gotas, tricíclicos, toxina botulínica
Humor pseudobulbar	Dextrometorfano + quinidina
Insônia	Higiene do sono, tricíclicos, mirtazapina, cama hospitalar
Dor	Anti-inflamatórios não esteroidais, opioides, carbamazepina, gabapentina, órteses, reabilitação
Fadiga	Amantadina, modafinil, bupropiona, fluoxetina, venlafaxina, metilfenidato, piridostigmina

Fonte: Gordon, 2011; Miler at al., 2009.[83-85]

REFERÊNCIAS

1. Charcot J-M. De la sclérose latérale amyotrophique. Prog Med.1874;2:325-7.
2. Brain WR, Walton JN. Brain's diseases of the nervous system. London: Oxford University Press; 1969.
3. Amato AA, Russel JA. Neuromuscular disorders. 2. ed. Nova York: McGraw-Hill; 2016. p.174-98.
4. Marin B, Boumédiene F, Logroscino G, Couratier P, Babron M-C, Leutenegger AL et al. Variation in worldwide incidence of amyotrophic lateral sclerosis: a meta-analysis. Int J Epidemiol. 2016;16 [Epub ahead of print].
5. Couratier P, Corcia P, Lautrette G, Nicol M, Preux P-M, Marin B. Epidemiology of amyotrophic lateral sclerosis: a review of literature. Rev Neurol (Paris). 2016;172(1):37-45.

6. Chió A, Logroscino G, Traynor BJ, Collins J, Simeone JC, Goldstein LA et al. Global epidemiology of amyotrophic lateral sclerosis: a systematic review of the published literature. Neuroepidemiology. 2013;41(2):118-30.

7. Moura MC, Casulari LA, Novaes MRCG. Ethnic and demographic incidence of amyotrophic lateral sclerosis (ALS) in Brazil: a population-based study. Amyotroph Lateral Scler Frontotemporal Degener. 2016;17(3-4):275-81.

8. Linden-Junior E, Becker J, Schestasky P, Rotta FT, Marrone CD, Gomes I. Prevalence of amyotrophic lateral sclerosis in the city of Porto Alegre, in Southern Brazil. Arq Neuropsiquiatr. 2013;71(12):959-62.

9. Plato CC, Garruto RM, Galasko D, Craig U-K, Plato M, Gamst A et al. Amyotrophic lateral sclerosis and parkinsonism-dementia complex of Guam: changing incidence rates during the past 60 years. Am J Epidemiol. 2003;157(2):149-57.

10. Kihira T, Yoshida S, Kondo T, Iwai K, Wada S, Morinaga S et al. An increase in ALS incidence on the Kii Peninsula, 1960-2009: a possible link to change in drinking water source. Amyotroph Lateral Scler. 2012;13:347-50.

11. Bradley WG, Mash DC. Beyond Guam: the cyanobacteria/BMAA hypothesis of the cause of ALS and other neurodegenerative diseases. Amyotrop Lateral Scler. 2009;10(Suppl 2):7-20.

12. Banack SA, Murch SJ. Multiple neurotoxic items in the Chamorro diet link BMAA with ALS/PDC. Amyotrophic Lateral Scler. 2009;10(Suppl 2):34-40.

13. Logroscino G, Traynor BJ, Hardiman O, Chiò A, Mitchell D, Swingler RJ et al. Incidence of amyotrophic lateral sclerosis in Europe. J Neurol Neurosurg Psychiatry. 2010;81(4):385-90.

14. Dietrich-Neto F, Callegaro D, Dias-Tosta E, Silva HA, Ferraz ME, de Lima JMB et al. Amyotrophic lateral sclerosis in Brazil: 1998 national survey. Arq Neuropsiquiatr. 2000;58(3-A):607-15.

15. Prado LGR, Bicalho ICS, Vidigal-Lopes M, Ferreira CJA, Barbosa LSM, Gomez RS et al. Amyotrophic lateral sclerosis in Brazil: case series and review of the Brazilian literature. Amyotroph Lateral Scler and Frontotemporal Degener. 2016;17(3-4):282-8.

16. Chiò A, Logroscino G, Hardiman O, Swingler R, Mitchell D, Beghi E et al. Prognostic factors in ALS: a critical review. Amyotroph Lateral Scler. 2009;10(5-6):310-23.

17. Tartaglia MC, Rowe A, Findlater K, Orange JB, Grace G, Strong MJ. Differentiation between primary lateral sclerosis and amyotrophic lateral sclerosis: examination of symptoms and signs at disease onset and during follow-up. Arch Neurol. 2007;64(2):232-36.

18. Karam C, Scelsa SN, Macgowan DJ. The clinical course of progressive bulbar palsy. Amyotroph Lateral Scler. 2010;11(4):364-8.

19. Visser J, van den Berg-Vos RM, Franssen H, van den Berg LH, Wokke JH, de Jong JM et al. Disease course and prognostic factors of progressive muscular atrophy. Arch Neurol. 2007;64(4):522-8.

20. Cruz DC, Nelson LM, McGuire V, Longstreth WT Jr. Physical trauma and family history of neurodegenerative diseases in amyotrophic lateral sclerosis: a population-based case-control study. Neuroepidemiology. 1999;18(2):101-10.

21. Oskarsson B, Horton DK, Mitsumoto H. Potential environmental factors in amyotrophic lateral sclerosis. Neurol Clin. 2015;33(4):877-88.

22. Armon C. Smoking may be considered an established risk factor for sporadic ALS. Neurology. 2009;73(20):1693-8.

23. Harwood CA, Westgate K, Gunstone S, Brage S, Wareham NJ, McDermott CJ et al. Long-term physical activity: an exogenous risk factor for sporadic amyotrophic lateral sclerosis? Amyotroph Lateral Scler Frontotemporal Degener. 2016;1:1-8.

24. Malek AM, Barchowsky A, Bowser R, Youk A, Talbott EO. Pesticide exposure as a risk factor for amyotrophic lateral sclerosis: a meta-analysis of epidemiological studies: pesticide exposure as a risk factor for ALS. Environ Res. 2012;117:112-9.

25. Su FC, Goutman AS, Chernyak S, Mukherjee B, Callaghan BC, Batterman S et al. Association of environmental toxins with amyotrophic lateral sclerosis. JAMA Neurol. 2016 May 9 [Epub ahead of print].

26. Weisskopf MG, Cudkowicz ME, Johnson N. Military service and amyotrophic lateral sclerosis in a population-based cohort. Epidemiology. 2015;26(6):831-8.

27. Wang H, O'Reilly ÉJ, Weisskopf MG, Logroscino G, McCullough ML, Schatzkin A et al. Vitamin E intake and risk of amyotrophic lateral sclerosis: a pooled analysis of data from 5 prospective cohort studies. Am J Epidemol. 2011;173(6):595-602.

28. Renton AE, Chiò A, Traynor BJ. State of play in amyotrophic lateral sclerosis genetics. Nat Neurosci. 2014;17(1):17-23.

29. Turner MR, Hardiman O, Benatar M, Brooks BR, Chio A, de Carvalho M et al. Controversies and priorities in amyotrophic lateral sclerosis. Lancet Neurol. 2013;12(3):310-22.

30. Neumann M, Sampathu DM, Kwong LK, Truax AC, Micsenyi MC, Chou TT et al. Ubiquitinated TDP-43 in frontotemporal lobar degeneration and amyotrophic lateral sclerosis. Science. 2006;314:130-3.

31. Mackenzie IR, Rademakers R, Neumann M. TDP-43 and FUS in amyotrophic lateral sclerosis and frontotemporal dementia. Lancet Neurol. 2010;9:995-1007.

32. Elden AC, Kim HJ, Hart MP, Chen-Plotkin AS, Johnson BS, Fang X et al. Ataxin-2 intermediate-length polyglutamine expansions are associated with increased risk for ALS. Nature. 2010;466:1069-75.

33. Neumann M, Bentmann E, Dormann D, Jawaid A, DeJesus-Hernandez M, Ansorge O et al. FET proteins TAF15 and EWS are selective markers that distinguish FTLD with FUS pathology from amyotrophic lateral sclerosis with FUS mutations. Brain. 2011;134:2595-609.

34. DeJesus-Hernandez M, Mackenzie IR, Boeve BF, Boxer AL, Baker M, Rutherford NJ et al. Expanded GGGGCC hexanucleotide repeat in noncoding region of C9ORF72 causes chromosome 9p-linked FTD and ALS. Neuron. 2011;72:245-56.

35. Harms MB, Cady J, Zaidman C, Cooper P, Bali T, Allred P et al. Lack of C9ORF72 coding mutations supports a gain of function for repeat expansions in amyotrophic lateral sclerosis. Neurobiol Aging. 2013;34(9):2234.

36. Harms MB, Baloh RH. Clinical neurogenetics: amyotrophic lateral sclerosis. Neurol Clin. 2013;31(4):929-50.

37. Majounie E, Renton AE, Mok K, Dopper EG, Waite A, Rollinson S et al. Frequency of the C9orf72 hexanucleotide repeat expansion in patients with amyotrophic lateral sclerosis and frontotemporal dementia: a cross-sectional study. Lancet Neurol. 2012;11(4):323-30.

38. Cooper-Knock J, Shaw PJ, Kirby J. The widening spectrum of C9ORF72-related disease; genotype/phenotype correlations and potential modifiers of clinical phenotype. Acta Neuropathol. 2014;127(3):333-45.

39. Nishimura AL, Mitne-Neto M, Silva HC, Richieri-Costa A, Middleton S, Cascio D et al. A mutation in the vesicle-trafficking protein VAPB causes late-onset spinal muscular atrophy and amyotrophic lateral sclerosis. Am J Hum Genet. 2004;75(5):822-31.

40. Andersen PM, Al-Chalabi A. Clinical genetics of amyotrophic lateral sclerosis: what do we really know? Nat Rev Neurol. 2011;7(11):603-15.

41. Souza PV, Pinto WB, Chieia MA, Oliveira AS. Clinical and genetic basis of familial amyotrophic lateral sclerosis. Arq Neuropsiquiatr. 2015;73(12):1026-37.

42. Ciura S, Sellier C, Campanari ML, Charlet-Berguerand N, Kabashi E. The most prevalent genetic cause of ALS-FTD, C9orf72 synergizes the toxicity of ATXN2 intermediate polyglutamine repeats through the autophagy pathway. Autophagy. 2016 May 31;1-3 [Epub ahead of print].

43. Institute of Psychiatry, Psychology & Neuroscience (IoPPN). Gene report of major ALS genes in ALSoD. Disponível em: http://alsod.iop.kcl.ac.uk.

44. Byrne S, Bede P, Elamin M, Kenna K, Lynch C, McLaughlin R et al. Proposed criteria for familial amyotrophic lateral sclerosis. Amyotroph Lateral Scler. 2011;12(3):157-9.

45. Yamaguchi M, Hideaki H, Kuniko H. Ventilatory support in Japan: a new life with ALS and a positive approach to living with the disease. Amyotroph Lateral Scler Other Motor Neuron Disord. 2001;2(4):209-11.

46. Ferguson TA, Elman LB. Clinical presentation and diagnosis of amyotrophic lateral sclerosis. NeuroRehabilitation. 2007;22(6):409-16.

47. Swinnen B, Robberecht W. The phenotypic variability of amyotrophic lateral sclerosis. Nat Rev Neurol. 2014;10(11):661-70.

48. Rajabally YA, Hbahbih M, Abbott RJ. Hemiplegic ALS: Mills syndrome. Neurology. 2005;64:1984-5.

49. Wijesekera LC, Mathers S, Talman P, Galtrey C, Parkinson MH, Ganesalingam J et al. Natural history and clinical features of the flail arm and flail leg ALS variants. Neurology. 2009;72(12):1087-94.

50. Iwanaga K, Hayashi S, Oyake M, Horikawa Y, Hayashi T, Wakabayashi M et al. Neuropathology of sporadic amyotrophic lateral sclerosis of long duration. J Neurol Sci. 1997;146(2):139-43.

51. Phukan J, Elamin M, Bede P, Jordan N, Gallagher L, Byrne S et al. The syndrome of cognitive impairment in amyotrophic lateral sclerosis: a population-based study. J Neurol Neurosurg Psychiatry. 2012;83(1):102-8.

52. Montuschi A, Iazzolino B, Calvo A, Moglia C, Lopiano L, Restagno G et al. Cognitive correlates in amyotrophic lateral sclerosis: a population-based study in Italy. J Neurol Neurosurg Psychiatry. 2015;86(2):169-73.

53. Branco LMT, Zanao T, de Rezende TJ, Casseb RF, Balthazar MF, Woolley SC, França Jr MC. Transcultural validation of ALS-CBS cognitive section for Brazilian Portuguese. Amyotroph Lateral Scler Frontotemporal Degener (in press).

54. Beeldman E, Raaphorst J, Klein Twennaar M, de Visser M, Schmand BA, de Haan RJ. The cognitive profile of ALS: a systematic review and meta-analysis update. J Neurol Neurosurg Psychiatry. 2016;87(6):611-9.

55. Consonni M, Catricalà E, Dalla Bella E, Gessa VC, Lauria G, Cappa SF. Beyond the consensus criteria: multiple cognitive profiles in amyotrophic lateral sclerosis? Cortex. 2016;81:162-7.

56. Goldstein LH, Abrahams S. Changes in cognition and behaviour in amyotrophic lateral sclerosis: nature of impairment and implications for assessment. Lancet Neurol. 2013;12(4):368-80.

57. Morimoto N, Kurata T, Sato K, Ikeda Y, Sato S, Abe K. Frontal dysfunctions of ALS-PBP patients in relation to their bulbar symptoms and rCBF decline. J Neurol Sci. 2012;319(1-2):96-101.

58. Raaphorst J, de Visser M, van Tol MJ, Linssen WH, van der Kooi AJ, de Haan RJ et al. Cognitive dysfunction in lower motor neuron disease: executive and memory deficits in progressive muscular atrophy. J Neurol Neurosurg Psychiatry. 2011;82(2):170-5.

59. Canu E, Agosta F, Galantucci S, Chiò A, Riva N, Silani V et al. Extramotor damage is associated with cognition in primary lateral sclerosis patients. PLoS One. 2013;8(12):e82017.

60. Kasper E, Zydatiss K, Schuster C, Machts J, Bittner D, Kaufmann J et al. No change in executive performance in ALS patients: a longitudinal neuropsychological study. Neurodegener Dis. 2016;16(3-4):184-91.

61. Olney RK, Murphy J, Forshew D, Garwood E, Miller BL, Langmore S et al. The effects of executive and behavioral dysfunction on the course of ALS. Neurology. 2005;65(11):1774-7.

62. Elamin M, Phukan J, Bede P, Jordan N, Byrne S, Pender N et al. Executive dysfunction is a negative prognostic indicator in patients with ALS without dementia. Neurology. 2011;76(14):1263-9.

63. Strong MJ, Grace GM, Freedman M, Lomen-Hoerth C, Woolley S, Goldstein LH et al. Consensus criteria for the diagnosis of frontotemporal cognitive and behavioural syndromes in amyotrophic lateral sclerosis. Amyotroph Lateral Scler. 2009;10(3):131-46.

64. Stephens HE, Lehman E, Raheja D, Yang C, Walsh S, Mcarthur DB et al. Pain in amyotrophic lateral sclerosis: patient and physician perspectives and practices. Amyotroph Lateral Scler Frontotemporal Degener. 2015;17(1-2):21-9.

65. Chaudhuri A, Behan PO. Fatigue in neurological disorders. Lancet. 2004;363(9413):978-88.

66. Blackhall LJ. Amyotrophic lateral sclerosis and palliative care: where we are, and the road ahead. Muscle Nerve. 2012;45(3):311-8.

67. Lo Coco D, Puligheddu M, Mattaliano P, Congiu P, Borghero G, Fantini ML et al. REM sleep behavior disorder and periodic leg movements during sleep in ALS. Acta Neurol Scand. 2016. Mar 29 [Epub ahead of print].

68. Vercruysse P, Sinniger J, El Oussini H, Scekic-Zahirovic J, Dieterlé S, Dengler R et al. Alterations in the hypothalamic melanocortin pathway in amyotrophic lateral sclerosis. Brain. 2016;139(Pt 4):1106-22.

69. Rabkin JG, Albert SM, Del Bene ML, O'Sullivan I, Tider T, Rowland LP et al. Prevalence of depressive disorders and change over time in late-stage ALS. Neurology. 2005;65:62-7.

70. Brooks BR. El Escorial World Federation of Neurology criteria for the diagnosis of amyotrophic lateral sclerosis. Subcommittee on Motor Neuron Diseases/Amyotrophic Lateral Sclerosis of the World Federation of Neurology Research Group on Neuromuscular Diseases and the El Escorial 'Clinical limits of amyotrophic lateral sclerosis' workshop contributors. J Neurol Sci. 1994;124:96-107.

71. Brooks BR, Miller RG, Swash M, Munsat TL. World Federation of Neurology Research Group on Motor Neuron Disease. El Escorial revisited: revised criteria for the diagnosis of amyotrophic lateral sclerosis. Amyotroph Lateral Scler Other Motor Neuron Disord. 2000;1:293-9.

72. Traynor BJ, Codd MB, Corr B, Forde C, Frost E, Hardiman OM. Clinical features of amyotrophic lateral sclerosis according to the El Escorial and Airlie House diagnostic criteria: a population-based study. Arch Neurol. 2000;57(8):1171-6.

73. de Carvalho M, Dengler R, Eisen A, England JD, Kaji R, Kimura J et al. Electrodiagnostic criteria for diagnosis of ALS. Clin Neurophysiol. 2008;119(3):497-503.

74. Chen A, Weimer L, Brannagan T 3rd, Colin M, Andrews J, Mitsumoto H et al. Experience with the Awaji Island modifications to the ALS diagnostic criteria. Muscle Nerve. 2010;42(5):831-2.

75. Eisen A, Kuwabara S. The split hand syndrome in amyotrophic lateral sclerosis. J Neurol Neurosurg Psychiatry. 2012;83(4):399-403.

76. Orsini M, Oliveira AB, Nascimento OJ, Reis CH, Leite MA, de Souza JA et al. Amyotrophic lateral sclerosis: new perpectives and update. Neurol Int. 2015;7(2):39-47.

77. Kimura F, Fujimura C, Ishida S, Nakajima H, Furutama D, Uehara H et al. Progression rate of ALSFRS-R at time of diagnosis predicts survival time in ALS. Neurology. 2006;66(2):265-7.

78. U.S. Food and Drug Administration (FDA). Disponível em: http://www.fda.gov.

79. Bensimon G, Lacomblez L, Meininger V. A controlled trial of riluzole in amyotrophic lateral sclerosis. ALS/Riluzole Study Group. N Engl J Med. 1994;330(9):585-91.

80. Jackson CE, McVey AL, Rudnicki S, Dimachkie MM, Barohn RJ. Symptom management and end-of-life care in amyotrophic lateral sclerosis. Neurol Clin. 2015;33(4):889-908.

81. Miller RG, Lewis RA. Diaphragm pacing in patients with amyotrophic lateral sclerosis. Lancet Neurol. 2016;15(6):542.

82. Chiò A, Benzi G, Dossena M, Mutani R, Mora G. Severely increased risk of amyotrophic lateral sclerosis among Italian professional football players. Brain. 2005;128(Pt 3):472-6.

83. Gordon PH. Amyotrophic lateral sclerosis: pathophysiology, diagnosis and management. CNS Drugs. 2011;25(1):1-15.

84. Miller RG, Jackson CE, Kasarskis EJ, England JD, Forshew D, Johnston W et al. Practice parameter update: the care of the patient with amyotrophic lateral sclerosis: drug, nutritional, and respiratory therapies (an evidence-based review): report of the Quality Standards Subcommittee of the American Academy of Neurology. Neurology. 2009;73(15):1218-26.

85. Miller RG, Jackson CE, Kasarskis EJ, England JD, Forshew D, Johnston W et al. Practice parameter update: the care of the patient with amyotrophic lateral sclerosis: multidisciplinary care, symptom management, and cognitive/behavioral impairment (an evidence-based review): report of the Quality Standards Subcommittee of the American Academy of Neurology. Neurology. 2009;73(15):1227-33.

86. Miller TM, Pestronk A, David W, Rothstein J, Simpson E, Appel SH et al. An antisense oligonucleotide against SOD1 delivered intrathecally for patients with SOD1 familial amyotrophic lateral sclerosis: a phase 1, randomised, first-in-man study. Lancet Neurol. 2013;12(5):435-42.

CAPÍTULO 18

Mielopatias Neurodegenerativas e Seu Diagnóstico Diferencial

Maximiliano Ramos Pinto Carneiro
Melina Pazian Martins
Marcondes Cavalcante França Jr

INTRODUÇÃO

As doenças do sistema nervoso central podem encontrar-se restritas à medula espinhal (mielopatias), um compartimento de anatomia peculiar, que serve como um conduto para a informação que trafega entre o encéfalo e a periferia. Tais doenças são traduzidas em padrões sindrômicos distintos, como consequência direta do arranjo especial dos tratos ascendentes e descendentes da medula espinhal e suas relações com a coluna vertebral, bem como da vulnerabilidade do suporte sanguíneo.[1]

QUADRO CLÍNICO

As síndromes medulares clássicas são descritas com base na anatomia transversal da medula espinhal, na irrigação vascular e nas estruturas vizinhas (Figura 18.1).

Mielopatia transversa

Essa síndrome tem o trauma como sua etiologia mais frequente, mas ocorre também como resultado de outras condições, como infarto ou hemorragia, compressão, desmielinização, entre outras. Quando devida a lesões inflamatórias, recebe o nome de "mielite transversa". É resultado de uma lesão que afeta todos os tratos (descendentes e ascendentes) e cornos da medula, causando uma síndrome de fraqueza muscular (paraparesia ou tetraparesia, até mesmo plegia), associada à perda de todas as modalidades sensitivas abaixo do nível da lesão (nível sensitivo) e disfunção autonômica (retenção urinária ou urge-incontinência). Normalmente é composta, em casos de lesões agudas, de dois estágios bem definidos: o choque medular (estágio que se estende de 1 a 6 semanas da lesão, composto de paralisia flácida, arreflexia, nível sensitivo, retenção urinária e constipação, como resultado da perda súbita do controle encefálico) e a fase de atividade reflexa exacerbada (estágio composto de espasticidade e hiper-reflexia com sinal de Babinski, além de urge-incontinência urinária e fecal). Em lesões mais insidiosas, somente o segundo estágio descrito é visualizado.[1,2]

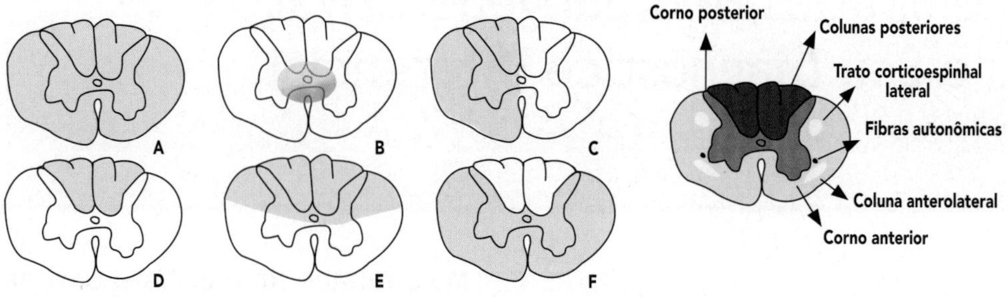

Figura 18.1. Áreas acometidas nas síndromes medulares.
A. Mielopatia tranversa; B. Síndrome centromedular; C. Síndrome de Brown-Séquard; D. Síndrome cordonal posterior; E. Síndrome posterolateral; F. Síndrome do cordão anterior.
Fonte: acervo dos autores.

Síndrome centromedular (ou siringomiélica)

Síndrome causada por uma lesão, tipicamente cervical ou cérvico-torácica, de localização no centro da medula (de diâmetro variável), com dano desproporcional à substância cinzenta da medula e relativa preservação dos tratos longos. A consequência disso é o acometimento das fibras espinotalâmicas de determinado nível (responsáveis pela dor e temperatura) que cruzam a medula na comissura anterior, bem como (em algumas ocasiões em que o dano é maior) lesão das células da ponta anterior da medula (os neurônios motores inferiores). É composta de perda da sensação nos dermátomos apenas do nível da lesão (nível sensitivo suspenso ou padrão "em xale"), com preservação da sensação abaixo desse nível, inclusive a sensação na região sacral. O mesmo ocorre com o componente motor, composto de fraqueza flácida e arreflexa apenas no nível da lesão (síndrome do homem no barril). Essa síndrome é atribuída geralmente à siringomielia (descrita adiante, no subitem "Degenerativa").[1,3]

Síndrome de Brown-Séquard (ou hemimedular)

A injúria é confinada a um lado da medula espinhal, acometendo as fibras corticoespinhais que já cruzaram na decussação das pirâmides (no bulbo), as fibras das colunas posteriores da medula (fascículos grácil e cuneiforme) e as fibras espinotalâmicas que também já cruzaram a comissura posterior da medula. Isso leva a um quadro de fraqueza muscular, além de perda das sensibilidades vibratória e proprioceptiva ipsilaterais à lesão, porém com perda da sensação de dor e temperatura de um ou dois segmentos abaixo e contralateral à lesão. Pode ser acompanhada de dano às fibras autonômicas simpáticas ipsilaterais à lesão com o aparecimento de síndrome de Horner. A causa mais comum é o trauma penetrante (lesão por arma branca ou arma de fogo), porém qualquer lesão medular assimétrica (como uma placa de desmielinização) pode se manifestar com essa síndrome.[1,3]

Síndrome cordonal posterior

Danos às colunas posteriores da medula, isoladamente, causam prejuízo às sensibilidades vibratória e proprioceptiva, levando à ataxia sensitiva. É composta, assim, de marcha talonante, pseudoparesia (o paciente aparenta fraqueza por dificuldade na ativação secundária à acentuada perda proprioceptiva, mas não há perda real de força), pseudoatetose (movimentos involuntários dos dedos quando o paciente estende os braços de olhos fechados), sintoma de Lhermitte (sensação de choque que se espraia por todo o dorso do paciente, precipitada pela flexão cervical, quando a lesão é localizada nesse nível), sinal de Romberg positivo e, nos casos crônicos, a presença da artropatia de Charcot (deformidade das articulações decorrente do trauma repetitivo em consequência da deaferentação). Ao contrário das neuronopatias sensitivas, aqui os reflexos são preservados. A causa classicamente associada a essa síndrome é a *tabes dorsalis* (desmielinização e atrofia das colunas posteriores secundária à infecção não tratada pelo *Treponema pallidum*).[3]

Síndrome posterolateral (ou síndrome de degeneração combinada)

Caracterizada por lesão que envolve as colunas posteriores e os tratos corticoespinhais laterais da medula, levando a um prejuízo da sensibilidade vibratória e proprioceptiva, além de fraqueza piramidal, com preservação da sensibilidade para dor e temperatura. Os pacientes têm uma marcha espástica e atáxica, com hiper-reflexia e, em alguns casos, urge-incontinência. Essa síndrome é classicamente associada à deficiência de vitamina B12, porém a deficiência de cobre e ácido fólico, além da intoxicação por óxido nítrico, pode se manifestar com esse quadro clínico. Nesses casos, relacionados com quadros carenciais, pode vir acompanhada de envolvimento concomitante dos nervos periféricos (presença de hipoestesia "em bota e luva", e ausência ou diminuição do reflexo aquileu).[1,3]

Síndrome do cordão anterior

O suprimento sanguíneo da medula espinhal é vulnerável à hipotensão. A artéria espinhal anterior supre os dois terços anteriores da medula. Duas artérias espinhais posteriores suprem o terço posterior. Esse suprimento é insuficiente para prover toda a irrigação transversal e longitudinal que a medula espinhal precisa. É suplementado, assim, por outros vasos medulares, sendo o principal deles a artéria de Adamkiewicz, a qual emerge da aorta entre T9 e L2 à esquerda para irrigar quase toda parte inferior da medula. O infarto da artéria espinhal anterior leva a um envolvimento do trato corticoespinhal lateral, cornos anteriores, tratos espinotalâmicos e fibras autonômicas, com preservação das colunas posteriores. Isso é traduzido pela síndrome anteriormente descrita, caracterizada por paraplegia ou tetraplegia, perda da dor e temperatura abaixo do nível da lesão (nível sensitivo), com relativa preservação da propriocepção e sensibilidade vibratória (colunas posteriores).[1,2]

Síndrome de forame magno (ou da junção bulbocervical)

Lesões da junção bulbocervical produzem sinais e sintomas de difícil interpretação. A lesão afeta as pirâmides bulbares, o que se traduz em um padrão de fraqueza que se inicia em um braço, evolui para a perna ipsilateral, depois a perna contralateral e, finalmente, o braço contralateral (padrão "em relógio"). Além disso, a lesão afeta a via de drenagem do liquor (por obstrução ao nível do forame), causando papiledema e um nistagmo com padrão "em *downbeat*" (desvio patológico ascendente do olhar para cima com uma sácade corretiva para baixo). Causas típicas dessa síndrome incluem siringomielia, neuromielite óptica e malformação de Chiari.[1,3]

Síndrome do cone medular

Lesões que afetam o cone medular (medula sacral, tipicamente L2), causam um quadro misto de sinais de primeiro e segundo neurônio motor nas pernas (tipicamente com reflexos aquileus abolidos, em virtude do dano no arco reflexo) com sinal de Babinski, anestesia "em sela" (dormência na região do períneo) e retenção urinária precoce. Etiologias frequentemente encontradas são infecção por citomegalovírus, esquistossomose, hérnia de disco lombar (L1 ou L2), trauma e neoplasia.[3]

Síndrome da cauda equina

Causada por lesões que acometem as raízes do filum terminal (raízes lombossacras), é caracterizada por dor radicular em uma ou ambas as extremidades inferiores, perda sensitiva em dermátomos lombossacrais de forma assimétrica, paraparesia ou paraplegia com arreflexia de membros inferiores e disfunção autonômica (urinária e fecal). As causas são as mesmas citadas para a síndrome do cone medular.[3]

ETIOLOGIAS MAIS FREQUENTES

As mielopatias podem ser genéticas ou adquiridas. As causas de mielopatia adquirida são divididas em traumática, infecciosa, inflamatória não infecciosa, neoplásica, vascular, tóxico-metabólica e degenerativa. Além disso, uma outra classificação comumente adotada divide essas causas supracitadas em extrínsecas (ou extramedulares) e intrínsecas (ou intramedulares) (Tabela 18.1).[1]

Tabela 18.1 - Causas de mielopatia

Causa	Padrão de instalação	Exemplos
Traumática	Hiperagudo	Fratura vertebral com ou sem deslocamento Ferimento por arma branca ou de fogo
Infecciosa	Agudo/crônico	Mielites virais agudas Tuberculose Sífilis Esquistossomose Neurocisticercose HIV HTLV
Inflamatória não infecciosa	Agudo/subagudo/crônico	Esclerose múltipla Neuromielite óptica Pós-infecciosa/vacinal (ADEM - encefalomielite disseminada aguda) Sarcoidose Doença de Behçet Doenças do tecido conectivo
Neoplásica	Agudo/subagudo/crônico	Tumores extra e intramedulares (primário ou metastático) Paraneoplásico

(Continua)

(Continuação)

Causa	Padrão de instalação	Exemplos
Vascular	Hiperagudo	Infarto medular Hematomielia Hematoma epidural Fístula dural
Tóxico-metabólica	Subagudo	Deficiência de vitamina B12, ácido fólico ou cobre Insuficiência hepática Intoxicação por óxido nitroso
Degenerativa	Crônico	Espondilose Siringomielia
Genética	Crônico	Paraplegia espástica hereditária Adrenomieloneuropatia Ataxia de Friedreich

Fonte: Ginsberg, 2011.[1]

Traumática

É uma causa de mielopatia com incidência variada entre os países (de 12 a 60 casos/milhão de habitantes). Essa variação na incidência pode ser explicada por diversos fatores, como diferenças socioeconômicas e geográficas. É causada principalmente por acidentes automobilísticos com colisão entre veículos e por quedas. Mais comum no sexo masculino e, apesar de classicamente considerada uma doença de jovens, é mais frequente (atualmente) ao redor dos 40 anos. Em alguns serviços, o número de casos de mielopatia traumática em idosos tem aumentado até cinco vezes nas últimas décadas.[4] O local mais comum é a medula cervical (55 a 60% dos casos). O mecanismo de trauma que mais comumente causa mielopatia é o esmagamento da medula após fratura com deslocamento da coluna, que é exacerbado pela hiperflexão ou hiperextensão, além da presença ou não de estreitamento prévio do canal medular. Se a lesão se estabelece em níveis cervicais altos (como C3), há parada respiratória com óbito imediato caso não haja pronto suporte ventilatório. Lesões mais caudais têm sua manifestação clínica ditada pelo nível da lesão, porém geralmente com a síndrome de mielopatia traumática com suas duas fases bem definidas (choque medular e fase de hiper-reflexia).[1,2,4]

Infecciosa

Compreende etiologias que podem causar processo inflamatório medular (mielites) ou compressão extrínseca. O tempo de evolução dos sintomas e o padrão de acometimento podem ajudar a restringir os diagnósticos diferenciais (Tabela 18.2). A maior parte das mielites virais (por varicela-zóster, herpes simples, HIV na fase de soroconversão), além de algumas mielites bacterianas (por tuberculose e sífilis secundária), e a mielite parasitária por schistosoma se apresentam de forma aguda. Outras mielites se apresentam de forma crônica (como a mielopatia vacuolar do HIV e a mielopatia com paraparesia espástica tropical secundária ao HTLV). Processos infecciosos que causam mielopatia por compressão extrínseca incluem os abscessos epidurais (geralmente causados pelo *Staphylococcus aureus* e, mais raramente, *Streptococcus* e anaeróbios), que cursam com a tríade clássica de dor local, febre e sinais de mielorradiculopatia, e a tuberculose espinhal, particularmente encontrada em grupos de risco (imunocomprometidos e baixo nível socioeconômico), podendo estar associada a deformidade da coluna (mal de Pott).[1]

Em nosso meio, deve ser citada como causa comum de mielopatia a infecção pela *Taenia solium* (neurocisticercose). O modo de transmissão é fecal/oral. Após ingestão, os ovos do parasita migram para o sistema nervoso central, onde causam intensa atividade inflamatória. O acometimento espinhal, que em 99% dos casos é acompanhado de acometimento cerebral, é composto de lesões inflamatórias pelos cistos em localização intramedular ou no espaço subaracnoidiano e, no último caso, a mielopatia é de mecanismo compressivo.[3]

Tabela 18.2 - Agentes causadores de mielite infecciosa

Agente	Padrão de instalação	Localização	Mecanismo
Herpes vírus simples	Agudo	Mielite torácica, cone e cauda equina	Combinação de reativação e inflamação
Citomegalovírus	Agudo	Cone e cauda equina	Inflamação com ou sem vasculite
Vírus Epstein-Barr	Agudo	Mielite longitudinalmente extensa	Desconhecido
Vírus do Oeste do Nilo Poliovírus	Agudo	Corno anterior da medula	Infecção viral com ou sem inflamação
Vírus da dengue	Agudo	Mielite multifocal	Desmielinização parainfecciosa ou pós-infecciosa
HIV	Crônico	Medula torácica, trato corticoespinhal e colunas posteriores	Vacuolização da substância branca
HTLV	Crônico	Medula torácica	
Mycoplasma pneumoniae	Agudo/subagudo	Mielite longitudinalmente extensa	Infecção ou inflamação
Treponema pallidum	Subagudo/Crônico	Medula cervical e torácica	Inflamação
Staphylococcus, *Streptococcus* e anaeróbios	Agudo/subagudo	Epidural torácico ou lombar	Abscesso piogênico
Mycobacterium tuberculosis	Crônico	Qualquer nível (mais comum medula torácica)	Granuloma ou compressão pelo mal de Pott
Schistosoma sp.	Subagudo/crônico	Parte inferior da medula e cone medular	Granuloma
Taenia solium	Subagudo/crônico	Extramedular	Efeito de massa pelos cistos

Fonte: Ginsberg, 2011; Cho, 2015.[1,3]

Inflamatória não infecciosa

Também chamadas de mielopatias imunomediadas, esse grupo de doenças é consideravelmente numeroso. É dividido em causa idiopática e em causas secundárias a condições neurológicas ou sistêmicas. Algumas doenças, como mielite pós-vacinal, pós-infecciosa e a encefalomielite desmielinizante aguda (ADEM), têm uma apresentação monofásica, com baixo risco de recorrência. Outras, como esclerose múltipla (EM), neuromielite óptica (NMO), doenças do tecido conectivo (como lúpus eritematoso sistêmico e síndrome de Sjögren), sarcoidose e síndromes paraneoplásicas, têm evolução progressiva ou em surtos. A síndrome comumente associada a essas doenças é a mielite transversa aguda. A definição de mielite transversa aguda, segundo a Academia Americana de Neurologia (AAN), é de uma doença caracterizada clinicamente por desenvolvimento agudo ou subagudo (progressão até o nadir dos sintomas entre 4 horas e 21 dias) de disfunções sensitivas, motoras e autonômicas atribuíveis a acometimento medular; geralmente há um nível sensitivo bem definido e a RM da medula e análise liquórica normalmente revelam evidências de inflamação aguda (realce pelo gadolínio, pleocitose no liquor ou índice de IgG elevado). Para ser considerada idiopática, a investigação diagnóstica minuciosa deve ser negativa (história clínica, RM, liquor e sorologias excluindo causas secundárias).[5]

Na EM, a mielite normalmente se instala de forma assimétrica, ocupando menos da metade do diâmetro da medula, com extensão longitudinal menor que dois corpos vertebrais. Nas mielites pós-infecciosas e pós-vacinais, além da ADEM e NMO, a lesão se estabelece em mais de dois terços do diâmetro da medula e estende-se por mais de dois segmentos vertebrais no sentido longitudinal – mielite longitudinalmente extensa[1,2] (Figura 18.2).

Várias doenças sistêmicas inflamatórias são causas de mielite. As mais comumente implicadas, e que devem fazer parte do diagnóstico diferencial de mielite transversa aguda, são o lúpus eritematoso sistêmico, a síndrome de Sjögren, a sarcoidose e a doença de Behçet. Quando sintomas sistêmicos estão presentes (*rash* malar, artrite, síndrome *sicca*, entre outros), o diagnóstico específico é atingido com maior facilidade. Na ausência de tais sinais, porém, o diagnóstico pode ser desafiador. Além disso, deve ser lembrado que doenças sistêmicas podem causar mielopatia compressiva, como é o caso da lesão medular pós-subluxação da articulação atlanto-occipital, típica da artrite reumatoide, em que uma lesão no forame magno pode ser catastrófica.[3]

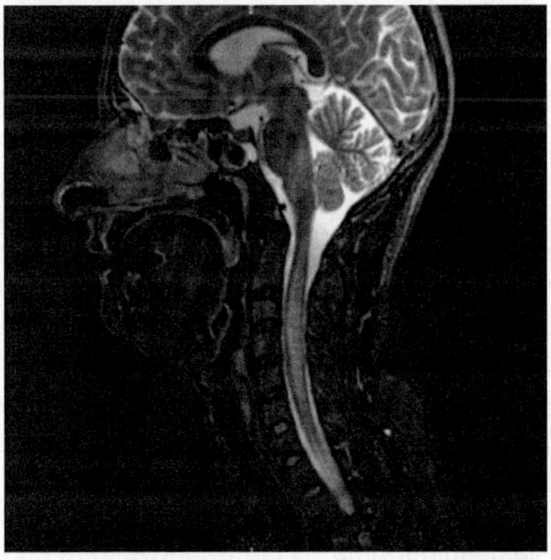

Figura 18.2 - Ressonância magnética de corte sagital ponderado em T2 STIR mostrando lesão medular extensa em nível cervical, além de lesão em tronco encefálico.

Fonte: acervo dos autores.

Neoplásica

Os tumores que causam mielopatia podem ser classificados em extradurais, extramedulares--intradurais e intramedulares, a saber:

a) **Tumores extradurais:** nesse grupo estão incluídas as metástases vertebrais (tipicamente de neoplasias primárias da mama, pulmão, próstata, tireoide e rim), além das neoplasias ósseas (principalmente mieloma múltiplo e linfoma). Tumores benignos podem eventualmente ser a causa, como é o caso dos cordomas e dos lipomas. A partir do sítio ósseo, essas neoplasias causam mielopatia ao invadir o espaço epidural ou ao comprimir a medula após colapso da vértebra.[1,2]

b) **Tumores extramedulares-intradurais:** são originados das meninges ou das raízes, como é o caso do meningioma e dos neurofibromas, e os últimos podem ocorrer isoladamente ou em associação à neurofibromatose.[1,3]

c) **Tumores intramedulares:** são originados na própria medula espinhal, por vezes acompanhados de cavidade siringomiélica, e manifestam-se comumente como síndrome centromedular. São raros e incluem, em ordem de maior frequência, os ependimomas, os astrocitomas, hemangioblastomas e as metástases.[1,3]

Deve-se lembrar da mielopatia necrotizante como síndrome paraneoplásica secundária ao carcinoma de pequenas células do pulmão, que pode preceder o aparecimento do câncer em vários meses. Nesses casos, anticorpos onconeurais estão presentes (anti-Hu).[3]

Vascular

Em comparação com o cérebro, a medula espinhal é um sítio incomum de doença vascular. Porém, ambos os tipos de eventos, isquêmico e hemorrágico, podem ser causa de mielopatia.[1]

O infarto da medula espinhal tipicamente envolve o território da artéria espinhal anterior, causando a síndrome do cordão anterior (anteriormente descrita). Aterosclerose desse vaso é incomum e o infarto normalmente advém de doenças da aorta, como aneurisma dissecante ou oclusão do vaso durante o intraoperatório de cirurgias aórticas (o que compromete as artérias espinhais anteriores em sua origem ou outros vasos, como a artéria de Adamkiewicz), além de dissecção das artérias vertebrais. Outras causas pouco reportadas são as secundárias ao uso de cocaína, vasculites e endocardite infecciosa.[2]

Hemorragias medular (hematomielia) e do canal medular são causas raras de mielopatia e causadas, na maioria das vezes, por trauma, malformação arteriovenosa (MAV) e associada ao uso de anticoagulantes. O mecanismo associado à síndrome medular é a compressão extrínseca por hematomas subdurais ou epidurais (o que representa uma emergência neurocirúrgica), ou a presença de sangue intramedular (como na hematomielia associada a cavernomas e MAV).[2,3]

Outra causa vascular de mielopatia é a fístula arteriovenosa dural, que representa um tipo de malformação vascular na qual uma comunicação anormal entre uma artéria radicular (da raiz nervosa espinhal) e o sistema venoso intradural é formada. Isso leva a uma transmissão da pressão arterial ao sistema venoso, ocasionando congestão e prejuízo da microcirculação da medula espinhal. Na síndrome de Foix-Alajouanine, uma fístula arteriovenosa dural causa uma mielopatia necrotizante subaguda, manifestada por um quadro de paraparesia claudicante (com piora ao exercício como deambulação ou subir escadas) e progressiva, de instalação em meses, acompanhada de déficit sensitivo nos membros inferiores e disfunção autonômica.[6]

Tóxico-metabólica

Nesse grupo de doenças causadoras de mielopatias estão incluídas a degeneração combinada subaguda (secundária ao déficit de vitamina B12, ácido fólico ou cobre, ou ao uso de óxido nítrico), além da mielopatia associada à deficiência de vitamina E, à insuficiência hepática crônica e à mielopatia pós-radiação.[2,3]

A mielopatia pós-radiação é uma complicação temida do tratamento radioterápico dos tumores de tórax e pescoço (como a doença de Hodgkin e outros linfomas), desenvolvendo-se tipicamente meses a anos após a radiação.[2,3]

A mielopatia associada à insuficiência hepática crônica está normalmente associada ao contexto de tratamento com *shunt* portossistêmico, com achados clínicos de paraparesia espástica. O reconhecimento precoce dessa complicação deve levar à indicação de transplante hepático para um prognóstico favorável.[3]

A síndrome de degeneração combinada subaguda geralmente evolui ao redor de semanas, com um componente de neuropatia periférica associada (como descrito anteriormente). O déficit de vitamina B12 (em casos de anemia perniciosa, gastrite atrófica, cirurgia gastrintestinal e desnutrição) é a causa mais frequente. Porém, o déficit de ácido fólico (em situações de alcoolismo, doença inflamatória intestinal, doença celíaca e secundário ao uso de antagonistas do folato, como metotrexato e trimetoprim), a deficiência de cobre (no contexto de má absorção ou intoxicação pelo zinco) e a intoxicação por óxido nítrico (quando em situações de uso recreativo) são outras causas a serem lembradas diante dessa síndrome medular.[1,7]

Degenerativa

É uma causa de mielopatia crônica e progressiva, tendo como principal mecanismo a compressão da medula por um processo de espondilose (doença degenerativa dos componentes da coluna vertebral, relacionada com idade, com consequente formação de osteófitos, hipertrofia do ligamento amarelo e herniação do disco intervertebral). A mielopatia espondilótica é a causa mais comum de paraparesia espástica no idoso, em particular a espondilose cervical, que ocorre naturalmente com a idade e é radiologicamente visível em 90% da população acima dos 65 anos. Porém apenas 10% desenvolverão sinais e sintomas de mielopatia. A dificuldade progressiva da marcha é o sintoma mais comum no início da doença. A espondilose lombar, frequentemente associada a estenose congênita do canal medular, também pode causar compressão. Nessa situação, há o aparecimento do sintoma de claudicação neurogênica (queixa de dor na perna e região dorsal com sintomas sensitivos e motores dos membros inferiores induzidos pelo exercício, como caminhada, e com duração de 5 a 15 minutos após repouso, ao contrário do alívio imediato na claudicação vascular).[1,2]

Outra causa degenerativa de mielopatia é a siringomielia (uma cavitação central da medula espinhal de causa indeterminada). Pode ser congênita (normalmente associada a malformação de Chiari) ou adquirida (cicatriz medular após trauma, inflamação, tumor ou infecção). Manifesta-se, classicamente, com a síndrome centromedular (anteriormente descrita).[3,4]

Genética

Apenas uma pequena porcentagem dos casos de mielopatia deve-se a condições genéticas herdadas; entretanto, é importante o conhecimento dessas doenças e o reconhecimento de suas manifestações a fim de fornecer ao paciente o diagnóstico correto e o aconselhamento genético apropriado. Pode-se dividir essas doenças em três grupos: paraparesia espástica hereditária (PEH), erros inatos do metabolismo, apresentando-se como mielopatia, e outras condições herdadas, que podem se apresentar com sintomas medulares.[8,9]

As paraparesias espásticas hereditárias englobam um grupo heterogêneo de disfunções hereditárias que acometem primariamente o motoneurônio superior (e não a medula espinhal propriamente dita) e apresentam-se clinicamente com fraqueza e espasticidade dos membros inferiores. O padrão de herança genética é mais comumente autossômico dominante, porém pode ser autossômico recessivo ou ainda ligado ao X. Clinicamente as PEH dividem-se em formas puras ou complicadas, de acordo com a presença ou ausência de outros sintomas clínicos, como ataxia, neuropatia ou retardo mental.[8,9]

Classicamente, os erros inatos do metabolismo apresentam-se com alterações difusas no sistema nervoso; entretanto, eles podem se manifestar isoladamente como mielopatia, como no caso da adrenomieloneuropatia (AMN), uma forma de adrenoleucodistrofia ligada ao X causada pela perda de função de uma proteína responsável pelo transporte dos ácidos graxos de cadeia muito longa para o interior dos peroxissomos (onde são degradados). Na AMN, os pacientes (normalmente homens jovens, embora mulheres portadoras possam ser sintomáticas) apresentam paraparesia espástica lentamente progressiva, seguida de disfunções eréteis e urinárias, neuropatia periférica e perda da sensibilidade proprioceptiva. Outras leucodistrofias herdadas que podem se apresentar, mais raramente, como mielopatia, são a leucodistrofia metacromática e a doença de Krabbe.[8,9]

Há ainda outras condições herdadas que podem se apresentar com sintomas medulares, como as ataxias hereditárias. A ataxia de Friedreich, doença autossômica recessiva, pode causar fraqueza e espasticidade de membros inferiores. Pacientes com ataxia espinocerebelar tipo 3 (doença de Machado-Joseph) podem, no início da doença, manifestar sintomas semelhantes aos da paraparesia espástica hereditária. Algumas doenças genéticas manifestam ainda sintomas medulares por compressão extrínseca da medula, como a mucopolissacaridose, em que a disostose, o espessamento da dura-máter e/ou a instabilidade atlanto-axial podem gerar compressão.[8]

ABORDAGEM DIAGNÓSTICA

A investigação diagnóstica de um paciente que se apresenta com sinais e sintomas de uma síndrome medular deve ser guiada pela localização do exame neurológico, bem como pela história clínica. Uma das informações-chave, na anamnese, para o correto diagnóstico etiológico, é o tempo de evolução dos sintomas. Quadros hiperagudos (instalação em segundos, minutos ou horas) são sugestivos de causas traumáticas ou vasculares, ao passo que quadros agudos/subagudos (dias, semanas ou meses) levam à suspeita de causas inflamatórias, metabólicas ou compressivas. Já para os quadros crônicos, as causas degenerativas e inflamatórias crônicas são as mais suspeitadas.[1,3]

Em termos de propedêutica armada, entre o arsenal disponível para o clínico, temos como um dos exames principais a ressonância magnética (RM) da coluna vertebral, que é uma ferramenta ótima para visualização de estruturas como osso, músculo, gordura, ligamentos, dura-máter, liquor, raízes nervosas e vasos sanguíneos, além de ser essencial para identificar ou excluir compressão medular. As sequencias (ponderações) normalmente indicadas para avaliação por RM de um paciente com mielopatia incluem T1, T2, STIR (*short tau inversion recovery*) e FIESTA (*fast imaging employing steady state acquisition*), este último empregado principalmente na suspeita de fístulas durais. Se uma compressão medular é excluída, outros exames serão solicitados conforme a suspeita clínica (Tabela 18.3).[1,3]

Tabela 18.3 - Investigação diagnóstica das mielopatias de acordo com a causa

Investigação	Objetivo
RM da coluna	Detectar compressão, lesões intramedulares e malformação arteriovenosa
RM do crânio	Detectar desmielinização de SNC
RX ou TC do tórax	Detectar neoplasia oculta, sarcoidose
ENMG	Detectar evidência de neuropatia coexistente
Liquor (celularidade, proteinorraquia, PCR, cultura, bandas oligoclonais)	Detectar evidência de inflamação, infecção
Potenciais evocados visuais	Coexistência de envolvimento do nervo óptico (esclerose múltipla, neuromielite óptica)
Hemograma completo, rotina bioquímica, dosagem de B12, cobre e ceruloplasmina	Degeneração combinada subaguda e outras causas metabólicas
Sorologias (HIV, HTLV, VDRL, testes treponêmicos)	HIV, HTLV, sífilis
Painel de autoimunidade	Doenças do tecido conectivo
Anticorpos antiaquaporina-4	Neuromielite óptica
Anticorpos antineuronais	Mielopatia paraneoplásica
Angiografia	Fístulas durais e outras malformações arteriovenosas

Fonte: Ginsberg, 2011; Cho, 2015.[1,3]

TRATAMENTO

Tratamento clínico medicamentoso

Algumas causas de mielopatia representam uma emergência médica e demandam tratamento clínico medicamentoso de uma forma tão urgente quanto algumas causas que requerem intervenção cirúrgica. É o caso da reposição vitamínica na degeneração combinada subaguda por deficiência de B12. Segundo as diretrizes internacionais, a reposição de vitamina B12 deve ser feita por via parenteral (intramuscular) na dose de 1.000 mcg, 3 vezes/semana, por 2 semanas, seguida da mesma dose em dias alternados por mais 3 semanas, com posterior manutenção da dose de 1.000 mcg a cada 3 meses. Deve-se lembrar de checar os níveis de folato durante a reposição e repor se houver deficiência.[7]

Quando um paciente é diagnosticado como apresentando uma mielopatia inflamatória, a terapêutica inicial inclui a administração de corticosteroides em altas doses (o mais recomendado é uma pulsoterapia com metilprednisolona 1 grama por 3 a 7 dias). É uma terapêutica segura e com poucas contraindicações. Assim, deve-se ter tranquilidade em prescrever tais drogas empiricamente diante de um quadro precoce de mielite transversa aguda. A AAN sugere como alternativa a esse tratamento, ou em caso de falha terapêutica (principalmente em casos graves), o uso de plasmaférese, imunoglobulina ou ciclofosfamida intravenosa (esta última mais recomendada nos casos de mielite transversa secundária a doenças do tecido conectivo).[3,4]

No caso das mielites infecciosas, o tratamento medicamentoso será direcionado para o agente específico. Com relação ao tratamento medicamentoso para o trauma raquimedular, até o momento, nenhuma terapêutica farmacológica teve impacto nos sintomas neurológicos da lesão medular. Apesar de um estudo recente da Cochrane Database sugerindo eficácia do uso da metilprednisolona quando administrada dentro das primeiras 8 horas do trauma, seu uso para o trauma raquimedular não é mais recomendado desde a diretriz de 2013 do *National Acute Spinal Cord Injury Study* (NASCIS).[3]

Outro aspecto importante do tratamento medicamentoso é o manejo sintomático. Pacientes com mielopatia podem desenvolver sintomas crônicos que são incapacitantes, dentre eles a espasticidade e a disfunção autonômica.[3]

Quanto ao tratamento da espasticidade, antes de iniciado, deve-se planejar os objetivos a serem alcançados (redução da dor, melhora da higiene ou melhora da marcha). Deve ser lembrado que, em alguns pacientes, o tratamento medicamentoso pode piorar a fraqueza e prejudicar a reabilitação. Para o tratamento da espasticidade, dispõe-se de medicamentos com administração por via oral e parenteral (intratecal). Os mais usados em nosso meio, por via oral, são o baclofeno e a tizanidina. O primeiro é um agonista do receptor GABA-B, administrado inicialmente na dose de 5 mg, 3 vezes ao dia com aumentos graduais (de 5 a 10 mg semanalmente), até uma dose máxima de 90 a 120 mg/dia. Seus efeitos colaterais incluem fraqueza, sonolência e tontura. A tizanidina é um agonista do receptor alfa-2 que inibe os interneurônios excitatórios da medula. Tem a vantagem, em relação ao baclofeno, de não causar sonolência como efeito colateral. Sua dose inicial é de 2 mg ao deitar, com aumentos de 2 mg semanalmente até uma dose máxima de 36 mg/dia, dividida em 3 a 4 tomadas. Outras medicações em alternativa às anteriormente citadas incluem benzodiazepínicos (o diazepam e o clonazepam são os mais prescritos), gabapentina e pregabalina.[3,10]

Na falha dessas drogas em controlar a espasticidade, pode-se lançar mão da injeção intramuscular de toxina botulínica, um bloqueador neuromuscular derivado da bactéria *Clostridium botulinum*. Antes da decisão de administrar essa medicação, deve-se examinar o paciente e certificar-se de que não há contraturas importantes que limitem a eficácia do tratamento. O regime de aplicação da toxina normalmente é feito com aplicações em intervalos de 3 a 4 meses nos músculos mais acometidos (mais indicado na presença de espasticidade focal ou para melhorar os cuidados de higiene do paciente).[3,10]

O baclofeno, quando usado por via oral, tem uma biodisponibilidade baixa para os neurônios gabaérgicos da medula espinhal. Quando administrado por via intratecal, através da bomba de baclofeno, uma dose relativamente baixa atinge concentrações maiores na medula. Através de um dispositivo implantado no subcutâneo e conectado a um cateter posicionado no espaço subaracnoide, doses programadas de baclofeno são liberadas dependendo da necessidade do paciente. A dose inicial é de 50 mcg.[3,10]

O tratamento da disfunção autonômica é muitas vezes desafiador na prática clínica. O prognóstico depende do nível da lesão (se longitudinalmente extensa e/ou completa) e da idade do paciente. As principais disfunções autonômicas incluem a geniturinária e a gastrintestinal. Com relação à disfunção geniturinária, o principal tratamento é o cateterismo intermitente. O tratamento medicamentoso, como adjuvante, pode ser feito com a prescrição de drogas como anticolinérgicos (oxibutinina e tolterodina) ou alfa-1 adrenérgicos. Quanto à disfunção gastrintestinal, o manejo apropriado é dirigido ao tipo de sintoma, se constipação (agentes laxantes) ou incontinência fecal (medicações constipantes).[3,4]

Tratamento clínico não medicamentoso - reabilitação

Serviços especialistas em reabilitação têm revolucionado o prognóstico de pacientes com trauma raquimedular. Tais locais têm um foco específico em prevenir complicações graves como tromboembolismo e úlceras de pressão, além de infecções urinárias ou pulmonares. Outros aspectos importantes da reabilitação incluem a prevenção de contraturas (por meio da fisioterapia de alongamento), controle da espasticidade, suporte nutricional e psicológico.

O objetivo da reabilitação de um paciente com mielopatia depende do nível da lesão. No caso de lesões altas (cervicais), a reabilitação é focada nas necessidades funcionais de cada paciente (o nível de independência funcional). No caso de pacientes com lesão medular incompleta, uma atualização na literatura recomenda o treinamento intensivo locomotor como medida para melhorar a função dos membros inferiores.[3]

Tratamento cirúrgico

A indicação de cirurgia de urgência basicamente recai nas causas compressivas, a saber: tumores extradurais ou extramedulares-intradurais, abscesso ou hematoma epidural e prolapso agudo de hérnia de disco. Os últimos três casos representam emergências cirúrgicas. No caso de tumores malignos extradurais, a associação da radioterapia com a dexametasona é uma alternativa em relação ao tratamento cirúrgico.[1,3]

No trauma raquimedular, o objetivo primário é a descompressão adequada, seguida de estabilização da coluna para evitar lesão medular adicional e, assim, evitar um prognóstico desfavorável. O estudo *Surgical Timing in Acute Spinal Cord Injury Study* (STASCIS) sugeriu que, quando realizada dentro das primeiras 24 horas do trauma, a cirurgia foi associada a um melhor prognóstico neurológico em pacientes com lesão cervical.[1,3]

REFERÊNCIAS

1. Ginsberg L. Disorders of the spinal cord and roots. Pract Neurol. 2011;11:259-67.
2. Klein JP, Ropper AH, Samuels MA. Adams and Victor's. Principles of neurology. 10. ed. Nova York: McGraw-Hill; 2014. p.1237-84.
3. Cho TA. Spinal cord disorders. Continuum (Minneap Minn). 2015;21(1):13-200.
4. Melo-Souza SE, Paglioli Neto E, Cendes F. Tratamento das doenças neurológicas. 3. ed. Rio de Janeiro: Guanabara Koogan; 2013. p.506-8.
5. Kerr D. Proposed diagnostic criteria and nosology of acute transverse myelitis. Neurology. 2002;59:499-505.
6. Ferrell AS, Tubbs RS, Acakpo-Satchivi L, Deveikis JP, Harrigan MR. Legacy and current understanding of the often-misunderstood Foix-Alajouanine syndrome. J Neurosurg. 2009;111:902-6.
7. Dobson R, Alvares D. The difficulties with vitamin B12. Pract Neurol. 2016 Aug;16(4):308-11.
8. Maas Jr JW. Inherited myelopathies. Semin Neurol. 2012;32:114-22.
9. Faber I, Servelhere KR, Martinez AR, D'Abreu A, Lopes-Cendes I, França-Jr MC. Clinical features and management of hereditary spastic paraplegia. Arq Neuropsiquiatr. 2014;72(3):219-26.
10. Kheder A, Nair KPS. Spasticity: pathophysiology, evaluation and management. Pract Neurol. 2012;12:289-98.

CAPÍTULO 19

Paraparesias Espásticas Hereditárias

Carlos Roberto Martins Jr
Marcondes Cavalcante França Jr
Ingrid Faber

INTRODUÇÃO

O termo paraparesia espástica hereditária (PEH) se refere a um grupo de doenças que têm como aspecto clínico predominante espasticidade e fraqueza dos membros inferiores. A degeneração comprimento-dependente dos axônios que compõem o trato corticoespinhal (TCE) constitui o substrato anatômico de tal disfunção. A PEH é determinada monogenicamente, podendo ser herdada de maneira autossômica dominante (AD), autossômica recessiva (AR), ligada ao X, ou mitocondrial. A PEH está entre as desordens mais heterogêneas da neurologia. Parte se deve aos diferentes modos de herança possíveis e à crescente e rápida descoberta de novos genes causadores, sendo atualmente conhecidos mais de 70 *loci*, com aproximadamente 40 genes identificados. Outro aspecto relevante é a heterogeneidade fenotípica, que diz respeito a diferentes manifestações clínicas produzidas por mutações em um mesmo gene. A vasta heterogeneidade dificulta o diagnóstico específico, contribuindo para que haja poucos dados a respeito da prevalência geral e da frequência relativa dos diversos tipos de PEH no Brasil. Embora tidas como muito raras, a prevalência desse grupo de doenças é estimada entre 2 a 10 casos por 100 mil habitantes, sendo sua frequência próxima à de outras doenças neurodegenerativas bem conhecidas do neurologista, como esclerose lateral amiotrófica e ataxias espinocerebelares.[1]

No presente capítulo, buscou-se enfatizar a correlação entre os subtipos genéticos, achados de neuroimagem e aspectos clínicos das principais formas de PEH.

FISIOPATOGENIA

Os neurônios que compõem o TCE constituem as células longitudinalmente mais extensas do corpo humano. O potencial de ação precisa percorrer um longo caminho de maneira rápida e eficiente para que os impulsos sejam transmitidos pela via piramidal. Ademais, os componentes requeridos para adequado funcionamento axonal, como proteínas, lipídeos e organelas, produzidos na região do corpo celular, precisam ser transportados ao longo dos prolongamentos axonais para permitir adequado funcionamento do TCE. A disfunção no transporte intracelular de substâncias constitui determinante fundamental da PEH, levando aos sinais e sintomas que resultam essencialmente da perda de conectividade entre o primeiro e o segundo neurônio motor. Do ponto de vista neuroanatômico, ocorre degeneração axonal retrógrada (em inglês *dying back*) do TCE e, em menor intensidade, dos funículos posteriores da medula espinhal. Clinicamente, os membros inferiores são predominantes ou, na maioria dos casos, exclusivamente afetados, em razão do maior comprimento dos axônios que os inervam.

Existem mecanismos diversos por meio dos quais ocorre comprometimento do transporte axonal, culminando com os sinais e sintomas de PEH, sendo os principais:

- Distúrbios na migração de endossomos para o complexo de Golgi e/ou lisossomos (SPG6, SPG11, SPG15, SPG21).
- Defeitos na manutenção da mielina dos oligodendrócitos (SPG2, SPG35, SPG44).
- Anormalidades do metabolismo lipídico (SPG5A, SPG28, SPG46).
- Disfunção mitocondrial e do processo de fosforilação oxidativa (SPG7, SPG13, SPG55).
- Disfunção no transporte axonal mediado por microtúbulos (SPG3A, SPG4 e SPG10).
- Distúrbios da morfogênese do reticulo endoplasmático (SPG3A, SPG4, SPG12, SPG31).

Em resumo, apesar do grande número de genes causadores de PEH, estes estão envolvidos com um pequeno grupo de funções celulares que convergem para disfunção dos prolongamentos distais dos tratos piramidais.[2]

CLASSIFICAÇÃO

Clinicamente, a PEH é classificada em formas puras ou complicadas. No primeiro caso, ocorre disfunção exclusiva dos membros inferiores que apresentam espasticidade e, em menor grau, fraqueza e hipopalestesia. Disfunção urinária é frequente e, no exame neurológico, a hiper-reflexia também pode ser verificada nos membros superiores, sem que ocorra perda de força ou destreza. O quadro é relativamente benigno, a expectativa de vida é normal e a minoria dos pacientes se torna cadeirante exclusivo. A necessidade de dispositivos auxiliares se dá, em geral, após décadas de início dos sintomas. Nas formas complicadas ou complexas, há sinais e sintomas associados, como parkinsonismo, ataxia, neuropatia periférica, deficiência intelectual, declínio cognitivo, epilepsia, entre outros. O quadro motor é variável, sendo, em geral, mais grave que o dos pacientes com formas puras. O prognóstico nesses casos se relaciona intimamente aos sinais e sintomas adicionais.

Embora a correlação genótipo-fenótipo não seja linear, de modo geral, as formas puras são herdadas mais frequentemente de maneira autossômica dominante (AD), enquanto as formas complexas são de herança autossômica recessiva (AR) ou recessiva ligada ao X. Os genes causadores são chamados de SPG (do inglês *spastic paraplegia gene*), seguido por um número que corresponde à ordem cronológica de sua identificação. Nas formas puras, praticamente não se observa dano extramedular, ao passo que nas formas complicadas há comprometimento encefálico frequente. Nesse sentido, em casos em que o padrão de herança não está bem definido, a ocorrência de anormalidade estrutural em estudos de neuroimagem aponta para uma forma recessiva da doença.[3]

ASPECTOS CLÍNICOS

O início dos sintomas é altamente variável, podendo ser congênito ou se iniciar em idade muito avançada. O curso é, em geral, de progressão muito lenta, sendo frequente que terceiros percebam alteração da marcha antes do próprio paciente. Urgência urinária é um sintoma muito prevalente, podendo preceder a alteração de marcha. Disfunções fecal ou sexual são mais raras. A perda sensitiva acomete fibras grossas e é de leve intensidade. Uma queixa comum é a de desequilíbrio, mesmo naqueles sem sinais de ataxia. Esta pode decorrer de disfunção dos funículos posteriores, com perda da sensibilidade posicional. Contudo, tal disfunção é tipicamente sutil na PEH, e a queixa de desequilíbrio pode, na realidade, refletir uma marcha desenvolvida com a base estreita, em virtude da espasticidade de adutores que caracteriza a marcha em tesoura. A dificuldade em fletir o quadril e o joelho faz com que o paciente "arraste" os pés, provocando um barulho que é relembrado por familiares como um dos primeiros sinais que chamaram atenção para disfunção da marcha. Desgaste da região anterolateral dos sapatos constitui um sinal precoce que decorre da pisada em antepé e com tornozelo invertido. Hemorragia ungueal e calos em local não habitual (sob os artelhos) são outros indícios da pisada anormal. Quando os sintomas se expressam durante a marcha confortável, porém, é provável que situações de maior desafio já revelassem alterações. O paciente afetado pode apresentar histórico de pouca habilidade esportiva, dificuldade de correr, ou ser previamente conhecido como uma pessoa "desastrada" ou "dura".[4]

Sintomas álgicos são muito variáveis; pacientes com doença avançada podem não apresentar qualquer sintoma, ao passo que outros com disfunção sutil podem referir dor incapacitante. Coluna lombar e joelhos constituem os sítios mais frequentes de dor, não sendo incomum que o paciente tenha procurado ortopedistas ou mesmo realizado procedimentos cirúrgicos antes do diagnóstico.[5] Especula-se que a marcha espástica predisponha a complicações ortopédicas como espondilolistese e artrose de joelhos, entretanto, tais condições não raro são percebidas como a causa da disfunção de marcha, gerando falsas expectativas do paciente em relação ao tratamento cirúrgico. Dor neuropática é menos frequente, mas pode ocorrer mesmo na ausência de sinais clínicos ou eletroneuromiográficos de neuropatia periférica, o que pode estar relacionado com o comprometimento exclusivo de fibras finas.

Nos casos de início na infância, o quadro não raro é estático, representando grande desafio ao diagnóstico diferencial com paralisia cerebral em sua forma diplégica. Há ainda pacientes que experimentam períodos de estabilidade após anos de progressão. Na maioria dos casos, contudo, ocorre progressão insidiosa do quadro. Piora aguda ou subaguda sempre deve levantar suspeita de diagnósticos alternativos, mas pode decorrer de transtornos articulares ou psíquicos associados em pacientes com PEH.

O exame neurológico revela reflexos exaltados e presença de reflexos patológicos mais comumente acometendo os quatro membros, sem perda de força ou destreza nos membros superiores. A espasticidade é, em geral, o sintoma predominante, estando restrita aos membros inferiores nas formas puras de PEH. Deve ser pesquisada pela mobilização passiva das articulações, sendo mais intensa em grupamentos adutores e no tríceps sural. A alteração tonígena torna-se mais proeminente durante a marcha, podendo ser evidenciada apenas de maneira dinâmica nos casos brandos. Hipopalestesia é leve e revelada por redução no tempo de percepção da vibração em membros inferiores de maneira relativamente simétrica, podendo ou não ocorrer gradiente distal. Não é esperada significativa ataxia sensitiva, embora o sinal de Romberg possa estar presente. Atrofia não é encontrada em casos de acometimento exclusivo do TCE, exceto aquela de leve intensidade, provocada por desuso em pacientes cadeirantes. Atrofia proeminente aponta para disfunção associada do sistema nervoso periférico, que implica uma forma complicada da doença. Tal comprometimento pode ser do motoneurônio alfa, assemelhando-se a amiotrofia espinhal ou esclerose lateral amiotrófica, ou ser do tipo polineuropático, comprimento-dependente, acometendo fibras motoras e sensitivas em seus componentes axonais ou mielínicos. Ataxia, parkinsonismo, alterações oculares, deficiência intelectual e declínio cognitivo devem ser ativamente pesquisados, podendo direcionar o diagnóstico molecular específico.[6]

CORRELAÇÃO GENÓTIPO-FENÓTIPO

Subtipos de herança AD

As formas de herança AD representam cerca de 80% dos casos de PEH. O gene *SPG4* é responsável por 15 a 40% dos casos dominantes (35% no Brasil) e 12% dos casos esporádicos.[7] O início dos sintomas é, em média, aos 30 anos com fenótipo puro, porém podendo variar desde a infância à idade avançada. O comprometimento é muito variável mesmo entre indivíduos da mesma família. Há raros casos descritos com sintomas associados de tremor e declínio cognitivo. PEH-SPG3A constitui a segunda causa mais frequente em adultos e a causa mais frequente de início na infância, correspondendo a 10% do total de casos de herança AD. Os sintomas se iniciam em média aos 4 anos de idade, e o quadro pode ser estático ou de evolução muito lenta; raramente esses pacientes necessitam de cadeira de rodas. Fenótipos complicados com neuropatia periférica e síndrome piramidal global já foram observados. PEH do tipo SPG31 é a terceira causa mais frequente, responsável por 2 a 8% dos casos, com início entre a primeira e a segunda décadas. Fenótipo puro é o mais frequente, havendo casos complicados com neuropatia axonal e lesões de substância branca. A neuropatia periférica é o achado adicional mais prevalente nas formas dominantes complicadas, sendo característica do subtipo PEH-SPG10, na qual é encontrada em dois terços dos casos. Esse mesmo gene é implicado em fenótipo de neuropatia de Charcot-Marie-Tooth. O subtipo PEH-SPG8, identificado no Brasil, é uma forma classicamente descrita como pura e de início no adulto. De acordo com a experiência dos autores deste capítulo, dismetria, disdiadococinesia e fala escandida são fatores que, com a ocorrência de atrofia cerebelar à ressonância magnética, podem apontar para esse diagnóstico em casos de PEH AD em nosso país.

Subtipos de herança AR

Entre as formas recessivas, a quase totalidade apresenta fenótipo complicado, estando o quadro puro restrito a subtipos em que apenas 1 ou 2 famílias foram descritas, o que pode ser atribuído à pequena amostra disponível. Os sinais associados podem ser sutis, como a presença de atrofia óptica, ptose ou oftalmoparesia verificada em pacientes com PEH-SPG7. A PEH-SPG7 é a forma AR mais frequente em algumas séries; pode se apresentar como uma PEH pura ou complicada, com início ocorrendo tipicamente no adulto (achado incomum para as formas AR), sendo as anormalidades oculares e ataxia os sinais mais sugestivos. Embora seja uma forma AR, heterozigotos com sintomas mais leves e/ou tardios têm sido reportados. Durante a investigação diagnóstica, a ocorrência de um carreador sintomático acrescenta complexidade na elaboração do heredograma, podendo indicar falsamente uma condição AD.[8]

A PEH-SPG11 constitui a forma AR mais frequente em algumas populações. No Brasil, raros centros realizam a investigação molecular das PEHs e, por isso, dispomos de poucos dados. Disfunção de marcha inicia-se em média aos 15 anos. Deficiência intelectual e/ou declínio cognitivo, além de afilamento do corpo caloso à RM, apontam para esse genótipo. Ataxia, neuropatia periférica e parkinsonismo são achados frequentes. A ocorrência de paraparesia associada à retinite pigmentar foi denominada síndrome de Kjellin, tendo sido descrita inicialmente em pacientes com PEH-SPG15, mas também é encontrada em outros genótipos, incluindo SPG11. Há evolução com incapacidade de marcha após aproximadamente 15 anos de doença, ou seja, o quadro motor é mais incapacitante que o observado em outros subtipos, particularmente nas formas dominantes. O acometimento de funções neurológicas outras que não as mediadas pelo TCE é variado, podendo constituir achado adicional (em paciente com fenótipo de PEH) ou representando o primeiro sintoma da doença. Como sintoma inicial, parkinsonismo e esclerose lateral amiotrófica são os mais importantes. Na ressonância magnética, além do afilamento do corpo caloso (presente em 90% dos casos), ocorrem lesões de substância branca periventricular, caracteristicamente dispostas paralelamente e logo à frente dos cornos frontais dos ventrículos laterais (sinal das orelhas de Lince) (Figura 19.1). A PEH-SPG11 é responsável por até 60% dos casos de PEH com disfunção cognitiva e afilamento de corpo caloso. Tal achado não é, entretanto, genótipo-específico; alguns dos outros genótipos possíveis são *SPG15*, *SPG21*, *SPG35*, *SPG44*, *SPG46*, *SPG47*, *SPG48* e *SPG54*.[9]

Outro aspecto de neuroimagem característico é a deposição de ferro nos núcleos da base, verificada nos casos de PEH-SPG35. O fenótipo é muito variável, de uma forma complicada de PEH até leucodistrofia com distonia e espasticidade como manifestação de neurodegeneração com acúmulo cerebral de ferro (NBIA, do inglês *neurodegeneration with brain iron accummulation*). Tal entidade ilustra bem o *overlap* da PEH com outras doenças neurodegenerativas.

A PEH-SPG58 constitui uma ataxia espástica em que exames complementares também contribuem para a caracterização molecular. Nesses casos, a eletroneuromiografia tipicamente revela neuropatia periférica desmielinizante, enquanto a ressonância demonstra marcado hipersinal em T2 delineando a substância branca pré e pós-central (Figura 19.2). Assim como na PEH-SPG7, heterozigotos para mutações no gene *SPG58* podem apresentar sintomas leves (fenótipo de carreador).[8]

A síndrome paraplegia espástica, atrofia óptica e neuropatia (SPOAN, do inglês *spastic paraplegia, optic atrophy and neuropathy*) é uma forma de PEH identificada no Brasil. Caracteriza-se por início precoce de comprometimento motor central e periférico grave, deformidades esqueléticas, baixa acuidade visual (atrofia óptica congênita) e hiperecplexia. Até o momento, essa é a única doença AR causada por ganho tóxico de função relacionada com uma mutação em região não codificante.[10]

Em um subgrupo de pacientes, os sinais de espasticidade e ataxia podem ser igualmente proeminentes. Diz-se, nesse caso, que portam uma ataxia espástica. Nesse contexto, as mais importantes entidades são: a previamente mencionada PEH-SPG7 e a ataxia espástica autossômica recessiva de Charlevoix-Saguenay (ARSACS, do inglês *autosomal recessive spastic ataxia of Charlevoix-Saguenay*). Dentre os aspectos clínicos desta última, destacam-se a presença de estriações pontinas (hipossinal linear), atrofia da porção superior do vérmis cerebelar à RM (Figura 19.3) e presença de bandas mielinizadas na retina.

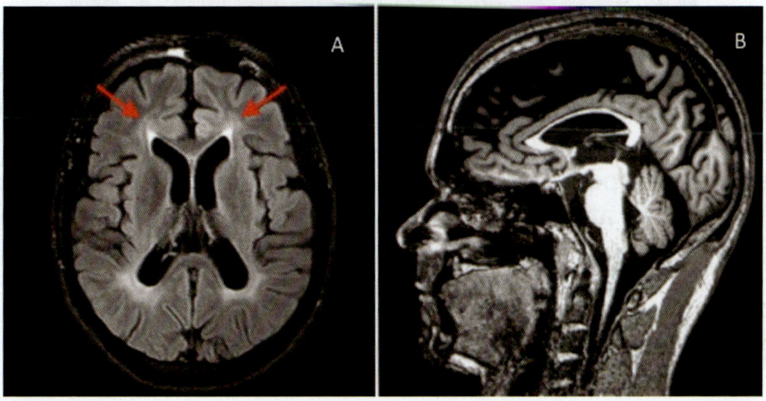

Figura 19.1 - Paciente com diagnóstico de paraparesia espástica hereditária tipo 11 (SPG11). (A) RM do crânio axial FLAIR mostrando hiperintensidade frontal bilateral logo à frente dos cornos frontais dos ventrículos laterais (sinal das orelhas de Lince) (setas); (B) RM crânio sequência sagital T1 mostrando atrofia importante do corpo caloso.
Fonte: acervo dos autores.

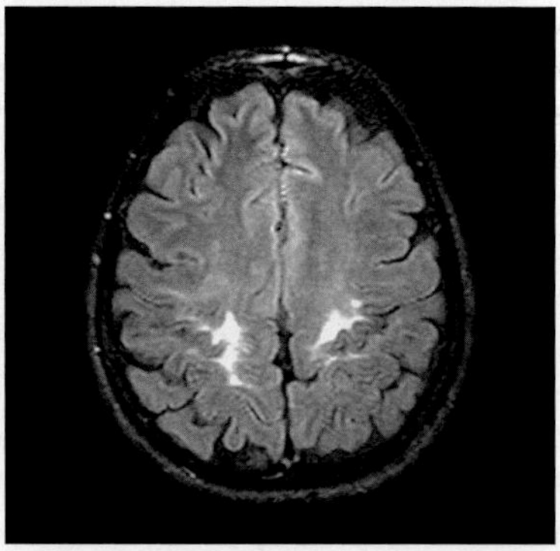

Figura 19.2 - Paciente com paraparesia espástica hereditária tipo 58 (SPG58). RM do crânio, sequência T2, mostrando alteração de sinal na substância branca pré e pós-central.

Fonte: acervo dos autores.

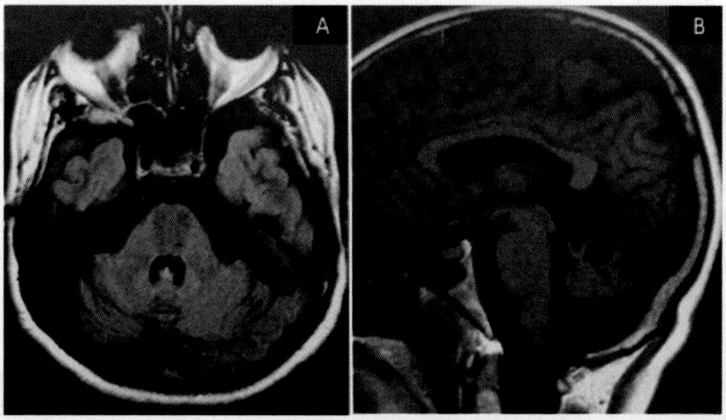

Figura 19.3 - Paciente com ataxia espástica autossômica recessiva de Charlevoix-Saguenay (ARSACS). (A) RM crânio sequência axial FLAIR mostrando estrias transversais pontinas (hipossinal linear). (B) RM crânio sequência sagital T1 mostrando atrofia predominante no vérmis cerebelar superior.

Fonte: acervo dos autores.

Subtipos de herança recessiva ligada ao X

A PEH-SPG1 ou síndrome MASA (retardo mental, afasia, paraplegia espástica e polegares aduzidos, do inglês *mental retardation, aphasia, shuffling gate, adducted thumbs*) tem início precoce de um quadro composto por, além das características descritas pelo acrônimo, baixa estatura, hiperlordose e hidrocefalia. Esta última constitui o achado mais sugestivo desse subtipo de PEH e pode ou não estar associada à estenose de aqueduto e agenesia de corpo caloso.

A PEH-SPG2 se manifesta em meninos com neuropatia periférica e lesões de substância branca. Esta última pode acarretar confusão diagnóstica com doenças inflamatórias como encefalomielite disseminada aguda (ADEM, do inglês *acute disseminated encephalomyelitis*) ou esclerose múltipla, há inclusive relatos de casos com resposta à corticoterapia e presença de bandas oligoclonais no liquor. Um fato curioso é que a PEH-SPG2 é alélica à síndrome hipomielinizante de Pelizaeus-Merzbacher. Esta última é côngenita e associada a deficiência intelectual, ataxia, hipotonia e morte precoce. Já o fenótipo de PEH é associado a expectativa de vida normal, podendo ou não compor fenótipo complicado.[6]

INVESTIGAÇÃO DIAGNÓSTICA: CAUSAS ADQUIRIDAS

Um caso aparentemente esporádico de espasticidade e fraqueza crural representa desafio diagnóstico frequente na prática neurológica e uma proporção significativa dos casos é de origem genética. No diagnóstico diferencial entre as causas heredodegenerativas e as causas adquiridas, uma história clínica detalhada, com caracterização da evolução do quadro, presença de assimetrias e sintomas associados, é peça-chave. Todavia, ainda naqueles com quadro lentamente progressivo de espasticidade dinâmica e simétrica associada a sintomas esfincterianos e sensitivos leves, o diagnóstico de PEH deve ser considerado apenas após exclusão de causas adquiridas, especialmente naqueles sem história familiar. Dentre os exames laboratoriais, destacam-se como essenciais: dosagem de vitamina B12, ácido metilmalônico, homocisteína, ácido fólico, vitamina E, cobre e ceruloplasmina, bem como realização de sorologias. A sorologia anti-HTLV 1 e 2 deve ser solicitada rotineiramente, embora os pacientes com mielopatia relacionada com esse vírus (paraparesia espástica tropical) apresentem sintomas esfincterianos e sensitivos mais proeminentes e precoces que aqueles com PEH. Mielopatia vacuolar por HIV é indistinguível do ponto de vista clínico da PEH; é típica, porém, de pacientes com imunossupressão grave e doenças oportunistas associadas. A análise liquórica se faz necessária sempre que houver a possibilidade de causa infecciosa ou inflamatória autoimune, em especial naqueles que apresentam períodos de exacerbação. Ressonância magnética de medula torácica e cervical é fundamental para afastar causas estruturais, como tumores, doença degenerativa da coluna ou fístula arteriovenosa dural (síndrome de Foix-Alajouanine). Tal exame pode ainda surpreender lesões com aspecto inflamatório. Dentre as causas inflamatórias, a esclerose múltipla progressiva primária se manifesta caracteristicamente como paraparesia espástica de evolução insidiosa. Nesse sentido, a ressonância magnética encefálica se faz desejável. Esse exame pode ainda revelar, por exemplo, um tumor inter-hemisférico frontal, causando sintomas de marcha e disfunção esfincteriana antes da ocorrência de disfunção cognitiva ou visual, ou ainda anomalias da junção craniocervical, como as malformações de Arnold-Chiari, subluxação atlanto-axial ou lesões compressivas. Além de descartar diagnósticos alternativos, a RM (especialmente de crânio) pode ser útil para identificar características típicas de um determinado subtipo de PEH, guiando a investigação molecular.[4]

A ausência de história familiar não deve afastar o diagnóstico de PEH. Não raro, casos aparentemente esporádicos são, de fato, casos familiares mascarados. Familiares do probando podem, por exemplo, ser minimamente afetados, apresentando dor falsamente atribuída à doença musculoesquelética, dificuldade para correr ou sintomas urinários atribuídos à idade avançada. A execução de exame neurológico, pelo menos nos parentes de primeiro grau, traz informações valiosas. Falsa paternidade, mutação *de novo* e penetrância incompleta constituem outras razões para que um paciente com PEH AD não refira história familiar. Já nos casos de herança AR, é frequente que a consanguinidade não seja reconhecida por pais provenientes de um mesmo vilarejo. Primos ou parentes distantes que apresentem déficit motor, cognitivo ou outros podem não ter sido adequadamente investigados. Há ainda o caso de famílias pequenas, em que a doença AR se manifestou em apenas um indivíduo. Deve-se considerar relevante toda história familiar de doença neurológica, não só pela possibilidade de falso diagnóstico, mas também pela heterogeneidade fenotípica que é característica dos genes causadores de PEH. Um mesmo gene pode causar um quadro de neuropatia hereditária semelhante à doença de Charcot-Marie-Tooth (*SPG10*, *SPG17*), amiotrofia espinhal distal (*SPG17*), parkinsonismo (*SPG11*), oftalmoplegia externa progressiva (*SPG7*), entre outros.[6,9]

INVESTIGAÇÃO DIAGNÓSTICA: DOENÇAS HEREDITÁRIAS QUE MIMETIZAM PEH

No que tange às doenças hereditárias, diversas podem se apresentar como paraparesia espástica progressiva. A ataxia com deficiência de vitamina D (AVED, do inglês *ataxia with vitamin E deficiency*) pode ter como sintoma mais proeminente a espasticidade de marcha. Em virtude da facilidade de investigação por meio da dosagem vitamínica e da possibilidade de tratamento, essa causa deve ser amplamente considerada.

A adrenomieloneuropatia é causada por mutação do gene *ABCD1*, sendo a herança recessiva ligada ao X. Trata-se de doença alélica à adrenoleucodistrofia, que se manifesta na criança do sexo masculino com perda relativamente rápida e global das funções neurológicas. A adrenomieloneuropatia constitui quadro mais brando, composto predominantemente por paraparesia espástica com início no adulto jovem do sexo masculino, devendo ser considerada em especial na presença de calvície ou hipocortisolismo (suspeitado em caso de hiperpigmentação cutânea). Mães de filhos com adrenoleucodistrofia podem apresentar sinais e sintomas compatíveis com adrenomieloneuropatia de forma tardia. A investigação é feita pela dosagem sérica de ácidos graxos de cadeia muito longa, cuja elevação traduz disfunção peroxissomal.

A ocorrência de flutuação dos sintomas com piora ao longo do dia deve chamar a atenção para o importante diagnóstico diferencial de distonia dopa-responsiva. É característica a apresentação com disfunção de marcha na infância. O quadro distônico pode ser sutil e limitar-se a um hálux em extensão (simulando o sinal de Babinski). Hiper-reflexia e aparente espasticidade também podem estar presentes. A resposta dramática e sustentada à levodopa torna obrigatório que o índice de suspeição para essa condição seja baixo. Em casos selecionados, convém realizar teste terapêutico com levodopa antes mesmo da investigação molecular. As distonias dopa-responsivas podem ser herdadas mais comumente de maneira AD com penetrância incompleta (conhecida como síndrome de Segawa ou DYT5A) ou de maneira AR.

A xantomatose cerebrotendínea é uma causa de paraparesia espástica com variados sintomas associados: declínio cognitivo, ataxia, epilepsia e polineuropatia. Diarreia crônica, aumento do volume tendíneo (xantomas), início precoce de catarata, aterosclerose ou osteoporose são condições que apontam para esse diagnóstico. A dosagem sérica do colestanol demonstra elevação nos indivíduos afetados, sendo essa condição tratável com administração de ácido quenodesoxicólico.

A deficiência de metileno tetra-hidrofolato-redutase (MTHFR) é uma doença AR tratável que pode se apresentar como distúrbio de marcha. Além de paraparesia espástica progressiva, disfunção neuropsiquiátrica, neuropatia periférica e lesões de substância branca predominando em regiões posteriores são achados frequentes na forma de início no adulto. Em crianças, o quadro é mais grave e de progressão rápida, composto por microcefalia, leucoencefalopatia, apneia, convulsões e coma. Hiper-homocisteinemia com metioninemia normal ou baixa apontam para essa entidade. A identificação de mutação no gene *MTHFR* confirma o diagnóstico, que é de extrema importância, tendo em vista a redução dos níveis de homocisteína e melhora clínica com suplementação de betaína anidra (também chamada trimetilglicina) 6 a 10 g/dia. A reposição associada de vitaminas do complexo B pode ser considerada.

A ataxia de Friedreich (AF) tem início tipicamente na infância ou adolescência, com ataxia cerebelar e sensitiva associada à neuropatia periférica, levando a amiotrofia e abolição de reflexos. Os casos de início após os 25 anos, chamados ataxia de Friedreich de início tardio (LOFA, do inglês *late-onset Friedreich ataxia*), caracterizam-se por uma preservação dos reflexos que pode ser acompanhada de sinais e sintomas de disfunção piramidal. Aspectos extraneurológicos que geralmente apontam para o diagnóstico de AF são mais raros nos casos de LOFA, como *diabetes mellitus*, escoliose e miocardiopatia. A manifestação inicial pode ser um quadro puro de paraparesia espástica ou, mais comumente, ataxia espástica. A ocorrência de atrofia óptica também deve levantar suspeita desse diagnóstico.

A ataxia espinocerebelar tipo 3 (SCA3 ou doença de Machado-Joseph) é a ataxia AD mais comum no Brasil e no mundo, apresentando grande variabilidade fenotípica. É classificada em cinco subtipos, de acordo com a presença de sinais e sintomas associados: distonia tipo 1; liberação piramidal tipo 2; neuropatia periférica tipo 3; parkinsonismo tipo 4; e paraparesia espástica no tipo 5. Considerando a frequência da doença de Machado-Joseph na nossa população, esse diagnóstico deve ser considerado nos casos de paraparesia complicada de herança AD. Por se tratar de doença por expansão de tripletos, esse diagnóstico pode não ser detectado por técnicas de sequenciamento de nova geração como o exoma. Em contrapartida, a detecção da expansão no gene *ATXN3* pode ser obtida por PCR, método mais simples e econômico.[8]

ASPECTOS GENÉTICOS

O diagnóstico molecular deve ser considerado quando as causas adquiridas de paraparesia espástica foram afastadas pela avaliação do quadro clínico e exames complementares. A técnica de sequenciamento convencional, ou sequenciamento de Sanger, é aquela em que cada nucleotídeo constituinte dos éxons de um único gene é sequenciado. Essa técnica é capaz de detectar pequenas mutações quando há um gene candidato específico. Nos casos puros de PEH, é recomendável realizar o sequenciamento por método de Sanger do gene *SPG4*. Nos casos em que o sequenciamento por esse método não detectou alterações, há a possibilidade da ocorrência de variação no número de cópias (CNVs, do inglês *copy number variation*), que são grandes deleções ou duplicações gênicas. Estas são responsáveis por até 20% dos casos de PEH-SPG4 e são diagnosticadas por meio da técnica de amplificação multiplex de sondas dependente de ligação (MLPA, do inglês *multiplex ligation-dependent probe amplification*). Nos casos de início na infância, o gene *SPG3A* deve ser sequenciado. Há relatos de casos de PEH-SPG3A decorrente de mutações *de novo* e, portanto, sem história familiar. Como se trata de um subtipo com progressão muito lenta, o quadro aparentemente esporádico é frequentemente diagnosticado como paralisia cerebral. Nas formas dominantes em que a investigação não revelou mutação nesses dois genes, a probabilidade de que o sequenciamento de um único gene seguinte revele o diagnóstico é pequena (menor que 10%), de tal modo que o emprego de técnicas de sequenciamento de nova geração (NGS, do inglês *next generation sequencing*) demonstra melhor custo-efetividade. Dentre essas técnicas, destacam-se a realização de painéis gênicos e o sequenciamento completo do exoma. No primeiro, são sequenciados vários genes possivelmente associados ao fenótipo em questão. Diversos painéis estão disponíveis comercialmente ou podem ser confeccionados para fins de pesquisa com os genes de interesse. No caso do exoma, todas as regiões codificantes, bem como as regiões próximas aos éxons (determinantes do processo de *splicing*), são sequenciadas. A grande vantagem dessa técnica consiste na possibilidade de detecção de mutações patogênicas em genes que não tenham sido previamente associados ao fenótipo em questão. A desvantagem das técnicas de sequenciamento, tanto por Sanger quanto NGS, reside no fato de que estas se prestam a avaliar apenas alterações em um pequeno número de nucleotídeos, com as alterações do tipo CNV podendo passar despercebidas.

Com relação às formas complexas da doença, que mais comumente são de herança AR, a tendência atual é que as técnicas de NGS sejam empregadas como primeira escolha sempre que possível. Ainda quando há um grupo de poucos genes candidatos, a crescente e rápida descoberta de novos genes com fenótipos discordantes, bem como a superposição fenotípica com genes causadores de outras doenças neurodegenerativas, faz com que o sequenciamento convencional seja cada vez menos empregado nesses casos.[3]

Há ainda situações em que mesmo a técnica de exoma não é capaz de revelar o diagnóstico. A síndrome SPOAN, por exemplo, é causada por uma pequena deleção intrônica, que leva ao aumento da expressão do gene *KLC2*. Pela sua localização, essa mutação só pode ser identificada por meio do sequenciamento de todo o genoma. Apesar de se tratar de doença AR, a mutação que ocorre na síndrome SPOAN provoca aumento de expressão gênica, um mecanismo molecular típico de doenças AD, estando por ora restrito, no caso das afecções de herança recessiva, a essa forma de PEH identificada no Brasil.[10]

TRATAMENTO

Com exceção de transtornos metabólicos que simulam PEH (descritos anteriormente), o tratamento desses pacientes está restrito a medidas sintomáticas. O uso de medicamentos antiespásticos se faz mais benéfico nos pacientes com formas puras, em especial nos primeiros anos ou décadas de doença, em que a espasticidade predomina sobre a fraqueza como limitante da deambulação. Mesmo naqueles com significativa fraqueza convém realizar teste terapêutico com baixas doses desses medicamentos. Muitas vezes a adição de uma órtese associada ao tratamento medicamentoso possibilita melhora da qualidade da marcha. Baclofeno, tizanidina e ciclobenzaprina são os principais agentes disponíveis no Brasil. A sonolência constitui o principal efeito colateral dos antiespásticos orais, mas esse sintoma tende a melhorar parcialmente na maioria dos pacientes. Em alguns indivíduos, a sonolência pode limitar a utilização de doses maiores que seriam desejáveis do ponto de vista motor. Nesses casos, a injeção de toxina botulínica deve ser considerada. Atenção deve ser dada para a maior sensibilidade desses pacientes quando comparados a portadores de espasticidade de causa sequelar (p. ex., paralisia cerebral ou AVC). Sendo assim, de acordo com a experência dos autores deste capítulo, essa técnica deve ser empregada em baixas doses e com escolha criteriosa dos grupos musculares alvo por profissional experiente com o objetivo de melhorar a espasticidade sem exacerbar a fraqueza. Mesmo no caso de cadeirantes, as terapias antiespásticas podem trazer benefícios à higiene e ao manuseio do paciente por parte de seus cuidadores. Alguns indivíduos experimentam dor ou desconforto associados a espasmos musculares decorrentes da liberação piramidal. Nesse contexto, os antiespásticos também trazem benefício, podendo inclusive melhorar a qualidade do sono, por reduzir o automatismo medular.

Retrações e anormalidades esqueléticas devem ser ativamente pesquisadas. A maioria dos pacientes apresenta algum grau de retração de tendões aquileus, por exemplo. Quando leve, tal deformidade pode ser corrigida por meio de exercícios e uso de órteses do tipo Mafo (durante o dia, quando esta proporcionar auxílio à marcha, ou no período noturno, em pacientes com significativa fraqueza proximal que não toleram o peso adicional da órtese durante a marcha). Diversas órteses podem trazer benefícios à marcha dos pacientes. Destaca-se a tira antiequina, que posiciona o tornozelo em um ângulo de 90% por meio de uma tira leve que conecta a região anterior do pé à perna. Esta possibilita que o indivíduo toque toda a região plantar no solo ao pisar, o que muitas vezes não ocorre em casos de significativa espasticidade do tríceps sural, trazendo maior estabilidade à marcha. Em pacientes com significativa fraqueza, convém avaliar o uso de muleta canadense ou andador. O uso de bengalas traz pouco benefício, estando indicado apenas em caso de fraqueza proximal leve, com aumento da báscula de quadril ou em casos de limitação por dor. Muitos pacientes, porém, preferem utilizar uma bengala e apoiar-se sobre um acompanhante a adotar muletas canadenses ou andador (menos indicado). Em casos de retrações avançadas, a tenotomia cirúrgica traz maiores benefícios. Tais retrações podem se desenvolver em múltiplas articulações, provocando sintomas álgicos e anormalidades posturais que podem ser mais prejudiciais clinicamente que a própria paraparesia. A manutenção de um regime de fisioterapia com foco em exercícios de alongamento contribui muito para a prevenção dessas anormalidades. Em pacientes com dor ou doença articular degenerativa sobreposta, ressalta-se o benefício da execução de exercícios em água, como hidroginástica ou hidroterapia, pelo seu menor impacto sobre as articulações, além da percepção do efeito analgésico e relaxante por parte de alguns indivíduos. Nos pacientes cadeirantes, especial atenção deve ser dada ao correto posicionamento na cadeira, adoção de mudanças rotineiras de decúbito e utilização de coxins. Essas medidas visam evitar a ocorrência de complicações como escoliose e escaras. Nesses casos, convém ainda a avaliação rotineira da função pulmonar, para que reabilitação da função respiratória seja iniciada precocemente quando indicada. A dalfampridina é um agente bloqueador do canal de potássio indicado para paciente com distúrbio de marcha secundário à esclerose múltipla. Estudos preliminares (série de casos) apontam que esse medicamento poderá ser útil no manejo de pacientes com PEH.

A pesquisa ativa de outros sinais e sintomas pode resultar em melhora da qualidade de vida dos pacientes com PEH. Esses indivíduos apresentam maior frequência de dor, sintomas depressivos e fadiga, situações passíveis de tratamento específico. A ocorrência de parkinsonismo, ainda que sútil, abre outra janela terapêutica nesses casos.[4]

CONCLUSÕES

A PEH engloba um grupo heterogêneo de doenças com substrato genético mendeliano, que acarretam axonopatia retrógrada, comprimento-dependente e progressiva. Apesar da ausência de tratamento modificador de doença, o correto diagnóstico e aconselhamento genético é de grande valia para os pacientes e seus familiares. O prognóstico das PEH difere daquele de outras doenças neurodegenerativas que podem mimetizá-las. O prognóstico das ataxias espinocerebelares, por exemplo, tende a ser menos favorável que o da maioria dos casos de PEH. Mesmo dentre os casos de PEH, os diferentes subtipos implicam prognósticos, orientações e aconselhamento familiar diversos.

A conscientização da comunidade médica e de profissionais de saúde sobre esse grupo de doenças é cada vez mais importante para pacientes e pesquisadores, tendo em vista a rápida progressão do conhecimento na área nos últimos anos. A detecção de genes causadores e a identificação dos mecanismos moleculares responsáveis abre perspectivas terapêuticas que já se traduzem em experiências positivas em modelos animais.[2]

REFERÊNCIAS

1. Ruano L, Melo C, Silva MC, Coutinho P. The global epidemiology of hereditary ataxia and spastic paraplegia: a systematic review of prevalence studies. Neuroepidemiology. 2014;42(3):174-83.
2. Noreau A, Dion PA, Rouleau GA. Molecular aspects of hereditary spastic paraplegia. Exp Cell Res. 2014;325(1):18-26.
3. Tesson C, Koht J, Stevanin G. Delving into the complexity of hereditary spastic paraplegias: how unexpected phenotypes and inheritance modes are revolutionizing their nosology. Hum Genet. 2015;134(6):511-38.
4. Faber I, Servelhere KR, Martinez AR, D'Abreu A, Lopes-Cendes I, França-Jr MC. Clinical features and management of hereditary spastic paraplegia. Arq Neuropsiquiatr. 2014;72(3):219-26.
5. Servelhere KR, Faber I, Saute JA, Moscovich M, D'Abreu A, Jardim LB et al. Non-motor symptoms in patients with hereditary spastic paraplegia caused by SPG4 mutations. Eur J Neurol. 2016;23(2):408-11.
6. Klebe S, Stevanin G, Depienne C. Clinical and genetic heterogeneity in hereditary spastic paraplegias: from SPG1 to SPG72 and still counting. Rev Neurol. 2015;171(6-7):505-30.
7. França MC Jr, Dogini DB, D'Abreu A, Teive HA, Munhoz RP, Raskin S et al. SPG4-related hereditary spastic paraplegia: frequency and mutation spectrum in Brazil. Clin Genet. 2014;86:194-6.
8. Online Mendelian Inheritance in Man (OMIM®). McKusick-Nathans Institute of Genetic Medicine. Baltimore, MD: Johns Hopkins University. Disponível em: http://omim.org/. Acesso em: 25 maio 2016.
9. Pensato V, Castellotti B, Gellera C, Pareyson D, Ciano C, Nanetti L et al. Overlapping phenotypes in complex spastic paraplegias SPG11, SPG15, SPG35 and SPG48. Brain. 2014;137(Pt 7):1907-20.
10. Melo US, Macedo-Souza LI, Figueiredo T, Muotri AR, Gleeson JG, Coux G et al. Overexpression of KLC2 due to a homozygous deletion in the non-coding region causes SPOAN syndrome. Hum Mol Genet. 2015;24(24):6877-85.

ÍNDICE REMISSIVO

B

C

D

R

S

V

Z

IMPRESSÃO:

GRÁFICA EDITORA Pallotti IMAGEM DE QUALIDADE

Santa Maria - RS - Fone/Fax: (55) 3220.4500
www.pallotti.com.br